安徽省五年制护理专业高职规划教材

老年护理技术

(可供护理专业高职高专使用)

主　编　章正福
副主编　张元元
编　者　(以姓氏笔画为序)
　　　　张小来(安徽医学高等专科学校)
　　　　张元元(安徽省铜陵职业技术学院)
　　　　陈素琴(安徽省六安卫生学校)
　　　　吴惠珍(安徽省滁州卫生学校)
　　　　贺　强(安徽省滁州卫生学校)
　　　　章正福(安徽省滁州卫生学校)

东南大学出版社

内 容 提 要

本书主要介绍了老年常见健康问题的护理技术、老年运动系统疾病病人的护理技术、老年消化系统疾病病人的护理技术、老年呼吸系统疾病病人的护理技术、老年泌尿生殖系统疾病病人的护理技术、老年循环系统疾病病人的护理技术、老年感觉器官疾病病人的护理技术、老年神经精神系统疾病病人的护理技术、老年代谢和内分泌系统疾病病人的护理技术、老年人用药及输液技术、老年人健康促进与保健的护理技术。本书内容丰富、力求创新，实用性和可操作性强，可供护理专业高职、中职、成教、自学考试及全日制学校使用，也可供各级护理人员参考。

图书在版编目(CIP)数据

老年护理技术/章正福主编；张元元副主编. —南京：
东南大学出版社,2006.6(2015.7重印)
 安徽省五年制护理专业高职规划教材
 ISBN 978 – 7 – 5641 – 0425 – 2

Ⅰ. 老… Ⅱ. ①章…②张… Ⅲ. 老年医学：护理学
—高等学校：技术学校—教材 Ⅳ. R473

中国版本图书馆 CIP 数据核字(2006)第 064280 号

老年护理技术

出版发行	东南大学出版社
社　址	南京市四牌楼2号
邮　编	210096
电　话	(025)83793328
印　刷	丹阳兴华印刷厂印刷
开　本	787mm×1092mm　1/16
印　张	14
字　数	346千字
书　号	ISBN 978 – 7 – 5641 – 0425 – 2/R·57
版　次	2006年6月第1版　2015年7月第7次印刷
印　数	18001 – 20000 册
定　价	23.00元

* 凡因印装质量问题，可直接向读者服务部调换。电话：025 – 83792328。

安徽省五年制护理专业高职规划教材编审委员会成员名单

主 任 委 员：严中亚　安徽省卫生厅副厅长

副主任委员：黄泽秋　安徽省教育厅高教处处长

　　　　　　　叶　莉　安徽省卫生厅科教处处长

　　　　　　　余万春　安徽巢湖职业技术学院院长

委　　　员：徐淑秀　安徽蚌埠医学院副院长

　　　　　　　陈建中　安徽医学高等专科学校副校长

　　　　　　　章绍青　安徽铜陵职业技术学院医学系主任

　　　　　　　曹艳平　安徽安庆卫生学校校长

　　　　　　　张　维　安徽六安卫生学校校长

　　　　　　　俞凤鸣　安徽滁州卫生学校校长

　　　　　　　肖传志　安徽淮南卫生学校校长

　　　　　　　汪光宣　安徽芜湖地区卫生学校校长

　　　　　　　尹光思　安徽宿州卫生学校校长

　　　　　　　刘进忠　安徽阜阳卫生学校校长

　　　　　　　冯伟华　安徽黄山卫生学校校长

　　　　　　　李文明　安徽淮北卫生学校校长

　　　　　　　李蔚如　安徽省计划生育学校校长

　　　　　　　宋向东　安徽省医学情报研究所副所长

秘 书 组：宋向东(兼组长)、李嗣生、鲁文胜

序

随着社会经济的发展和医疗卫生服务改革的不断深入,对护理人才的数量、质量和结构提出了新的更高的要求。为加强五年制高职护理教学改革,提高护理教育的质量,培养具有扎实基础知识和较强实践能力的高素质、技能型护理人才,建设一套适用于五年制高职护理专业教学实际的教材,是承担高职五年制护理专业教学任务的各个院校所关心和亟待解决的问题。

在安徽省教育厅和卫生厅的大力支持下,经过该省有关医学院校的共同努力,由安徽省医学会医学教育学分会组织的安徽省五年制护理专业高职规划教材编写工作,于2005年正式启动。全省共有10余所高校、医专、高职和中等卫生学校的多名骨干教师参加了教材的编写工作。本套教材着力反映当前护理专业最新进展的教育教学内容,优化护理专业教育的知识结构和体系,注重护理专业基础知识的学习和技能的训练,以保证为各级医疗卫生机构大量输送适应现代社会发展和健康需求的实用型护理专业人才。在编写过程中,每门课程均着力体现思想性、科学性、先进性、启发性、针对性、实用性,力求做到如下几点:一是以综合素质教育为基础,以能力培养为本位,培养学生对护理专业的爱岗敬业精神;二是适应护理专业的现状和发展趋势,在教学内容上体现先进性和前瞻性,充分反映护理领域的新知识、新技术、新方法;三是理论知识要求以"必需、够用"为原则,因而将更多的篇幅用于强化学生的护理专业技能上,围绕如何提高其实践操作能力来编写。

本套教材包括以下30门课程:《卫生法学》、《护理礼仪与形体训练》、《医用物理》、《医用化学》、《医用生物学》、《人体解剖学》、《组织胚胎学》、《生理学》、《病理学》、《生物化学》、《病原生物与免疫》、《药物学》、《护理心理学》、《护理学基础》、《营养与膳食》、《卫生保健》、《健康评估》、《内科护理技术》、《外科护理技术》、《妇产科护理技术》、《儿科护理技术》、《老年护理技术》、《精神科护理技术》、《急救护理技术》、《社区护理》、《康复护理技术》、《传染病护理技术》、《五官科护理技术》、《护理管理学》和《护理科研与医学文献检索》。本套教材主要供五年制高职护理专业使用,其中的部分职业基础课教材也可供其他相关医学专业选择使用。

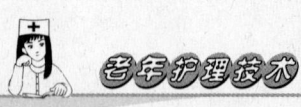

　　成功地组织出版这套教材,是安徽省医学教育的一项重要成果,也是对安徽省长期从事护理专业教学的广大优秀教师的一次能力的展示。作为安徽省高职高专类医学教育规划教材编写的首次尝试,不足之处在所难免,希望使用这套教材的广大师生和读者能给予批评指正,也希望这套教材的编委会和编者们根据大家提出的宝贵意见,结合护理学科发展和教学的实际需要,及时组织修订,不断提高教材的质量。

卫生部科技教育司副司长　王群

2006 年 2 月 6 日

前　　言

随着科学技术的进步,社会经济的发展,卫生状况的改善,人们生活水平和生活质量不断提高,人类平均寿命不断延长,社会人口老龄化趋势日益明显,老年人的健康已成为全社会所关注的热点问题。本书的编写旨在让护理专业的学生最大限度地了解老年人健康问题,熟悉老年护理的特点,掌握老年护理技术,满足老年人对健康的需求。

全书共分十二章,内容包括绪论、老年常见健康问题的护理技术、老年运动系统疾病病人的护理技术、老年消化系统疾病病人的护理技术、老年呼吸系统疾病病人的护理技术、老年泌尿生殖系统疾病病人的护理技术、老年心血管系统疾病病人的护理技术、老年感觉系统疾病病人的护理技术、老年神经精神系统疾病病人的护理技术、老年内分泌代谢系统疾病病人的护理技术、老年人用药及输液技术、老年人健康促进与保健的护理技术。本书在内容编写上力求创新、实用。

本书可供高职护理、中职护理专业使用,也可作为老年护理培训教材,或可为一切关心老年护理事业的人员参考。通过本教材的推广使用,希望唤醒全社会对老年护理事业的关注与支持,创造一个尊重老人、关心爱护老人的良好的和谐社会。

一本好教材的诞生总会融入许多人的智慧与勤劳,在编写本教材的过程中更是如此。首先感谢本套教材编委会的策划和帮助,感谢东南大学出版社、参编人员所在单位(安徽省滁州卫生学校、安徽省铜陵职业技术学院、安徽医学高等专科学校、安徽省六安卫生学校)的大力支持。另外,在编写过程中参考了大量优秀教材、专著和文献,在此一并致谢!

本教材编写过程中,所有编写人员本着极其负责任的态度,对教材力求完美。然出版之后,疏漏缺失之处恐仍难以避免,我们恳请专家、学者和师生们在使用过程中不吝赐教,以匡正之。

章正福

2006 年 2 月

目 录

第一章　绪论 …………………………………………………………………………… (1)
 第一节　老年与老年学研究 ……………………………………………………… (1)
 第二节　老化与老化的理论 ……………………………………………………… (2)
 第三节　老年人的心理特点 ……………………………………………………… (4)
 第四节　老年病人的健康评估 …………………………………………………… (7)
 第五节　老年病的护理技术特点 ………………………………………………… (16)

第二章　老年常见健康问题的护理技术 ………………………………………………… (24)
 第一节　发热 ……………………………………………………………………… (24)
 第二节　吞咽困难 ………………………………………………………………… (25)
 第三节　便秘 ……………………………………………………………………… (27)
 第四节　排尿困难 ………………………………………………………………… (29)
 第五节　疼痛 ……………………………………………………………………… (31)
 第六节　皮肤瘙痒 ………………………………………………………………… (33)
 第七节　压疮 ……………………………………………………………………… (35)
 第八节　睡眠障碍 ………………………………………………………………… (37)
 第九节　行走障碍 ………………………………………………………………… (39)
 第十节　跌倒 ……………………………………………………………………… (41)

第三章　老年运动系统疾病病人的护理技术 …………………………………………… (45)
 第一节　老年人运动系统生理变化及病理改变特点 …………………………… (45)
 第二节　骨质疏松症 ……………………………………………………………… (46)
 第三节　退行性关节病 …………………………………………………………… (49)
 第四节　骨折 ……………………………………………………………………… (52)
 第五节　颈椎病 …………………………………………………………………… (54)

第四章　老年消化系统疾病病人的护理技术 …………………………………………… (58)
 第一节　老年人消化系统生理变化及病理改变特点 …………………………… (58)
 第二节　胃食管反流病 …………………………………………………………… (59)
 第三节　慢性胃炎 ………………………………………………………………… (61)
 第四节　消化道恶性肿瘤 ………………………………………………………… (64)
 第五节　脂肪肝 …………………………………………………………………… (70)
 第六节　急性胰腺炎 ……………………………………………………………… (73)

第五章 老年呼吸系统疾病病人的护理技术 ……………………………………（78）
第一节 老年人呼吸系统生理变化及病理改变特点 ……………………（78）
第二节 呼吸道感染性疾病 ……………………………………………（79）
第三节 肺气肿 …………………………………………………………（84）
第四节 原发性支气管肺癌 ……………………………………………（88）
第五节 呼吸衰竭 ………………………………………………………（92）

第六章 老年泌尿生殖系统疾病病人的护理技术 ……………………………（97）
第一节 老年人泌尿生殖系统生理变化及病理改变特点 ………………（97）
第二节 尿路感染 ………………………………………………………（100）
第三节 前列腺增生症 …………………………………………………（103）
第四节 泌尿道肿瘤 ……………………………………………………（107）
第五节 绝经后阴道出血 ………………………………………………（110）
第六节 性生活与性功能障碍 …………………………………………（112）

第七章 老年循环系统疾病病人的护理技术 …………………………………（116）
第一节 老年人循环系统生理变化及病理改变特点 ……………………（116）
第二节 高血压 …………………………………………………………（117）
第三节 慢性心力衰竭 …………………………………………………（120）
第四节 冠状动脉粥样硬化性心脏病 …………………………………（123）
第五节 心律失常 ………………………………………………………（130）
第六节 慢性肺源性心脏病 ……………………………………………（133）

第八章 老年感觉器官疾病病人的护理技术 …………………………………（137）
第一节 老年人感觉器官生理变化及病理改变特点 ……………………（137）
第二节 远视 ……………………………………………………………（139）
第三节 青光眼 …………………………………………………………（141）
第四节 老年性白内障 …………………………………………………（143）
第五节 眼底病变 ………………………………………………………（146）
第六节 耳聋 ……………………………………………………………（150）

第九章 老年神经精神系统疾病病人的护理技术 ……………………………（153）
第一节 老年人神经精神系统生理变化及病理改变的特点 ……………（153）
第二节 急性脑血管疾病 ………………………………………………（154）
第三节 帕金森病 ………………………………………………………（159）
第四节 老年性痴呆 ……………………………………………………（163）
第五节 老年抑郁症 ……………………………………………………（168）

第十章 老年代谢和内分泌系统疾病病人的护理技术 ……………………… (173)

第一节 老年人内分泌系统生理变化及病理变化特点 ……………………… (173)
第二节 糖尿病 …………………………………………………………… (174)
第三节 血脂代谢异常 …………………………………………………… (178)
第四节 痛风 ……………………………………………………………… (181)
第五节 甲状腺功能亢进症 ……………………………………………… (183)
第六节 更年期综合征 …………………………………………………… (186)

第十一章 老年人用药及输液技术 …………………………………………… (189)

第一节 老年人用药 ……………………………………………………… (189)
第二节 老年人静脉输液技术 …………………………………………… (196)

第十二章 老年人健康促进与保健的护理技术 ……………………………… (199)

第一节 老年人健康促进 ………………………………………………… (199)
第二节 老年人保健 ……………………………………………………… (202)

实习指导 …………………………………………………………………………… (206)

实习一 老年病人健康史的采集 ………………………………………… (206)
实习二 老年骨折病人的护理技术 ……………………………………… (206)
实习三 老年大肠癌病人的护理技术 …………………………………… (207)
实习四 老年冠心病病人的护理技术 …………………………………… (207)
实习五 老年急性脑血管病病人的护理技术 …………………………… (208)
实习六 老年糖尿病病人的护理技术 …………………………………… (208)

主要参考文献 ……………………………………………………………………… (210)

第一章 绪论

第一节 老年与老年学研究

一、老年

老年是人生命长河中的一个阶段,在这一阶段中,人体细胞、组织与机体器官不断趋于老化,生理功能日趋衰退,机体出现一系列退行性变化,但这些变化又受到社会、环境、疾病等多种因素的影响,存在着显著的个体差异。因此,老年一词只具模糊概念上的意义。目前世界发达国家确定老年人的年龄标准为 65 岁以上,我国和大多数发展中国家确定老年人的年龄标准为 60 岁以上。世界卫生组织最近提出 45 岁以下的人群为青年人,45～59 岁人群为中年人,60～74 岁的人群为年轻老人,75～90 岁的人群为老年人,90 岁以上的人群为长寿老人。

二、老年学

老年学是一门涉及老年人所有问题的学科,其研究范畴包括老年生物学、老年医学、老年护理学、老年保健学、老年康复学、老年心理学、老年社会学、老年伦理学等。

随着社会的发展与进步,人口年龄不断增长,人口老龄化趋势日益明显,这已经引起世界各国政府和相关国际组织的重视,加快了对老年学及相关问题的研究。2000 年的统计资料显示,我国 60 岁以上老年人口系数为 10.46%,这标志着我国已进入国际社会公认的老年化社会。积极开展老年学研究有利于实现老年人的健康、安全、长寿,共筑和谐社会。

三、老年医学

老年医学是临床医学的一个分支,有着悠久的历史,我国老年医学形成于春秋时期,成书于战国时期的《黄帝内经》,宋朝陈直于 11 世纪撰写的《养年奉亲书》是目前世界上现存的最早的老年病学专著,比西方国家的《老年保健学》要早近 600 年。1942 年美国创立世界上第一个老年医学会,宣告了现代老年医学的诞生。老年医学研究的范围涉及老年人常见疾病的诊断、治疗、预防、康复、保健以及与老年疾病相关的诸多社会、经济、文化、心理、家庭、伦理等问题,内容包括老年人常见的内科、外科、妇科、五官科及皮肤科等疾病。

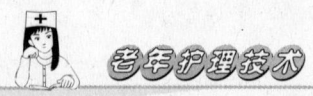

四、老年护理技术

老年护理学是护理学的一个分支,也是老年医学的一个分支。经过一个多世纪的发展,老年护理学已被作为一个独立的专业学科确定下来。1987 年美国护士协会提出用"老年护理学"概念替代"老年病护理学"概念。老年护理学强调促进、保持和恢复老年健康,预防和控制各种疾病引起的残疾,促进老年人的日常生活能力的实行,实现老年机体的最佳功能,保持人格的尊严和幸福的生活直至生命平静地结束。老年护理的重点不仅是老年患者,还包括老人的家庭成员和其他人员。

老年护理技术就是运用现代护理理念,根据老年人的心身特点,以老年人为中心,以社区和家庭为重点,以护理程序为核心,以解决老年人常见健康护理问题、促进康复、最大限度减少致残为目标,利用现代护理技术手段对老年人在各种环境下进行的护理活动。

掌握老年护理技术是新时代赋予护理工作者的使命和责任。满足老年人需求,促进老年人健康,减少老年人因疾病而造成的残障,维持老年人生命权是老年护理技术的主要工作。

护士在临床护理实践中要将基础医学理论知识与临床实践紧密结合起来,将系统疾病的护理与老年疾病的护理结合起来,将治疗护理与社区护理结合起来,将日常护理与健康教育结合起来,将护理理念与护理技术手段有效结合起来,为促进老年人的幸福和健康贡献自己的力量。

第二节 老化与老化的理论

老化是指人类生命过程中,机体细胞、组织、器官生理功能减退,出现各种退行性变化,这些变化发生与发展的过程就称为老化。老化是人类老年期变化的必然过程。老化分为生理性老化和病理性老化两大类。生理性老化是指机体成熟期后随着年龄的增长而出现的生理性退行性变化;病理性老化是指机体在出现生理性退行性变化的基础上,由于某些疾病的共同存在而加速了老化的过程,出现了老年性疾病的变化,进而出现机体形态结构、生理功能、代谢功能的改变。

老化与年龄增长紧密相关,至于人类为何老化,何时开始老化,老化开始征象如何,目前尚无明确的解释或被人们所忽视。但随着分子生物学与细胞生物学等学科的高速发展,有关老化的研究也日趋深入,人们正在逐渐剥开老化的面纱。掌握老化的机制,对开展老年病的防治、康复、保健、护理等有着十分重要的意义。

一、老化的生物学理论

(一)遗传理论

一系列事实表明,机体的老化和遗传因素有着密切的联系。机体的老化与机体的生长发育等生命现象一样,都是由遗传程序控制的,老化是在机体生命周期中已安排好的退化程序。

(二)耗损理论

德国生物学家 August Weismann 在 19 世纪末提出,生命的死亡是由于组织细胞或细胞的分子结构耗损后不能再生,生命也随之终结。随着年龄的增加,细胞修复能力日渐下降。

(三)免疫理论

首先,随着年龄的增加,人的免疫功能逐步下降,对外来侵袭的抵抗能力减退。其次,随着年龄增加,老年人体内细胞突变的几率也随之增加。突变细胞是一种不同于正常细胞的异常蛋白质,一旦在体内形成将会激活体内免疫系统反应,从而造成一系列的细胞损害。

(四)交联理论

这一理论由布约克斯坦于20世纪60年代初提出。此理论认为,正常情况下各细胞的分子结构是分离的,但因某些化学反应作用而结合在一起,形成交联物质,交联物质附着于DNA分子链上,并对其造成破坏,一般情况下,机体通过自然防御功能可以修复。但随着年龄的增长,这种修复功能逐渐减退,而交联活动却仍在继续发生,交联物质在体内不断积累增多,导致细胞突变,使细胞丧失了运送铁质、排除代谢废物的功能,胶原蛋白丧失了弹性,组织和器官功能衰退。这一理论解释了老年人为什么容易发生动脉粥样硬化和皮肤松垂的原因。

(五)自由基理论

此理论是由英国哈门于1956年首先提出的。自由基是具有一个以上的不成对电子的分子或原子的总称,它是正常代谢的副产品,具有高度不稳定性和反应性,可从其他细胞中夺取氧离子,导致其他细胞结构异常。机体正常新陈代谢活动、电离辐射、环境污染均可产生自由基。随着年龄增长,机体内自由基日益积聚,而同时机体抗氧化功能减退,对自由基的防御功能也逐渐减退,最终导致机体功能的减退。

二、老化的环境学理论

环境是人类活动和生活的场所,是人类赖以生存和发展的基本条件,人类的健康与生存的环境相互交叉、相互渗透、相互制约、相互作用、相辅相成。但环境中不良的物理与化学因素均对人体健康构成威胁。环境污染,有毒物质,水中铝、磷、砷等物质超标,导致细胞基因突变或死亡。微生物的侵入,尤其是近年来人畜共患性疾病的危险性增加,加之抗生素的滥用,机体变得更为脆弱。老年人对大气压力的改变较为敏感,当海拔为零时,大气压是101.3 kPa(760 mmHg),空气中所含的氧分压为21.3 kPa(160 mmHg);若海拔升至304.8 m时,大气压降至63.7 kPa(470 mmHg),空气中所含氧分压也随之降低至14.7 kPa(110 mmHg),动脉血氧饱和度降低10 ml/100 ml血液,老年人尤其是患有心脑血管疾病的患者,就可能出现缺氧表现,甚至诱发心绞痛及心肌梗死。寒冷的冬季是许多老年性疾病的发病高峰季节,如慢性支气管炎、肺气肿、肺心病、心力衰竭、心肌梗死、关节炎、脑卒中等。高温既容易使细胞过早老化,又可导致体温升高、中暑等,如一场严重的热浪袭击,可使老年人死亡率成倍地增加。

三、老年心理学理论

老年心理学理论包括:人类需求理论、生命周期发展理论、自我概念理论、老年适应理论等。

(一)人类需求理论

人类需求理论认为人类需求由低至高发展,先满足低层次需求,再满足高层次需求。马斯洛将自我实现需求作为最高层次的需求。当一个人趋向老年,所要达到的自我需求满足时,其行为特点表现出良好的自主性、创造性、独立性与和谐性。成功的老年人需求满足的层次越高,其心理状态越佳。

(二)生命周期发展理论

人的生命周期可以分为八个时期,即婴儿期、幼儿期、学龄前期、学龄期、青春期、青年期、成年期、老年期。每一个时期都有着特定的发展方式,人并不会因为老年而停止了心理的变化和发展。老年人常喜欢回忆和怀旧,如果一个老人在不断地回顾旧时圆满的生活的同时,又不断追求新的生活,则会实现自我的不断追求与发展,积极地生活;反之,如果一个老人不断沉溺于以往的沮丧,失去解决现实矛盾与各种冲突的信心,最终将失去生活的信心。

(三)自我概念理论

人在社会活动中扮演着许多不同的角色,在不同的年龄阶段也扮演着不同的角色,其价值观也有所不同,自我概念也随之不同。老年人由于生理功能减退,与社会接触机会减少、距离加大,所扮演的社会角色也相应减少,自我概念也随之减少。

(四)老年适应理论

老年人将面临着疾病的缠绕、社会的歧视、收入的减少、生活质量的下降、丧亲失友等方面的具体问题。老年适应理论主要研究老人在生理、社会、心理等方面的变化,如何接受和适应这些变化并达到心理平衡,以平常心平稳渡过老年期。

四、老化的社会学理论

老化社会学理论出现在20世纪60年代,重点研究老年人对角色的转变和对社会群体失落的调整,其老化的代表理论有:隐退理论、活动理论、次文化理论、持续理论等。20世纪70年代,老化社会学理论研究的范畴扩展到研究社会及社会结构对老化过程的影响,年龄阶层理论就是这个时期的代表理论。老化社会学理论内容见表1-1。

表1-1 老化社会学理论内容

理论名称	理论内容
隐退理论	隐退对社会和老年人彼此有益,老年人从隐退中感到愉快,社会达到和谐
活动理论	老人积极参与有兴趣的社会活动,有利于保持老人活力,增强生活满意度
次文化理论	老年群体相互支持和理解可促进老年人早日适应老化过程
持续理论	人格和行为特点是由环境影响与社会增强结果所造成的,具有持续现象。持续而动态改变的个性则较成功地适应老化过程
年龄阶层理论	老年阶层的人与人之间会相互影响其老年社会化过程,同时也影响彼此的社会化过程

(章正福)

第三节 老年人的心理特点

随着年龄的增长,老年人身体各器官功能衰退,特别是大脑的退行性变化,使生理性衰

老不可避免,加之角色的改变及其他社会因素的变化,可出现一系列心理变化和心理特征。其主要表现为:

一、老年人的感知

感知是人脑对客观事物最基本的反映。随着年龄的增长,老年人各组织逐渐衰老、退化、萎缩,脑组织重量减轻,脑细胞数量减少,脑功能下降,其反应的灵敏度下降,导致老年人的视觉、听觉、触觉、嗅觉、味觉、本体感觉等感知觉功能均下降,从而引起反应迟钝、行动迟缓、注意力分散、依赖性增强等。加上有些老年人患有老年性感觉器官疾病,如老年性青光眼、老年性白内障、老年性视网膜疾病、老年性耳聋等,使老年人在心理上易产生悲观、消极、抑郁、焦虑、恐惧、孤独、自卑、失落等。

老年人常会出现感知障碍。感知障碍可分为感觉障碍和知觉障碍。前者主要包括感觉过敏、感觉抑制、感觉倒错和内感性不适,后者主要包括错觉、幻觉、感知综合障碍。如一些老年人对一般的阳光、灯光感到特别耀眼,对一般的开门声音感到好像爆炸声那样强烈,对普通的气味也感到异常的浓烈而刺鼻,这类症状多见于神经衰弱、更年期神经症和重病后的虚弱状态。有些老年人与上述症状恰恰相反,对一般刺激的感受性减低,例如对剧烈的疼痛或难闻的气味只有轻微的感觉。感觉倒错见于老年性癔症,如表现为对热的刺激产生了凉的感觉。内感性不适是指躯体内部产生的各种不舒适、难以忍受、难以表达的异样感觉,例如感到牵拉、挤压、游走、扭转、虫爬感等。老人常不能明确指出具体不适的部位,引起心里不安。

错觉、幻觉的产生是老年性精神病的常见症状。老人发生错觉时可把天花板上的圆形灯罩看成人头,把医生的叩诊锤看成匕首;幻觉常见的类型是幻听、幻视,例如在周围安静状态下"侧耳细听"、在干净的地面上踩"蚂蚁"等等。

也有的老年人为了吸引家人及周围人群的注意,表现出有悖常理的感知觉反应,也是老年人的心理需求未得到满足的一种表达形式。

二、老年人的记忆

记忆是一种重要的心理活动过程,是人们对感知、体验和操作过的事物的印象经过加工后保存在大脑中,并在需要时提取出来。记忆由识记、保持、回忆和再认四个部分组成。老年人随着年龄的增加,感觉器官逐渐不能正常有效地接受信息,同时因记忆细胞的萎缩,影响各种信息的储存,造成记忆力减退。

首先,表现为远期记忆好于近期记忆,对于以前的事物或与经历有关的事情记忆力仍较好,即远期记忆尚好。老年人经常会回忆往事,历历在目,但近期记忆不良。如表现在对前几天看过的电视节目的名称、人物的姓名等记不清,甚至刚说完的话转身就忘了;本想到客厅去拿一件东西,当转身进入客厅时,却不知要拿什么了;话到嘴边突然想不起来要讲什么;有时手里拿着眼镜却到处去找眼镜等。

其次,表现为逻辑性记忆好于机械性记忆,老年人对与过去、与生活有关的事物或有逻辑联系的内容记忆较好,而与生疏的或需要机械记忆或需要死记硬背的内容,记忆较差。如老年人对自己的工作经历、对子女成长过程中发生的故事记忆犹新,而对人名、地名、电话号码等记不住、记不清;到街上买东西,原本要买三样,结果只买了两样,另一样记不起来是什么了。

再次,老年人再认能力的保持远比回忆好。再认是指当人们看过、听过或学过的事物再次出现在眼前时能辨认出来。如果刺激物不在眼前,而要求将此再现出来时即为回忆。当老年人看到旧照片时会认出自己的同学、同事,而听到人名却想不起是谁。

另外,老年人在规定时间内速度记忆衰退。记忆与人的生理因素、健康、精神状态、记忆力训练、社会环境等都有关系,老年人要防止记忆力的衰退,需要不断地加强记忆训练,掌握良好的记忆方法。

三、老年人的思维

思维是人脑间接地、概括地对客观事物的反映,是人类认识过程的最高形式,是更为复杂的心理过程。老年人的思维变化主要表现在:

1. **思维过程减慢** 思维过程是由概念判断和推理组成的,其中概念是思维的最基本的单位。老年人思维过程减慢,主要表现在掌握某一概念所需要的时间增多,以及形成某一概念时出现错误的次数增加,反应迟钝。对有些事情联想困难,语言缓慢,因而对事物做出决策往往需要较长时间且难免出错,这与记忆力减退有关。一个概念如果不能很好地识记、保持,则往往会对该概念的内涵混淆。

2. **思维转换困难** 由于老年人长期生活中所形成的思维定势,所以在处理问题时,转换思维比较困难,往往会固守以前的概念,固执己见。对新的情况、新的问题常常不易接受,更不易适应,而用"老眼光"看问题,用"老习惯"、"老办法"去解决问题。在家庭或社会生活中往往会产生思维冲突,形成与子女、与年轻人之间的"代沟"。

3. **创造性思维减弱** 因为老年人长期形成的自我认可的习惯思维方式和行为方式,往往"固执己见"、"因循守旧",缺乏创造想象力及对新事物的兴趣。有些老年人不愿学习,懒于思考问题,认为年事已高,学习、思考、创造对自己毫无意义,因而缺乏创造性思维动机,这同时也使老年人自身受到挫伤。

老年人思维功能衰退存在个体差异,有些高龄老人思维敏捷、清晰,而有些年龄并不太老的人却有严重的思维障碍。一方面可能与年轻时所接受的教育、从事的工作不同有关,另一方面也与老年人既往遭受过的外伤或意外打击有关。因此,要重视对老年人的身心保健,保持和提高其良好的思维能力。

四、老年人的人格

人格也称个性,即人的精神面貌,是指人在现实生活中所形成的独特倾向性和比较稳定的心理特征的总和。内容包括性格、兴趣、爱好、倾向性、价值观、才能和特长等,以性格为其核心。人的个性既有其持续性的一面,所谓"江山易改,本性难移",也有其变异性的一面。随着年龄的增长、社会条件的变迁、生活环境的改变及大脑功能的衰退,个性的部分内容会发生变化,尤其是老年人,个性变异较多。如原来热情开朗的老年人会变得沉默少言,对亲属、朋友漠不关心;原来性格随和的老年人会变得暴躁、爱发脾气,有的甚至变得性格偏激、敏感、多疑、心胸狭隘,对自己的能力估计过高,不赞成别人的看法,对一切变化和新鲜事物都不适应,甚至连别人挪动一下他习惯放置的东西也大为光火,爱发牢骚,常为小事伤感,遇事反复思考,犹豫不决,缺乏生活乐趣,甚至不修边幅。这些变化是由于人的生物学老化、老年人"自我老化"、脱离社会、社会角色改变以及经济条件变化等因素造成的。

五、老年人的情绪与情感

在心理学中,通常把与机体活动相联系的内心体验称为情绪,而把与社会活动相联系的内心体验称为情感。情绪是简单的表达方式,而情感则是复杂的。情绪与情感的障碍常常同时出现,因此通常将两者视为同义词,相互通用。老年人情绪和情感体验的强度和持久性随着年龄的增长而提高,这与老年人的神经系统变得易于过度兴奋有关。对同样的刺激强度,老年人表现得比青年人剧烈,如生活中的挫折、丧偶、与子女不和等易出现情感活动障碍,而导致抑郁症的发生。不少老年人由于疾病缠身,容易产生孤独、焦虑不安、抑郁、悲观等情绪,同时情感活动亦很脆弱,稍有不顺心的事便伤心流泪。此外,老年人容易回顾过去,往往对过去的岁月追思不已,缅怀死去的亲人、朋友以及逝去的光阴。有坎坷经历的回忆,会增加伤感,亦可导致情绪抑郁。部分老年人不能适应退休、离岗的生活,对一切不满意、不顺心,产生烦躁、脾气变坏。少数老年人表现为情感淡漠,对周围发生的事漠不关心,说话语调平淡,面部表情呆板,对亲属不体贴,内心体验极为贫乏或缺如。因此,老年人应重新认识自己,善于控制自己的情绪,调节自己的情感。

六、老年人的应激反应

老年人表现为对应激反应的迟钝及应激状态的耐受力降低,甚至可发展为全身适应症状群耗竭。随着衰老,下丘脑对内环境稳定的控制失灵,故高血压、动脉硬化、冠状动脉供血不足、脑动脉供血不足及各种代谢性疾病的发生,可能与它有关。

由于衰老所致的脑组织重量减轻、脑血流量减少、神经纤维退行性变及数量减少等诸多因素的综合作用,老年人控制体位、姿势、平衡与移动平衡的机制受损,因此,对内环境变化的调节能力明显减弱,对各种刺激的反应迟钝,对应激状态的耐受力显著下降。

由于老化所致的各种感知觉功能的减退,使得老年人对外界各种信息的获取及整合的能力减弱,因而老年人的应激反应能力也因刺激源的淡化而出现失用性退化。对温度、光线、声音、气味的辨别力明显减退,对痛、痒、麻等感觉不明确;对方向、运动、平衡等感觉也大不如前,所以老年人易出现烫伤、冻伤、中毒、创伤、跌伤等。

(陈素琴)

第四节　老年病人的健康评估

一、老年病人的健康史评估

1. 健康史的采集要注意向病人收集,同时也要向病人亲属、朋友和其他熟悉病情的知情人了解,请病人家属帮助详细回忆,注意保存好每次就诊的病历。

2. 老年人常有耳聋、记忆力差、理解力差,常不能正确表达自己的病情。同病人交流时应有足够的耐心,准备充足的时间,环境要安静,说话要缓慢、清楚,音量要适中,用语要通俗易懂。

3. 要仔细询问病人既往病史、治疗史、服药史和药物不良反应、过敏史等。

4. 了解家庭中有无遗传疾病史,亲属的死亡原因和死亡时间。

5. 注意精神病史的询问,妄想和幻觉是老年精神病患者的重要线索。

二、老年病人的身体评估

1. 选择合适的环境。老年人常年老体弱,不易受过多的刺激和搬动,因此评估应选择在环境安静、自然光线下、温度适应、无干扰的场所进行。事前合理安排好评估检查顺序,选择舒适的体位进行。

2. 护理人员动作要轻柔。

3. 对可能由于老年病人精神错乱,耳聋或动作障碍,或由于老年人多虑、畏缩而不愿接受检查,拒绝合作而造成身体评估困难的情况,护理人员要多动脑筋多想办法,沉着、机智,充分做好解释工作,取得病人的信任。

三、老年病人辅助检查资料的评估

1. 对老年人进行辅助检查应遵循一切从简原则,尽量减少检查的项目和次数,首选无创性检查。对创伤性检查应采取慎重态度,只有在必要时采取积极的预防性措施后才能考虑使用,以避免发生并发症,防止意外出现。

2. 正确解读老年人的实验室检查数据。某些实验室检查值的异常是属于老年人的生理性变化。老年人的实验室检查有许多特殊情况,首先是老年人的正常值不明确,就很难区分这些改变是生理性变化还是病理性变化;其次老年人的检查结果受到多种疾病及治疗用药的影响;再次如何理解年龄的增长对实验室检查值的影响,对老年人疾病的诊断很有必要。

3. X线检查是老年人常用的无创性检查重要方法之一,但随着年龄的增长而出现的组织和器官结构和功能上的老年变化,必然在X线检查上有不同表现。同时,由于老年人年老体弱、多病,不能很好地合作以及形体上的变化(如胸廓变形等),也给X线检查及判断增加了困难。

4. 超声波检查属于无创性检查,同时对老年人体内占位性病变早期诊断率高,常常成为老年人的偏爱检查之一,适用于老年人定期体检。

5. 要重视对老年病人开展病理学检查的重要性的理解,其有助于了解疾病的早期病变及发展过程的变化,有助于明确诊断,有助于随访病情发展经过和评价治疗效果。在检查和操作过程中,应尽量选用安全、较少痛苦的方法。

四、老年病人的健康状况评估

(一)功能状态的评估

功能状态的评估是老年人健康状况综合评估的重要内容,因为老年人的功能水平改变与健康水平改变密切相关。功能状态的评估内容包括对老年人基本的日常生活活动、工具性日常生活活动、高级日常生活功能的评估(参见第一章第五节)。了解老年人的日常生活和活动状况,有助于明确病人的功能状态,为病人的诊疗和护理程序设计打下良好的基础。

对日常生活自理的评估,国外常用Katz处理能力的指标(表1-2),此项指标根据老人在沐浴、穿衣、入厕、活动、大小便控制、进食六个方面的表现来评估其自理水平,又分为七个等级。

表1-2 Katz处理能力的指标
(Katz Index of Independence in Activities of Daily Living,简称 A.D.L Index)

此项指标是根据人在沐浴、穿衣、入厕、活动、大小便控制、进食六个方面的表现来评估其自理水平,又可分为7个等级:

一等　独立地进食、活动、入厕、能控制大小便、沐浴及穿衣
二等　能独立五项,有一项需帮助
三等　能独立四项,但沐浴及另一项需帮助
四等　能独立三项,但沐浴、穿衣及另一项需帮助
五等　能独立二项,但沐浴、穿衣、入厕及另一项需帮助
六等　能独立一项,但沐浴、穿衣、入厕、活动及另一项需帮助
七等　六项全需人帮助

* 独立的意思是无需人监视、指导或进行帮助,有些人能做但拒绝去做不属此项

沐浴(盆浴、淋浴或擦身):
　独立:仅需帮助身体某一部位(如背或受伤肢体)
　依赖:帮助沐浴不仅只一部分,帮助进出浴盆或自己不能洗澡
穿衣:
　独立:从衣柜拿出衣服,穿内外衣,系腰带,穿鞋系鞋带等,个别人需帮助系鞋带
　依赖:不能自己穿衣或有一部分需帮助
入厕:
　独立:进出厕所,起坐坐桶式便池,能便后清洁及穿裤(可能在夜间用便盆)
　依赖:在入厕时需人帮助或完全用便盆
活动:
　独立:随意上下床或起坐椅子(可能用一些支持物,但能自理)
　依赖:上下床或起坐椅子均要帮助,不能自己活动
大小便控制:
　独立:大小便完全能自己控制
　依赖:大小便有时或完全失禁,由灌肠、导管或定期放便盆控制部分或全部
进食:
　独立:可从盘碗中取食送入口内
　依赖:帮助喂饭,自己完全不能用餐或靠胃肠道营养

(二)心理健康评估

心理健康是反映老年人健康的另一个重要方面。反映正向健康的测量指标有总体幸福感量表(表1-3)、生活满意度指数表(表1-4)等,反映负向健康的测量指标有焦虑量表(汉密顿焦虑量表见表1-5、状态-特质焦虑问卷见表1-6)、抑郁量表(汉密顿抑郁量表见表1-7,抑郁自评量表见表1-8)、认知状态评估量表(中国修改本简短精神状态量表见表1-9)。

表1-3 总体幸福感量表

1. 你的总体感觉怎样?(在过去的一个月内)
　1 好极了　2 精神很好　3 精神不错　4 精神时好时坏　5 精神不好　6 精神很不好
2. 你是否为自己的神经质或"神经病"感到烦恼?(在过去的一个月内)
　1 极端烦恼　2 相当烦恼　3 有些烦恼　4 很少烦恼　5 一点也不烦恼

3. 你是否一直牢牢地控制自己的行为、思维、情感或感觉?(在过去的一个月内)
   1 绝对的 2 大部分是的 3 一般来说是的 4 控制得不太好 5 有些混乱 6 非常混乱

4. 你是否由于悲哀、失去信心、失望或有许多麻烦而怀疑没有任何事情值得去做?(在过去一个月内)
   1 极端怀疑 2 非常怀疑 3 相当怀疑 4 有些怀疑 5 略微怀疑 6 一点也不怀疑

5. 你是否正在受到或曾经受到任何约束、刺激或压力?(在过去一个月内)
   1 相当多 2 不少 3 有些 4 不多 5 没有

6. 你的生活是否幸福、满足或愉快?(在过去一个月内)
   1 非常幸福 2 相当幸福 3 满足 4 略有些不满足 5 非常不满足

7. 你是否有理由怀疑自己曾经失去理智或对行为、谈话、思维或记忆失去控制?(在过去一个月内)
   1 一点也没有 2 只有一点点 3 有些,不严重 4 有些,相当严重 5 是的,非常严重

8. 你是否感到焦虑、担心或不安?(在过去一个月内)
   1 极端严重 2 非常严重 3 相当严重 4 有些 5 很少 6 无

9. 你睡醒之后是否感到头脑清晰或精力充沛?(在过去一个月内)
   1 天天如此 2 几乎天天 3 相当频繁 4 不多 5 很少 6 无

10. 你是否因为疾病、身体不适、疼痛或对患病的恐惧而烦恼?(在过去一个月内)
    1 所有的时间 2 大部分时间 3 很多时间 4 有时 5 偶尔 6 无

11. 你每天的生活中是否充满了让你感兴趣的事情?(在过去一个月内)
    1 所有的时间 2 大部分时间 3 很多时间 4 有时 5 偶尔 6 无

12. 你是否感到沮丧和忧郁?(在过去的一个月内)
    1 所有的时间 2 大部分时间 3 很多时间 4 有时 5 偶尔 6 无

13. 你是否情绪稳定并能把握住自己?(在过去的一个月内)
    1 所有的时间 2 大部分时间 3 很多时间 4 有时 5 偶尔 6 无

14. 你是否感到疲劳、过累、无力或精疲力尽?(在过去的一个月内)
    1 所有的时间 2 大部分时间 3 很多时间 4 有时 5 偶尔 6 无

15. 你对自己健康关心或担忧的程度如何?(在过去的一个月内)
    不关心 0 1 2 3 4 5 6 7 8 9 10 非常关心

16. 你感到放松或紧张的程度如何?(在过去的一个月内)
    松弛 0 1 2 3 4 5 6 7 8 9 10 紧张

17. 你感觉自己的精力和活力如何?(在过去的一个月内)
    无精打采 0 1 2 3 4 5 6 7 8 9 10 精力充沛

18. 你忧郁或快乐的程度如何?(在过去的一个月内)
    非常忧郁 0 1 2 3 4 5 6 7 8 9 10 非常高兴

19. 你是否由于严重的性格、情感、行为或精神问题而感到需要帮助?(在过去的一个月内)
    1 是的,曾寻求帮助 2 是的,但未寻求帮助 3 有严重的问题 4 几乎无问题 5 无问题

20. 你是否感到将要精神崩溃或接近于精神崩溃?
    1 是的,在过去的一年里 2 是的,在一年以前 3 无

21. 你是否存在过精神崩溃?
    1 是的,在过去的一年里 2 是的,在一年以前 3 无

22. 你是否曾因为性格、情感、行为或精神问题在精神病院、综合医院精神科或精神卫生诊所治疗?
    1 是的,在过去的一年里 2 是的,在一年以前 3 无

23. 你是否曾求助过以下的人?

	是	否
A 普通医生(真正的身体疾病或常规检查除外)	1	2
B 脑科或神经外科专家	1	2
C 护士(一般内科疾病除外)	1	2
D 律师(常规的法律问题除外)	1	2
E 警察(单纯的交通违章除外)	1	2
F 牧师、神父等各种神职人员	1	2
G 婚姻咨询专家	1	2
H 社会工作者	1	2

24. 你是否曾与家庭成员和朋友谈论自己的问题？
   1 是的,很有帮助　2 是的,有些帮助　3 是的,但没有帮助　4 否,无人可与之谈论　5 否,无人愿意和我谈论　6 否,不愿与人谈论　7 没有问题

表1-4　生活满意度指数 A(LSIA)

指导语:下面的一些陈述涉及人们对生活的不同感受。请阅读下列陈述,如果你同意该观点,请在"同意"下画√;如果你不同意该观点,请在"不同意"下画√;如果无法肯定,请在"?"下画√。请务必回答每一个问题。

	同意	不同意	?
1. 当我老了以后发现事情似乎要比原来想象的好			
2. 与我所认识的多数人相比,我更好地把握了生活的机遇			
*3. 现在是我一生中最沉闷的时期			
4. 我现在和年轻时一样幸福			
*5. 我的生活原本应该更好些			
6. 现在是我一生中最美好的时光			
*7. 我所做的事多半是令人厌烦和单调乏味的			
8. 我估计最近能遇到一些有趣的和令人愉快的事			
9. 我现在做的事和以前做的事一样有趣			
*10. 我感到老了,有些累			
11. 我感到自己确实上了年纪,但并不为此而烦恼			
12. 回首往事,我相当满足			
13. 即使能改变自己的过去,我也不愿有所改变			
*14. 与其他同龄人相比,我曾做出较多愚蠢的决定			
15. 与其他同龄人相比,我的外表较年轻			
16. 我已经为一个月甚至一年后该做的事制订了计划			
*17. 回首往事,我有许多想得到的东西未得到			
*18. 与其他人相比,我惨遭失败的次数太多了			
19. 我在生活中得到了相当多我所期望的东西			
*20. 不管人们怎么说,许多普通人是越过越糟			

注:有"*"号者为反序计分项目。同意得2分,不同意得0分,无法肯定得1分。

表1-5 汉密顿焦虑量表(HAMA)

项目	主要表现
1. 焦虑心境	担心、担忧,感到有最坏的事将要发生,容易激惹
2. 紧张	紧张感、易疲劳、不能放松,易哭、颤抖,感到不安
3. 害怕	害怕黑暗、陌生人、一人独处、动物、乘车或旅行、公共场合
4. 失眠	难以入睡、易醒、睡眠浅、多梦、夜惊、醒后感觉疲倦
5. 认知功能	注意力不能集中、注意障碍、记忆力差
6. 抑郁心境	丧失兴趣、抑郁、对以往爱好缺乏快感
7. 躯体性焦虑(肌肉系统)	肌肉酸痛、活动不灵活、肌肉和肢体抽动、牙齿打颤、声音发抖
8. 躯体性焦虑(感觉系统)	视物模糊、发冷发热、软弱无力感、浑身刺痛
9. 心血管系统症状	心动过速、心悸、胸痛、血管跳动感、昏倒感、心搏脱漏
10. 呼吸系统症状	胸闷、窒息感、叹息、呼吸困难
11. 胃肠道症状	吞咽困难、嗳气、消化不良(进食后腹痛、腹胀、恶心、胃部饱感)、肠动感、肠鸣、腹泻、体重减轻、便秘
12. 生殖泌尿系统症状	尿频、尿急、停经、性冷淡、早泄、阳痿
13. 自主神经系统症状	口干、潮红、苍白、易出汗、紧张性头痛、毛发竖起
14. 会谈时行为表现	①一般表现:紧张、不能松弛、忐忑不安、咬手指、紧握拳、面肌抽动、手发抖、皱眉、表情僵硬、肌张力高、叹息样呼吸、面色苍白 ②生理表现:吞咽、打呃、安静时心率快、呼吸快、腱反射亢进、震颤、瞳孔放大、眼睑跳动、易出汗、眼球突出

注:无症状0分,症状轻1分,症状中等2分,症状重3分,症状极重4分。总分超过29分提示严重焦虑;超过21分,提示明显焦虑;超过14分,提示肯定焦虑;超过7分,提示可能焦虑;小于7分,提示无焦虑。

表1-6 状态-特质焦虑问卷

指导语:下面列出的是一些人们常常用来描述自己的陈述,请阅读每一个陈述,然后在右边适当的圈上打勾,来表示你现在最恰当的感觉。没有对或错的回答,不要对任何一个陈述花太多的时间去考虑,但所给的回答应该是你现在最恰当的感觉。

	几乎没有	有些	中等程度	非常明显
*1. 我感到心情平静	①	②	③	④
*2. 我感到安全	①	②	③	④
3. 我是紧张的	①	②	③	④
4. 我感到被限制	①	②	③	④
*5. 我感到安逸	①	②	③	④
6. 我感到烦乱	①	②	③	④
7. 我现在正在为可能发生的不幸而烦恼	①	②	③	④
*8. 我感到满意	①	②	③	④
9. 我感到害怕	①	②	③	④
*10. 我感到舒适	①	②	③	④
*11. 我有自信心	①	②	③	④
12. 我觉得神经过敏	①	②	③	④
13. 我极度紧张不安	①	②	③	④
14. 我优柔寡断	①	②	③	④
*15. 我是轻松的	①	②	③	④

续表 1-6

	几乎没有	有些	中等程度	非常明显
*16. 我感到心满意足	①	②	③	④
17. 我是烦恼的	①	②	③	④
18. 我感到慌乱	①	②	③	④
*19. 我感到镇定	①	②	③	④
*20. 我感到愉快	①	②	③	④

指导语:下面列出的是人们常常用来描述他们自己的一些陈述,请阅读每一个陈述后,然后在右边恰当的圈内打勾,来表示你经常的感觉。没有对或错的回答。不要对任何一个陈述花太多的时间去考虑,但所给的回答应该是你平常所感觉到的。

	几乎没有	有些	中等程度	几乎总是如此
*21. 我感到愉快	①	②	③	④
22. 感到神经过敏和不安	①	②	③	④
*23. 我感到自我满足	①	②	③	④
*24. 我希望像别人那样的高兴	①	②	③	④
25. 我感到像个失败者	①	②	③	④
*26. 我感到宁静	①	②	③	④
*27. 我是平静、冷静和镇定自若的	①	②	③	④
28. 我感到困难成堆,无法克服	①	②	③	④
29. 我过分忧虑那些无关紧要的事	①	②	③	④
*30. 我是高兴的	①	②	③	④
31. 我的思想处于混乱状态	①	②	③	④
32. 我缺乏自信	①	②	③	④
*33. 我感到安全	①	②	③	④
*34. 我容易作出决断	①	②	③	④
35. 我感到不太好	①	②	③	④
*36. 我是满足的	①	②	③	④
37. 一些不重要的想法缠绕着我,并打扰我	①	②	③	④
38. 我如此沮丧,无法摆脱	①	②	③	④
*39. 我是个很稳定的人	①	②	③	④
40. 一想到当前的事情和利益,我就陷入紧张状态	①	②	③	④

注:有"*"号者为反序计分项目。1~20项的得分相加即状态焦虑总分,21~40项的得分相加即特质焦虑总分;分数越高,说明焦虑越严重。

表 1-7 汉密顿抑郁量表(HAMD)

圈出最适合病人情况的分数			
1. 抑郁情绪	0 1 2 3 4	2. 有罪感	0 1 2 3 4
3. 自杀	0 1 2 3 4	4. 入睡困难	0 1 2
5. 睡眠不深	0 1 2	6. 早醒	0 1 2
7. 工作和兴趣	0 1 2 3 4	8. 阻滞	0 1 2 3 4
9. 激越	0 1 2 3 4	10. 精神性焦虑	0 1 2 3 4
11. 躯体性焦虑	0 1 2 3 4	12. 胃肠道症状	0 1 2
13. 全身症状	0 1 2	14. 性症状	0 1 2
15. 疑病	0 1 2 3 4	16. 体重减轻	0 1 2

续表 1-7

圈出最适合病人情况的分数			
17. 自知力	0 1 2	18. 日夜 A 早 变化 B 晚	0 1 2 0 1 2
19. 人格或现实解体	0 1 2 3 4	20. 偏执症状	0 1 2 3 4
21. 强迫症状	0 1 2	22. 能力减退感	0 1 2 3 4
23. 绝望感	0 1 2 3 4	24. 自卑感	0 1 2 3 4

注:0 分无症状,1 分轻度,2 分中度,3 分重度,4 分极重度;总分大于 35 分,严重抑郁;总分大于 20 分,轻、中度抑郁;总分小于 8 分,没有抑郁。

表 1-8 抑郁自评量表(SDS)

	没有或很少有时间	小部分时间	相当多时间	绝大部分或全部时间		工作人员评定
1. 我觉得闷闷不乐,情绪低沉	□	□	□	□	1	□
2. 我觉得一天之中早晨最好	□	□	□	□	2	□
3. 我一阵阵哭出来或觉得想哭	□	□	□	□	3	□
4. 我晚上睡眠不好	□	□	□	□	4	□
5. 我吃的跟平常一样多	□	□	□	□	5	□
6. 我与异性密切接触时和以往一样感到愉快	□	□	□	□	6	□
7. 我发觉我的体重在下降	□	□	□	□	7	□
8. 我有便秘的苦恼	□	□	□	□	8	□
9. 我心跳比平常快	□	□	□	□	9	□
10. 我无缘无故地感到疲乏	□	□	□	□	10	□
11. 我的头脑跟平常一样清楚	□	□	□	□	11	□
12. 我觉得经常做的事情并没有困难	□	□	□	□	12	□
13. 我觉得不安而平静不下来	□	□	□	□	13	□
14. 我对将来抱有希望	□	□	□	□	14	□
15. 我比平常容易生气激动	□	□	□	□	15	□
16. 我觉得做出决定是容易的	□	□	□	□	16	□
17. 我觉得自己是个有用的人,有人需要我	□	□	□	□	17	□
18. 我的生活过得很有意思	□	□	□	□	18	□
19. 我认为如果我死了,别人会生活得好些	□	□	□	□	19	□
20. 平常感兴趣的事我仍然照感兴趣	□	□	□	□	20	□

注意事项:上面有 20 条,请仔细阅读每一条,把意思弄明白,然后根据你最近一星期的实际情况在适当的方格里面画一个"√",每一条文字后面有四个格,表示:没有或很少有时间;小部分时间;相当多时间;绝大部分或全部时间。自评结束后,把各项分数相加的和乘以 1.25 后,取其积的整数部分,就得到标准总分。正常人 SDS 标准分为 51 分。

表 1-9 中国修改本简短精神状态量表（MMSE）

题目	指导语	得分
1. 执行连续命令	我给您一张纸，请按照我说的话去做："用右手将这张纸拿起来，对折，然后放在腿上。"	3
2. 阅读理解	请念一下这句话，并按照它的意思去做。（出示写有"闭上你的双眼"的纸片）	1
3. 命名	①（出示手表）这是什么？②（出示钢笔）这是什么？	2
4. 构图能力	（出示图案）请您照这个样子画一个。	1
5. 书写	请写出您的名字。	1
6. 识记	我给您说 3 件东西，您听好："钥匙、杯子、尺子"，请您复述一下。好，请您记住，待会儿我要问您，请您再说出来。	3
7. 时间定向	今天是星期几？几日？几月？哪一年？什么季节？	5
8. 地点定向	我们现在在什么地方（医院名称）？什么街道？这是几层（门牌号）？哪个城市？什么国家？	5
9. 记忆	请您回忆一下我刚才让您记住的 3 件东西是什么？	3
10. 注意与计算	请您计算一下"100－7"是多少？再向下连着减 7（共 5 次）。	5
11. 注意与集中	请您从 10 数到 1。	1

注：全部答对为 30 分，文盲 17 分，小学 20 分，中学及以上 24 分，低于分界值的为有认知功能缺损。

（三）社会功能的评估

社会功能的评估包括老人的社会背景、工作经验、成长阅历、文化知识水平、家庭组成、社交状况、习俗与宗教信仰、经济来源、医疗保险、居住环境（独居或与他人居住）、生活方式、有无人照顾等，借此了解老年人的社会支持、家庭支持情况。

（四）角色功能的评估

角色功能是指从事正常角色活动的能力。老人一生中扮演了许多角色，但往往由于老化及某些功能的退化而要退出某些角色，使某些角色功能减退。在评估时要让老人描述其对自己角色和角色功能的认识和别人对他所承担的角色及角色功能的期望值。

（五）主观健康的评估

主观健康是个体对自身健康状况的评价，从中可以反映出躯体功能、心理健康、患病情况等生活质量总体现况，也可反映出人群健康状况以及对自身健康的理解程度。

主观健康的测量可以用以下四项指标判断：

1. 确认健康　个体对自身健康状况的认识。
2. 比较健康　与同龄人相比，自身的健康状况。
3. 对自身健康的预测。
4. 对健康问题的担心程度。

（章正福）

第五节 老年病的护理技术特点

一、老年病人的日常生活护理技术

(一)日常生活概念

日常生活是指身边的事情,具有连续性、习惯性、反复性、恒常性的特点。日常生活功能主要包括三个层次的内容:

1. 基本的日常生活活动 是老年病人在日常生活中所必须完成的动作,如穿衣、洗澡、入厕、行走、大小便控制、进食等,丧失这一层次的功能,即失去生活自理能力。

2. 工具性日常生活活动 是老年病人在社会活动中所必须具备的功能,如处理金钱、购物、做家务、乘坐交通工具等,丧失这一层次的功能,其活动范围将被限制在家庭内。

3. 高级日常生活功能 是指与生活质量相关的一些活动,如娱乐、社会活动、职业工作等,丧失这一层次的功能,将失去维持社会活动的基础。高级日常生活功能的缺失一般比基本的日常生活活动和工具性日常生活活动的缺失出现得早。

(二)老年病人主要的日常生活护理技术

1. 老年病人居室环境设置 老年病人居室环境设置原则为增加老人接触社会、接触自然的机会,有助于他们身心健康,有助于安全。一般以楼房的1~3层、朝南、天然采光、自然通风、隔音效果好为佳。室内环境及设施一般为:

(1)室温:一般在22~24℃为宜。老年病人在使用空调的时候,使用时间不可过长,室温不可调得过低或过高,室内外温差以不超过7~8℃为宜。不可直接吹空调、电风扇。

(2)门:门净宽不得小于800 mm,不应设门槛。

(3)窗:窗台高度不宜低于600 mm。

(4)地面:地面应消除高度差,采用防滑材料铺地。

(5)照明:照明不可过强、过弱,应设有地灯(夜间睡眠时用)。

(6)家具:老年病人腿脚不便,家具、装饰物品宜少不宜杂,应选择沉稳、不易移动、无棱角家具。床宽度:单人1 100 mm左右,双人1 600 mm左右。床高度:400~450 mm,必要时配床挡。床板宜选用木板。床旁配备床头柜、床头灯、呼叫器,便于老年病人卧床时使用。沙发不宜过软。椅子座面高度应等于人的小腿加上鞋后跟的高度,大约在350~420 mm之间。

(7)盥洗间:最好在卧室内,地面有防滑垫。洗脸台面离地距离780~800 mm。

(8)厕所:宜用坐式便器,高度450 mm左右,便器旁有扶手、呼叫器等,排便环境要隐蔽。

(9)浴室:老年病人适合坐浴或盆浴,浴室通风,室温适当、恒定,浴盆内铺橡胶防滑垫,浴盆旁边有扶手。

(10)楼梯:光线明亮,地面防滑,两侧安装扶手,台阶终止处要涂上颜色标记,必要时可设置适合轮椅行进的坡道。

2. 老年病人穿戴及床上用物配置 老年病人内衣、鞋、袜、床单、被罩宜选用透气、吸潮性能良好的棉织品,以轻、软、宽大、舒适、式样简单、穿脱方便为宜。长期卧床的老人上衣领口以圆领为宜,内裤可选择开裆裤,可用尼龙搭扣代替扣子、绳子。裤脚不宜过长。鞋底要防滑,松紧适宜。盖被要轻、松、暖,垫被要厚、软、干。

3. 老年病人的清洁卫生护理

(1)空气卫生:居室每日通风,保持空气新鲜,必要时用食醋消毒,即按每立方米3 ml食醋计算,加水1倍,加热烧蒸。

(2)洗浴护理:老年病人洗澡时勿反锁浴室门,水温控制在45℃左右。洗浴时间一般在30分钟以内。老年病人洗澡前不宜饮酒、饱餐、空腹、过度疲劳或精神紧张。若在洗澡时有头晕、眼花、恶心、心悸、气促等症状时,应马上停浴,到空气流通的地方饮热茶或糖水,必要时吸氧。年纪过大、体弱或有心肺疾病的老人,洗澡时必须有人协助。对长期卧床的老人给予床上擦浴。

(3)口腔清洁:保持老年病人口腔卫生的常用方法是早晚刷牙,饭后漱口。若戴假牙,餐毕应取下假牙,清洗后再戴上。睡前应刷洗假牙,并放入冷水杯中,次日晨再戴,以便让支持假牙的组织得到休息。

4. 老年病人生活护理

(1)饮食:老年病人饮食要有规律、有节制,忌食生冷、偏硬、刺激、过烫、不新鲜食物。饮食要全面、多样化,即食物中要有一定量的蛋白质、碳水化合物、维生素、微量元素和脂肪。食物要清淡,尽量多饮水。

(2)排便:老年病人排便宜取坐位。如果情况许可,卧床老年病人排便时要尽量将床头抬高,或取半卧位。根据病情,老年病人排便时可备硝酸甘油、氧气等急救物品。此外,还要特别注意提醒老年病人按时排便,养成良好的排便习惯。

(3)睡眠:通常情况下,60~70岁的老年人每天睡眠时间应当在8小时左右;71~90岁的老年人平均每天睡眠时间大约在9小时左右;90岁以上的老年人平均每天睡眠时间以10小时左右为宜。老年病人往往入睡困难,睡眠中易醒,连续睡眠时间比年轻人少。为促使老年病人尽早入睡,延长睡眠时间,要注意睡前不饱餐、不吸烟、不饮浓茶、不看刺激性电视、不用脑过度,做到睡前温水泡脚、清洗外阴,保持环境安静。同时提倡养成按时就寝、每日午睡的好习惯。睡中室内留一盏夜灯,必要时床旁备有便器。对于睡眠颠倒的老年病人,白天诱导其兴奋、活动,减少睡眠时间;晚上入睡前可用热水洗澡,热水泡脚,听轻松音乐,给予轻柔按摩,饮热牛奶,但不要喝茶、咖啡等饮料;必要时遵医嘱使用安眠药,使其尽快入睡;晚上入睡后保持环境安静,温度适宜,体位舒适等。

(4)锻炼:锻炼对推迟老年病人组织器官老化,提高健康水平,振奋精神,改善心理状态都有良好的作用。联合国世界卫生组织发布有关老年病人锻炼的五项原则是:①重视有助于心血管健康的运动,如慢跑、散步、骑车等;②重视力量训练,如拉弹簧带等;③高龄老人和体弱者适当运动,如慢走、保健操等;④注意体能运动平衡,如肌肉伸展等;⑤运动锻炼需持之以恒。

二、老年病人的心理护理技术

由于身体衰老、活动和决断能力下降,同时受经济、文化、家庭等社会因素影响,老年人比较容易产生异常心理,并由此导致机体发生疾病。如何加强老年病人的心理护理已成为当今护理研究的热点。

(一)孤独的护理

1. 保持与社会的接触　由于退休或患病,使老年人远离社会,局限于室内,易产生孤独心理。

(1)从事各种活动:鼓励老年人把退休当作"转业"而不是"失业",做一些自己喜爱之事,帮助老年人通过各种方式走向社会,如上老年大学学习、写自传、写书、学书法、学绘画、养花、养鱼、听音乐、跳舞、唱歌、练气功、打太极拳、下棋等,条件允许时还可以旅游、参加社会公益活动和各种社交活动等。

(2)保持健康心态:对于身体欠佳的老年人,要让其认识衰老,承认衰老,树立起与衰老作斗争的信心,并建立"独立与依赖平衡"的理念,即日常生活一部分靠自己维持,一部分靠他人帮助。同时提醒周围的人倍加关心、照顾、安慰老年人,让老年人从心里感到即使疾病缠身,但他自身价值仍在,社会、家庭仍需要他,他仍生活在社会这个大家庭之中。

2. 维持家庭关系和谐　家庭是老年人晚年生活的主要场所,因此,妥善处理好夫妻间、与子女间、与亲属间的关系,营造一个和睦的家庭氛围非常重要。要提醒老年夫妻相互关心、体贴、照顾,相互鼓舞、安慰、谦让。帮助再婚老年人的子女理解、支持老年人再婚,并妥善处理双方关系。引导老年人正确对待"代沟"问题,对已有独立能力的子女,可以阐明自己的意见或建议,不必强求子女"服从",遇事多和老伴及子女们协商,避免固执己见,独断专行。

(二)健忘的护理

1. 安排规律的生活　指导老年人有规律地安放日常生活用品,保持固定位置。帮助老年人安排日程表,进行有规律的日常活动。

2. 加强健康教育及护理　老年人健忘是正常的衰老现象,不必过分担心,但要注意采取对策,如随笔记事、请年轻人帮助记忆、回忆等,尽量减少因健忘所带来的麻烦。

3. 加强健脑锻炼　指导和鼓励老年人经常进行记忆、思维活动锻炼,如背诵诗词、背英文单词、讲故事、学电脑、下棋、写作、交谈、进行计算等等。

三、老年病人的社区护理技术

社区是老年人的主要生活和活动场所,老年人需要长期在此得到与护理密切相关的预防、保健、治疗、康复等照顾,所以,社区也是老年人的主要护理场所之一。

(一)建立健全社区老年护理保健体系

1. 建立老年社区三级预防保健网　第一级预防是病因预防,第二级预防是临床前期预防,第三级预防是临床预防。通过普及社区护理,加强社区护士的培训,推广康复护理,开设老年咨询门诊、日间医院、家庭病床等社区服务,将老年社区三级预防保健网工作落到实处。

2. 兴办老年护理福利事业　发动社会力量大力创建以老年护理为主的老人护理院、托老院、老年康复院、临终关怀医院等。

3. 建立以社区为中心的家庭养老服务体系　居家养老是社区老年保健的最主要方式之一。推进以政府为指导、以社会为中心、完善家庭养老的社会化养老服务体系,可以使老年人不出家门就可以享受所需要的生活照料、医疗保健、康复护理、精神慰藉、健康教育和疾病预防等融为一体的社区老年保健护理。

(二)加强对社区重点老年人群的护理

1. 高龄老年人 这些老人往往身患多种疾病,生活不能自理,需要经常访视,定时联系。指导老年人周围的人照顾、观察老年人,告诉他们发现问题如何处理等。

2. 独居老年人 要定期上门送医送药,给予生活护理及心理护理,尽量引导老年人接触社会,减少孤独感。

3. 丧偶老年人 帮助其正确对待丧偶这一自然现象,提高心理承受能力。必要时将丧偶老年人每天的活动安排得充实有序,以转移情绪。当老年人十分悲痛时,要鼓励其学会释放、发泄。支持丧偶老年人再婚,以满足感情上的需要。

4. 老年精神障碍者 老年人中的精神障碍者主要是痴呆,痴呆老年人对社区护理的依赖明显高于其他老年人群。社区护士要注意对痴呆老年人进行安全护理、日常生活护理。

5. 近期出院的老年人 老年人刚出院时,对在家继续治疗和护理的方法并不熟悉,此时若有不慎,易导致疾病复发。所以,社区护理人员要掌握本区域内近期出院老年人的情况,及时随访、指导。

(三)对社区老年人进行教育

通过举办不同内容的学习班,开展各种形式的健康教育活动,传播基本医学知识、康复知识,增强老年人自我保健意识。

(四)建立社区老年人健康档案

通过建立社区老年人健康档案可以及时发现主要的护理问题,为制订社区护理计划提供依据。完整的社区老年人健康档案分为个人健康档案、家庭健康档案、社区健康档案。个人健康档案记录个人健康问题和检查、治疗、护理情况等;家庭健康档案主要包括家庭成员的基本资料、家系图、家庭功能评估和家庭主要问题等;社区健康档案是在社区基础上总结老年人群的总体健康状况和卫生需求。

(五)对老年人生命质量进行评价

通过对老年人生理、心理和社会功能各方面生命质量的综合评价,能间接地反映社区护理质量,为社区护理工作指明方向。

四、老年病人的康复护理技术

(一)老年康复护理的重要性

由于生理衰老及患有多种慢性、退行性疾病,老年病人伴有功能障碍和活动受限的人数随年龄增加而增加。为了减轻老年病人功能障碍和活动受限的程度,使老年病人尽可能地生活自理,保持身心健康,并参与一定的社会活动。老年康复护理必不可少。

(二)老年康复护理措施

1. 功能评估 了解老年病人发病前活动水平,配合专业康复人员评估老年病人当前功能障碍程度。

2. 尽早康复 年龄越大,身体功能的潜力越差,康复护理功效越小,故对有功能障碍、活动受限趋势的老年病人要尽早给予康复护理。老年病人病情稳定后,即可开始康复护理。

3. 常用方法

(1) 物理疗法：如冷敷、热敷等。

(2) 体育疗法：如体操、气功、太极拳、散步等。

(3) 作业疗法：可分为两个部分，第一部分是日常生活活动锻炼，如衣、食、住、行的基本技巧训练。第二部分是家务劳动锻炼，如养花、养鱼、编织、做饭等。

(4) 语言矫治：对失语、口吃、听觉障碍的老年病人进行训练。

(5) 心理康复：有针对性地对老年病人进行心理护理。

(6) 康复器械：指导老年病人佩戴使用康复器械。

(7) 文娱治疗：根据老年病人的不同爱好，安排娱乐活动。

(8) 临床康复：配合医生对患病老年病人进行必要的临床处理，减轻症状，促进功能恢复。

(三) 老年康复护理注意事项

1. 积极、稳妥　由于老年病人往往并发多种器官功能衰退，所以既要积极、热情地劝说老年病人尽早进行康复护理，又要格外注意分阶段、因人而异的实施康复护理措施。

2. 耐心、细致　由于康复过程较慢，老年病人容易失去信心，不愿合作，不能完成预定康复程序。因此，对老年病人进行康复护理时要注意耐心解释，操作轻柔，尽量减少老年病人的不适感。

3. 慎重估计预后　由于老年病人往往多病共存，多脏器功能减退，在康复护理过程中，护理人员一定要慎重估计预后，以免引起纠纷。

4. 安全防护　在进行老年康复护理操作时，要循序渐进，不能操之过急，注意安全防护，以免发生意外或使病情加重。

五、老年病人的护理程序

护理程序分为评估、找出问题、制订计划、实施、评价五个步骤。

(一) 为什么老年病人更需要护理程序

1. 老年病人症状、体征往往不典型　有些老年病人疾病变化是渐进的，易被视为是正常衰老现象。另有些老年病人临床表现与成年人不同，易被误诊。所以，老年人特别需要护理人员仔细观察、评估，根据老年疾病特点早期发现异常。

2. 老年病人常患有多种疾病　国外一项研究发现65岁以上老年人平均每人有3～5种疾病症状，这些疾病症状往往相互掩盖，需要护理人员通过与老年病人耐心交谈、观察，才能及时掌握各方面的异常情况。

3. 有些老年病人滥用药物　由于长期患有多种疾病，有些老年病人积存的药物品种及数量比较多，易导致擅自服药。此时特别需要注意评估老年人积存了哪些药品，自服了哪些药品等等。

4. 老年病人的功能评估尤为重要　很多慢性疾病很难治愈或仅能缓解，故护理人员评估老年病人时要更关注疾病对老年病人功能的影响情况。如对患有关节炎的老年病人，不必过分地注意他的那些关节变形，而应特别重视他的日常生活功能情况等等。

由此可见，老年病人更需要护理人员从身体、心理、社会等各方面全面地收集资料，找出问题,制订适当的护理计划。

(二)如何针对老年病人应用护理程序

护理程序的五个步骤紧密相连,利用护理程序既可以系统地了解老年病人的身、心、社会全面情况,也可以从中找出主要问题,再根据问题制订护理计划。在实施计划的过程中要鼓励老年病人积极参与,并随时给予健康教育,按预期目标作出评价,以确保老年人达到完整、良好的护理效果。

1. 评估　评估是护理程序的第一步,护理人员通过与老年病人很好的交流、细致的观察与适当的体检,收集与健康有关的各种资料,通过整理分析,为第二步找出护理问题打下基础。

2. 找出问题　老年病人问题的不同点在于他们不仅有因疾病所致的一系列问题,还有因老化所致的一系列问题,此外,还有性格改变、情绪不稳定、家庭矛盾、经济紧张等一些老年病人常见的问题。

3. 制订计划

(1)对健康问题排序:护理人员对老年病人存在的问题既要全面考虑,又要分清主次,主要问题在前,次要问题在后。如严重脱水、缺氧等急迫问题,恐惧、孤独、抑郁等老年病人最关注的问题,营养不良、压疮等逐步威胁健康的问题,都属于主要问题,在制订计划时要优先考虑解决。

(2)确定预期目标:预期目标分长期目标与短期目标两种。

(3)制订护理措施:在措施中既有护理人员独立地应用知识与技术解决老年病人问题,也有遵循医嘱进行各项治疗的具体安排。对高龄、身体衰弱、自理能力低下、文化程度偏低、易激动的老年病人,制订计划时要细致明确,对每项护理措施都要有时间安排,以确保计划落到实处。

4. 实施　实施时需要护理人员具备丰富的老年病人护理知识,熟练的护理技术,敏锐的观察能力。在进行每项护理操作时注意关怀、尊重老年人,及时做好解释、宣教工作,以取得老年病人的信任与合作。

5. 评价　评价内容主要是各项预期目标是否达到,老年病人身心状况是否改善,老年病人及家属对护理是否满意等等。

六、老年病人临终关怀护理技术

(一)对老年病人临终关怀的目的

一方面尽量让临终老年病人无痛苦,安宁、舒适地度过人生的最后旅程;另一方面是给予临终老年病人家属精神上的支持,给予他们承受所有事实的力量,进而坦然地接受一切即将面对的问题。

(二)老年病人临终关怀的地点

由于反复住院心理压力大,不习惯医院的饮食和各种管理制度,且害怕孤独、思念亲人,绝大多数老年病人在积极治疗无效后更希望能留在自己熟悉、温馨的家中。其配偶也更愿意在亲人即将告别人世前能无拘无束地厮守在其身旁;且在家照顾日渐衰竭的老年病人,往往比在医院里更方便、周到。所以,老年病人临终关怀更多的是在家庭中进行。

(三) 老年病人临终关怀的方法

1. **环境要求** 临终老年病人房间应清洁、舒适、安宁,布置尽量家庭化,可摆放老年病人喜爱的鲜花、盆景、书画、照片、装饰品等。室内光线柔和,温度适宜,空气清新,必要时播放轻柔优美的音乐,使临终老年病人在一种宁静祥和的气氛中愉快地感受人间的温暖。

2. **鼓励探视和陪住** 对于一个临终老年病人而言,离开生活几十年的家庭和社会环境住入陌生的医院,其孤独、恐惧感尤其强烈。此时,应鼓励其亲朋好友多来探视或陪住,让临终老年病人享受人间的亲情,得到心灵上的慰藉和人格上的尊重,也让生者有机会奉献爱心。

3. **尊重临终老年病人的权利** 在实施临终护理过程中,护理人员要特别注意尊重和维护临终老年病人的权利:①有要求人们继续尊重照顾的权利;②有要求得到医院继续维护生命治疗和护理的权利;③有按照自己信仰、风俗、生活方式表达自己感情的权利;④有保留个人隐私、人格不受侵犯的权利;⑤有要求不受疾病痛苦折磨的权利;⑥有发泄自己的痛苦,而不受他人歧视的权利;⑦有按照自己意愿办理后事的权利;⑧有要求得到尊严地死去的权利。

4. **强化心理疏导,帮助患者接受现实** 临终患者心理反应较为复杂,其心理反应可分为:①忌讳期;②震惊与否认期;③愤怒期;④讨价还价期;⑤沮丧期;⑥接纳期。护理人员应准确把握临终老年病人各期的心态,强化心理疏导,缩短愤怒期和讨价还价期。

5. **加强基础护理,满足生理需求** 加强对临终老年病人的基础护理,满足其生理需求,延长其生命。

   (1) 保证营养与液体供给:能进食者给予高热量、高蛋白流质,不能进食者给予鼻饲或胃肠外营养。

   (2) 口、眼、皮肤护理:及时清洁口腔,防止干裂。若眼睑不能闭合,可用湿纱布覆盖。濒死者因周围循环衰竭,需加强保暖。设法变换体位以预防压疮发生。

   (3) 保持大小便通畅。

   (4) 保持会阴局部清洁干燥。

   (5) 尽量减轻痛苦:给予心理安慰及其他非药物止痛疗法,必要时采用药物止痛疗法。

6. **关心临终老年病人家属**

   (1) 交代病情:当老年病人濒临死亡时,护士要协助医师对家属讲清楚病情,使其有充分的思想准备。

   (2) 尽量了解、满足家属的合理要求:如家属要求多陪伴临终老年病人,为老年病人送终等。

   (3) 耐心安慰:当老年病人去世后,护理人员要劝慰家属节哀,耐心做好安慰工作,并安排场所让家属发泄内心的悲痛。

   (4) 尸体护理:尸体护理时要多征求家属的意见,尊重死者的习惯与信仰。

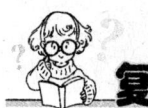

复习思考题

1. 说出老年护理技术的工作任务是什么?
2. 说出与老化有关的学术理论有哪些?
3. 简述老年人的心理特点。
4. 说出老年病人健康评估与一般成年人不同点在哪里?
5. 为什么说老年病人更需要护理程序?
6. 说出老年病人对临终关怀的要求有哪些?

(张小来)

第二章 老年常见健康问题的护理技术

第一节 发 热

一、临床特点

发热是指各种原因通过内源性致热原作用于体温调节中枢或体温调节中枢功能紊乱,使机体产热增多,散热减少,体温升高超过正常体温范围的最高值。发热是许多疾病的共同症状,老年人发热常见的原因有感染、恶性肿瘤、脑出血、中暑、急性心肌梗死、输液反应等。由于老年人的生理特点,其发热反应与青壮年不同。如老年人感染后,发热反应出现较慢,而且热度低,发热后退热较慢。由于老年人散热功能的减退,所以也有可能因热量蓄积发生高热。当老年人发生高热时,容易引起人们重视,而出现低热时,常常被忽略。被忽略的原因是多方面的:老人由于反应迟钝,发生了低热往往自己无感觉;老人新陈代谢率降低,体内产热减少,所以老年人的正常体温就比年轻人低,假定老年平时的基础体温在36.5℃以下,而当低热时仅测得37℃,很容易被当作没有发热;另外,多数人认为低热不会有严重问题存在,不需要积极寻求诊治。可事实并非如此,如青壮年患了肺炎,可能出现39℃以上的发热,而老年人患了肺炎,有一半会表现为低热。所以对老年人的低热要格外引起重视。

二、护理评估

1. 询问发热出现的时间,有无头痛、头晕、无力、食欲不振、口唇干裂、皮肤干燥、出汗增加、寒战(皮肤起鸡皮疙瘩)等征象。了解发热症状持续的时间及热退时的特点,发热期间有无咳嗽、寒战、昏迷等伴随症状。

2. 了解有无引起发热的疾病史,如各种病原微生物引起的感染性疾病、脑出血、急性心肌梗死、恶性肿瘤、中暑等。了解有无使用抗生素、肾上腺皮质激素、镇静剂、解热药等使体温热型变化的因素。

3. 评估老年人发热后的心理反应和情绪变化,如有无烦躁、焦虑。评估老年人及家属对发热知识掌握的程度,评估老年人对冷热天气的反应,同时考虑室内温度、居住环境、活动程度等影响体温调节的因素。

4. 护理体检时观察发热的程度、热期和热型,定时测量体温,绘制体温曲线。但由于老年人体温调节功能低下,皮肤温度受环境气温影响大,测体温时可测口腔或肛门体温。动态观察记录脉搏、呼吸、血压和意识状态。体温下降期时要记录24小时出、入液量,观察有无口渴、尿量减少、皮肤黏膜干燥及弹性降低、眼眶凹陷、狂躁等脱水症状和体征,皮肤有无发红、发青或苍白。注意有无扁桃体肿大、肺部啰音、淋巴结肿大、心音改变、偏瘫等原发病的体征。

5. 血液检查白细胞、中性粒细胞有无升高,血清酶有无动态改变,血清电解质有无异常。尿液检查有无白细胞、细菌。大便隐血检查有无持续阳性。心电图检查有无心肌梗死特征的心电图表现。胸片检查有无浸润阴影。CT 检查有无肿块、淋巴结肿大阴影及脑出血病灶。

三、护理措施

1. 介绍有关发热方面的基本知识,使老年人及家属了解发热的原因、危险性、发热的症状、预防及处理方法等。

2. 每 4 个小时监测病人的生命体征一次,直至热退后 72 小时。重症病人随时监测。评估病人皮肤的颜色和温度,每日出入量,观察发热的早期表现如皮肤发红、头痛、食欲不振、意识混乱等。监测血常规、血电解质、心电图等检查指标。

3. 发热病人可有躁动不安、虚弱或其他情绪方面的不舒适,应安排安静的、室温在 20~23℃、湿度在 20%~70% 的环境中休息,保持室内空气新鲜,通风良好,指导使用冷气或电扇。

4. 给予高蛋白、高热量、低脂、高维生素饮食。食欲不振者给予少量多餐流质饮食。热天时避免摄取含酒精或咖啡的食物,避免运动,穿淡色、质料通风的衣服以促进排汗。指导老人增加液体的补充,不可等到口渴时才喝水,除非有心脏病、肾脏疾病的限制,否则每天至少摄取 2 000 ml 的液体以预防脱水。

5. 给予口腔护理及眼睛护理,如给病人戴眼罩或减低室内亮度,如病人眼睛有分泌物,则需经常清洗。

6. 遵医嘱使用解热镇痛药及抗生素,观察药物效果及副作用。给予老年病人物理降温措施,如使用冰袋、冷湿毛巾敷于腋下和腹股沟处等。退热时及时更换汗湿的衣服,注意观察虚脱反应。

7. 积极治疗原发病,预防发热引起的并发症,观察有无脱水、电解质紊乱、注意力不集中、谵妄甚至痉挛征象,及时告诉医生处理。

8. 指导老年人及家属预防发热的方法,发热时避免运动,减少衣物,穿宽松、棉质的衣物。如发现有寒战、头痛、面色潮红、呼吸急促、皮肤发烫,及时就诊。

9. 社区卫生保健部门为发热老年人建立医疗档案,随访老年人病程,督促老年人定期门诊随访,为老年人和家属提供健康保健及医疗就诊信息。

第二节 吞咽困难

一、临床特点

吞咽困难是指正常吞咽功能发生障碍时,吞咽费力,食物通过食管时有梗阻感觉,吞咽过程常延长,有时可伴有吞咽痛,严重时不能咽下食物。老年人吞咽困难与咀嚼功能减退以及装配不良的假牙影响有关。因食管肿瘤、憩室、炎症、溃疡等食管疾病引起的吞咽困难,常被其他症状掩盖。食管运动性疾病、弥漫性食管痉挛、食管贲门失弛缓症也是老年人吞咽困难的常见原因。此外,老年人吞咽困难还可由食管外疾病引起,如脑血管疾病或神经肌肉功能不全导致的假性球麻痹,支气管肺癌或肿大的转移性淋巴结侵犯、主动脉瘤或扭曲、延长的左颈总动脉影响等。老年人吞咽困难会引起很多严重并发症,甚至危及生命。如神经反射迟钝的吞咽困难老人会引起"无声性吸入"而导致吸入性肺炎;吞咽困难的老人会因进食不够而出现营养不良,营养不良会引起功能失调;有的老人甚至进水都困难或呛咳,因而减少进水量进而出现脱水的表现,这对老人是很危险的。

二、护理评估

1. 询问进食情况,包括进食速度、量、时间,进食的食物种类、温度、状态,吞咽困难发生时的伴随症状。如食管运动性疾病引起的吞咽困难为间歇性,进食固体或流质食物同样困难,进食过冷或过热食物时不适加重;食道梗阻引起的吞咽困难则出现进行性咽下困难,开始进食固体食物困难,继续发展到进食半流质、流质饮食也感困难,并可伴食物反流现象;神经性疾病时饮水或吃流质饮食吞咽困难更明显。

2. 评估有无引起吞咽困难的疾病史和诱发因素,有无口腔、咽部炎症、咽麻痹;有无食管痉挛、食管憩室、食管肿瘤(腺瘤、乳头瘤、平滑肌瘤等)、食管癌、食管炎或溃疡、贲门失弛缓症;有无脑肿瘤、脑血管意外、神经肌肉性疾病;有无纵隔肿瘤、主动脉瘤等病史。功能性狭窄(食管痉挛、反流性食管炎)常因精神刺激、冷饮等物理性刺激而使吞咽困难加重。食管贲门失弛缓症常因精神紧张、激动使病情加重。

3. 评估老年人及家属对吞咽困难的认识程度和心理反应,有无焦虑、忧郁、紧张等不良情绪,是否了解吞咽困难引起的并发症和潜在的危险。

4. 护理体检时注意视诊老年人进食时的表情,进食量、进食速度,咽下时有无痛苦表情;有无肥胖体型,食管裂孔疝多见于肥胖老年人;有无口腔炎、扁桃体肿大。触诊有无颌下、颈部、左锁骨上淋巴结肿大;有无皮肤弹性差、干燥;有无腹部压痛、腹部包块;有无神经系统异常体征。听诊心音有无异常。检查神经反射有无异常。

5. X线钡餐检查时,观察食管形态和黏膜结构。胸片有无示左心房肥大和主动脉瘤征象。CT片有无示脑肿瘤、脑血管意外、纵隔肿瘤、主动脉瘤、纵隔淋巴结肿大等病变。食管内窥镜检查观察食管内腔的阻塞部位和黏膜状态,也可进行活检。乙酰甲胆碱试验可以有助诊断食管贲门失弛缓症,可给吞咽困难的老年人肌肉注射乙酰甲胆碱 1.5~6.0 mg,1~3分钟内观察食管壁发生痉挛性收缩,病人诉说前胸剧烈疼痛,在 X 线透视下测食管内压,同时观察药物作用。

三、护理措施

1. 观察吞咽困难是急剧发生还是逐渐发生的,是进行性的还是间断性的;有无疼痛,有无口腔炎症,有无颈部肿胀和压迫,有无食管外压迫的病因和征象;是否伴有全身症状。

2. 介绍有关吞咽困难疾病的知识,树立战胜疾病的信心,使其和家属主动配合各种检查和治疗,促进疾病康复。避免加重病情的诱因,如刺激性饮食、精神紧张、激动。

3. 给病人提供适宜的体位,进餐时抬高老年人的上半身,使食物易进入胃内,不宜取压迫胃和胸部的体位。指导咀嚼和吞咽训练：吞咽困难的老年人在意识清醒并能顺利喝水时，可以试验自己进食，先从糊状食物开始，继之半流质饮食，从少量过渡到正常饮食。

4. 加强心理护理，指导病人进食时要心情舒畅、呼吸平稳。鼓励病人增加其勇气，及时给以精神安慰，解除病人精神不安。说明情绪与疾病的关系，教会病人调整不良情绪的方法，如与朋友谈心、听轻松的音乐、参加文体活动等。

5. 帮助吞咽困难老人选择适宜的饮食，给予营养丰富、容易吞咽的饮食，选择适宜的进餐方法，少量多餐。指导病人家属烹调柔软可口的食物和病人舒适的进餐体位。轻症者减少每次进食量，给软食或流质饮食。食管炎、食管溃疡患者有咽下痛，应禁止吃刺激性食物，禁止饮酒和吸烟，口服制酸剂，防止胃液逆流。食管贲门失弛缓症病人应少量多餐，缓慢进食。重度吞咽困难者给静脉输液补充营养，也可插胃管，或行胃造瘘等。经胃管进食时，要注意胃肠症状和大便性状，进食后要用白开水通胃管，防止食物残渣堵塞胃管。

6. 防止误咽。喉返神经和脑神经麻痹时，有误咽的危险，进食时要特别注意。如误咽发生呛咳或喘鸣时，可轻叩其后背或作体位引流、气管内吸引。注意口腔卫生，定时漱口、刷牙。严重吞咽困难者，停止经口进食。

7. 协助医生做各种辅助检查，检查前向老年人说明和解释检查的目的、方法，取得老年人配合。遵医嘱给食管炎、食管溃疡病人制酸剂和黏膜保护剂，给食管贲门失弛缓症病人镇静剂，给精神性、功能性吞咽困难病人安定剂、镇静剂，给食管癌病人抗癌药、放射疗法等。注意药物疗效和副作用。

8. 评估老人体重、皮肤弹性、皮下脂肪、肌肉等指标，判断有无营养不良，告诉医生预防或给予相应处理措施。

9. 社区护理人员为吞咽困难的老年人建立医疗档案，随访吞咽困难病程，为患者和家属提供就诊和健康保健信息。组织吞咽困难的老年人参加社区文体活动，有利增进健康，调整老年人心情。

10. 积极治疗原发病，门诊定期随访，学会监测病情，如进食量、进食速度、进食感觉等。

第三节 便 秘

一、临床特点

排便次数较平日减少，粪质干燥伴排便费力称为便秘。老年人便秘的发生率为23.5%，女性略多于男性。老年人发生便秘的主要原因是：活动减少、代谢慢、肠蠕动减弱、进食少或食物中缺少水分及粗纤维，也与生活欠规律、精神抑郁、环境改变、服用某些药物、因疾病害怕排便导致疼痛、患有肠道恶性肿瘤、肛门疾病、低钾血症等有关。便秘时，由于肠蠕动缓慢，肠内蛋白质分解，腐败发酵，有害物质不能及时排出，被吸收入血，引起全身中毒症状，如头晕、乏力、食欲减退、精神淡漠等，给老年人带来身心痛苦。严重者因用力排便时屏气使血压突然升高，导致患有高血压、脑动脉硬化、冠心病等的病人发生急性脑出血、急性心肌梗死的危险性增加。

二、护理评估

1. 询问老人正常时、近日来及现在排便状况,如排便次数、间隔时间、何时发生、粪质怎样、排便难易度,有无伴随腹部饱胀感、便血、排便疼痛、头晕、不安、失眠等。了解影响排便次数、粪便含水量及性质等的因素,如情绪、饮食量、运动量、药物使用、生活习惯及生活方式、环境改变等。

2. 评估造成老年人便秘发生的疾病史和诱因,如结肠、直肠或肛门有无阻塞性病变,有无肠梗阻、肠麻痹、肛裂、肌力减退、内分泌变化及其他慢性疾病,有无长期卧床、腹部手术等病史。

3. 评估老年病人及家属对便秘知识的了解程度和认识,有无因便秘而产生的心理反应和情绪改变,日常生活有无影响。如长期便秘,可产生精神紧张、恐惧、烦躁不安、焦虑等情绪反应,甚至产生对药物的依赖性,加重便秘。

4. 护理体检时注意视诊老人解便时的表情、腹外形、胃肠蠕动波、有无肛裂。触诊腹部有无肿块,并注意其大小、位置、形状、质地、有无压痛。直肠指诊了解有无肿瘤、痔疮、粪便嵌塞、便血。叩诊腹部以评估鼓音和浊音分布情况。听诊肠鸣音至少5分钟,注意其频率和特性。

5. 血液检查全血红细胞、血红蛋白、红细胞压积以了解有无贫血。癌胚抗原检查超出正常值要考虑结肠癌、直肠癌等。粪便隐血试验持续阳性也有可能是结肠癌。X线钡剂灌肠检查,以了解结肠位置、活动情况,监测肿瘤、狭窄、阻塞、息肉等。告诉病人术前两天食用低渣或流质饮食,检查24～72小时内大便呈白色,要多饮水,以防粪便嵌塞。纤维乙状结肠镜检查乙状结肠远端、直肠和肛门,辅助诊断良、恶性肿瘤,并检出直肠远端及肛门的炎症性疾患。告诉病人检查前24小时进流质,前一天晚餐前服泻药;检查时取左侧卧位;检查后让老人平卧休息片刻,以防体位性低血压。护理人员要观察病人有无出血、腹痛等穿孔征象。

三、护理措施

1. 观察排便的状况及伴随而来的症状,如不安、下腹饱胀感。与病人一起分析导致便秘的原因,讨论有效的通便方法,并指导病人使用这些方法。对便秘老人及家属进行卫生宣传,介绍便秘发生、预防及治疗护理的一般知识,树立老人战胜疾病的信心。

2. 调整饮食结构。保证每日粗、细粮搭配,多食蔬菜和水果,减少精制面粉和糖等低渣食物的摄入。因粗粮、蔬菜、水果中含较多食物纤维,可刺激肠道增加蠕动。此外,果皮、蔬菜均为较好的粗纤维食物,对低张力性便秘最有效。指导老人挑选合适的膳食品种,如粗粮、芹菜、韭菜、菠菜、豆芽菜、凉拌蔬菜、水果等,适当增加脂肪食物,如花生油、芝麻油等。

3. 足量饮水。每日清晨饮温开水或蜂蜜水300～500 ml,有助于排便。如无禁忌,每天至少摄入3 000 ml左右液体,当出汗或某些药物造成水分额外丢失时要另外补充。

4. 鼓励老年人适当参加体力活动和体育锻炼。根据自己的身体状况、习惯、兴趣等选择合适的运动方式,如散步、慢跑、游泳、跳舞、乒乓球、网球、气功、太极拳、剑术、象棋、跳棋、阅报等,并建立规律的运动时间表,安排老人每天至少用20～30分钟进行做操、散步等活动,尤其是户外活动能使老年人保持最好的生理功能和心理状态,有利于胃肠蠕动,增进食欲。

5. 借条件反射训练排便,养成定时排便的习惯,勿用力排便。早餐后易引起胃-结肠反射,可指导老人按升结肠—横结肠—降结肠顺序进行腹部顺时针方向环状按摩,直至左下腹,1分钟约15次,有助排便。

6. 减轻老人的心理不安和恐惧,向病人解释情绪、运动与肠道活动的关系,以及排便习惯个体差异较大,每周排便3~12次,排便状况无异常均属正常范围。床边排便时可用屏风遮挡,消除病人害羞心理。

7. 必要时遵医嘱给缓泻剂或开塞露,告知老年病人自行滥用泻药对肠道不利。应正确使用缓泻剂和开塞露(使用开塞露前将开塞露头部剪断,使之光滑,挤出少量液体润滑开塞露头部后轻轻插入肛门。先可试用一次,如果无效可用2~3支,相当于小剂量灌肠。每次注入开塞露后,告诉老人应忍受到不能忍受时再行排便)。如有发热、恶心或腹痛时禁用缓泻剂(因肠蠕动变慢)。如有肠道炎症,以生理盐水或清水灌肠法较为安全。

8. 当粪便嵌塞于肛门直肠,使用泻药无效时,护理人员或家属可用指挖法将干结粪便粉碎取出,或用油剂保留灌肠,将粪块软化后用手指粉碎,再以生理盐水灌肠,彻底清除。

9. 积极治疗原发疾病,发现便秘应及时到医院检查、治疗,避免自行乱用药治疗。动员家属关心体贴老人,为老人提供适宜的饮食和活动环境。社区医护人员为便秘老人建立医疗档案,定时到病人家中随访、指导,提供有关便秘防治的医疗信息,促进便秘病人早日康复。

第四节 排尿困难

一、临床特点

排尿困难是老年人泌尿系统疾病的常见症状,指排尿过程中有不适感如疼痛、灼热感,膀胱内的尿液排出不通畅,表现为排尿费力,尿流缓慢,射程缩短,或排尿无力,尿线变细、中断,甚至呈点滴状,尿后仍有滴沥。常见于膀胱、泌尿道感染及前列腺增生、膀胱颈部硬化、神经性膀胱功能障碍及尿道狭窄的病人。排尿困难的病人因无法将膀胱内尿液完全排尽,导致残余尿形成。如残余尿过多,膀胱失去收缩能力,逐渐发展为尿潴留。也可因过量的尿潴留,膀胱过分充盈胀大,迫使少量尿液自动从尿道溢出,造成"充盈性尿失禁",导致不稳定性膀胱的出现。排尿困难的病人自觉排尿过程异常而出现焦虑、紧张,甚至出现因排尿困难而不敢多饮水的顾虑,影响老年人的正常生活。

二、护理评估

1. 询问病人的自我感觉及排尿情况。如昼夜排尿次数、每次尿量、排尿时有无疼痛、灼热感,疼痛为局部痛还是向周围放射;每次排尿时是否感觉费力,有无尿线变细、中断或尿后滴沥的情况,排尿后腹部是否仍有胀满感;尿液的颜色有无混浊、沉淀、出血等异常;是否伴有腰部和下腹部疼痛。了解病人的每日饮水量、卫生习惯、女性会阴部擦拭方式。神经性膀胱功能障碍者有无偏瘫、语言障碍等伴随症状。

2. 了解有无造成排尿困难的疾病史。如有无膀胱肿瘤、慢性膀胱炎引发的泌尿道感染史,有无脑部疾病、糖尿病引起的神经性膀胱功能障碍,有无前列腺肥大、尿路结石阻塞、尿道狭窄等病变。

3. 评估老年病人及家属对排尿困难知识的了解程度和认识状态。评估老年病人自我照顾能力及心理反应、情绪影响等。

4. 护理体检时注意会阴、肛门有无红肿，膀胱区有无压痛，有无波动的球形物。肛门指诊检查前列腺，注意其大小、质地、表面有无结节、移动度等。

5. 尿常规检查了解有无泌尿道感染。静脉肾盂造影了解有无膀胱结石及肿瘤。尿流量测定可显示膀胱排空时间和速率。超声波检查残余尿，可显示容积并计算容量。膀胱镜检查观察前列腺增生情况及膀胱内有无其他病变，如结石、膀胱癌，但老年病人因尿道扩张性不好，易引起损伤、出血、感染，要慎重选择。膀胱压力图描记显示神经性膀胱病人呈痉挛性膀胱图像。

三、护理措施

1. 安慰和劝导排尿困难的老人，解释排尿困难的原因和预后，以减轻病人的心理负担，消除紧张焦虑的情绪因素。向病人和家属介绍排尿困难的基本知识及诊治措施，帮助病人树立战胜疾病的信心，维持情绪稳定。

2. 详细观察病人排尿困难的程度，动员病人作全面细致的检查，明确诊断；并做好各种检查前的准备工作，向老人解释检查项目和注意事项，解除其思想顾虑，争取病人的合作。

3. 理解和保护老年病人的自尊心，提供适宜的排尿环境，可用屏风遮挡以达到视觉隐蔽，使病人安心排尿。根据病人的排尿习惯，选择合适的便器及排尿方式，以示对病人的尊重。

4. 对尿路感染引起的排尿疼痛、灼热、排尿不尽感，遵医嘱给有效的抗生素。鼓励病人白天多饮水，白天摄取 3 000 ml 以上液体，可预防尿路感染及形成结石，消除病人因排尿困难而不敢饮水的顾虑。晚上九点后限制液体摄入，可减少膀胱在夜里的排空次数，保证充足的睡眠。指导病人养成良好的卫生习惯，穿着透气性能良好、柔软宽松的内衣，减少尿路感染的机会。尤其是女性病人，清洁会阴部时应由前往后擦拭，以免将肠道细菌带到尿道而侵入膀胱。鼓励病人多摄取肉类、维生素含量较高、深绿色蔬菜等食物，酸化尿液，使 pH 值在 5.5 以下，可降低细菌的繁殖，并可预防尿路结石。

5. 对于前列腺增生、膀胱结石、肿瘤、膀胱颈部硬化引起的排尿困难，遵医嘱选择适宜的外科手术治疗，解除尿路阻塞的原因。术后有计划地指导和督促老人训练膀胱功能，重建正常排尿方式。如鼓励病人定时采取自然姿势排尿，女病人坐于床上使用便盆，男病人站于床旁用尿壶。可行指压尿道口周围或行膀胱环状按摩等刺激排尿。膀胱内存有 300～500 ml 尿液时可产生排尿反射，摄取足量水分，以便形成足够尿液扩张膀胱，促使排尿反射定时产生。

6. 对神经性膀胱功能障碍引起排尿困难者，可给留置导尿管，也可采用膀胱训练措施，即每 4 小时导一次尿，找刺激点（如刺激肛门、大腿内侧）、敲打下腹部靠耻骨处、拉阴毛等措施引发排尿反射。说明排尿训练的效果往往需要数日或数周才能出现，需保持耐心，坚持锻炼。

7. 组织老年病人和家属参加社区组织的关于排尿困难方面的卫生知识讲座，解除其思想负担。鼓励老年病人参加社区活动，坚持适量的运动。运动可使膀胱协调自主地收缩，促进残余尿的排出,预防尿路感染。

8. 教会病人评估排尿异常、排尿困难,发现异常及时诊治。为老年病人提供有关排尿困难的诊疗信息,指导病人怎样和到哪里寻找帮助,尽快解决排尿困难的问题。动员家属关心、体贴病人,督促和帮助老年病人的排尿训练,陪送病人定期门诊随访。

9. 积极治疗引起排尿困难的原发病,遵医嘱执行各种治疗护理措施,学会观察治疗护理的效果。

第五节 疼 痛

一、临床特点

1986年,疼痛研究国际协会(IASP)对疼痛定义为:与现存或潜在的组织受损有关所产生的不愉快感觉和情绪的体验。疼痛提醒机体某个部分已出现异常,促使机体采取相应的防护措施以避免进一步的损害,因而对机体的正常活动具有保护作用。但疼痛本身也给个体造成痛苦,因此对医护人员而言,解除痛苦非常重要。老年人身体各部位对疼痛刺激不敏感,反应迟钝,易掩盖病情的严重性,但剧烈疼痛可致病人血压升高,呼吸、心率增快,面色苍白,甚至休克。疼痛影响睡眠和休息,使胃肠道功能紊乱,出现恶心、呕吐,进而使病人产生焦虑、恐惧等情绪反应。老年人常见疼痛的类型和原因有:

1. 头痛　多发生在61～70岁患有闭角型青光眼的老年人,伴有血压升高的高血压病人,脑出血、脑梗死病人,颈椎病病人等。

2. 胸痛　常见于心绞痛、食管裂孔疝、食管癌、肺部病变累及胸膜等病人。

3. 腹痛　急性者常因急性胰腺炎、急性胆囊炎、胆石症引起,慢性腹痛可因慢性胰腺炎、慢性血管功能不全、胃肠道肿瘤引起。

4. 腰腿痛　常见于骨质疏松、腰椎管狭窄、骨性关节炎病人。

二、护理评估

1. 询问疼痛的特点,如疼痛部位、疼痛性质、疼痛持续时间、疼痛程度、疼痛伴随症状和影响因素。如闭角型青光眼表现为突发性的眼压急剧升高,剧烈的眼痛伴同侧头痛。高血压引起者多呈搏动性头痛,集中于额部或整个头部。脑出血、脑梗死引起者,可因咳嗽、打喷嚏、转头等因素加重。颈椎病引起者出现头颈部、颈肩部疼痛,局部有压痛点。老年人心绞痛多持续在10分钟或10分钟以内,表现为胸骨后或心前区的紧缩压迫感、窒息感的闷痛,伴呼吸短促,极度疲乏,甚至晕厥。食管裂孔疝多见于50岁以上老年人,常出现胸骨后中下1/3处、剑突下、左右季肋部隐约胀痛、绞痛或牵拉痛,可向背、肩部放射,伴嗳气或呃逆,持续数分钟至1小时,常自动缓解。食管癌引起者,常出现胸骨后进行性加重疼痛,可伴吞咽困难。胸膜炎引起者,疼痛随呼吸或咳嗽加重。急性胰腺炎引起者,表现为中上腹剧痛、阵发性加剧,一般解痉药无法止痛,伴恶心呕吐,呕吐物为胆汁,严重者出现休克、多脏器功能衰竭。急性胆囊炎、胆石症引起者,发热、右上腹绞痛、压痛均较轻。慢性胰腺炎引起者,症状不典型,出现中上腹钝痛或隐痛,食欲减退或饭后腹胀,不能耐受油腻食品。慢性血管功能不全引起的腹痛,表现为痉挛性脐周痛,常伴心血管疾病的症状,如心绞痛、间歇性跛行等。胃肠道肿瘤引起者,腹痛无特征性,粪便隐血试验持续阳性。骨质疏松引起者表现为腰部疼痛,逐渐出现全身性骨痛,在登楼和改变体位时更甚。腰椎管狭窄引起者,表现为长期腰腿痛和间歇性跛行,站立行走时加重,休息后缓解。骨性关节炎引起者,早期出现活动时疼痛加重,休息后缓解,随病情加重疼痛持续或反复发作,出现关节畸形、僵硬、活动受限。

2. 了解疼痛发作的诱因、既往疾病史,如闭角型青光眼发作前多有情绪激动、疲乏等诱因,脑出血、脑梗死多有高血压和动脉粥样硬化史,心绞痛发作前可有或无体力活动增加、精神压力、饱餐等诱因。

3. 评估病人及家属对疼痛的认识及疼痛对日常生活造成的影响,如焦虑、不安、注意力不集中、失眠等。

4. 视诊疼痛表情,如有无皱眉、流泪、流汗、咬紧牙关、紧闭双唇、面色苍白、表情僵硬,呼吸有无增加,有无不正常体位、强迫体位,脉搏有无加快,局部有无疼痛,剧烈疼痛时有无体态特征。

5. 头颈部 X 线检查、脑电图检查、CT 检查,了解头痛原因。心电图、肺部 X 线检查,了解有无心肌缺血缺氧、胸膜病变引起胸痛。食道吞钡造影检查了解有无食道癌、食道裂孔疝。化验血、尿淀粉酶了解有无胰腺炎。超声检查了解胆石症、胆囊炎等病变。脊椎、关节 X 线检查了解腰腿痛的原因。

三、护理措施

1. 观察疼痛的特点及变化,及时告诉医生,并向病人说明疼痛的原因及医护措施,以取得病人信任,能主动配合治疗。稳定病人情绪,介绍有关疼痛发生、发展及防治知识,树立病人战胜疼痛的信心。

2. 协助病人采取舒适的体位。如胸膜炎病人取患侧卧位;关节痛时可在患处垫毛巾或小软枕,使关节置于功能位;腰背痛时可取俯卧位。

3. 转移病人对疼痛注意力,但只可间歇使用。如在每次护理活动中和病人谈话,可分散其注意力。锻炼规律的呼吸可帮助转移注意力:教病人将注意力集中在呼吸上,每次呼吸慢而深,练习从鼻孔吸气而由口腔呼气,同时保持眼睛张开或固定注视某一物体,则更能降低疼痛。还有与病人游戏、下棋、看电视、听轻松的音乐、远离特殊环境也可转移注意力,但要依据病人的兴趣选择,不能增加病人的疲劳感。

4. 解除病人不安的情绪,减轻病人及家属因疼痛而产生的焦虑。护理操作时镇静、熟练,态度安详、耐心。解释疼痛原因及止痛措施,增加病人的安全感。尽可能陪伴病人或握住病人的手,使其感觉舒适。也可根据病人宗教信仰,以其理解的方式体会疼痛,可使其更能忍受疼痛,情绪稳定。

5. 调整饮食,注意休息。因疼痛影响食欲和睡眠,可根据病人习惯和病情需要给予适宜的饮食,如高血压病人应给低盐、低脂、维生素丰富饮食,骨质疏松病人给含钙丰富的牛奶、鱼、深绿色蔬菜、大豆制品等。通过改变食物的色、香、味、烹调方式增加病人食欲,保证营养的摄取,满足机体代谢需要。对于因疼痛引起失眠的病人,除缓解疼痛外,安排适当的作息时间和休息环境,睡前给温暖、不含咖啡因的饮料,减少夜间生命体征测量次数及其他护理操作。指导舒适放松的睡姿,每 2～3 小时更换一次。

6. 治疗原发病和祛除诱因。如降低高血压、降低颅内压;遵医嘱使用镇痛药,如解痉药、吗啡、阿司匹林,雌激素治疗骨质疏松等,并观察药物疗效和副作用;疼痛部位给冷敷、热敷、红外线照射、针灸等方法缓解疼痛。

7. 组织疼痛病人和家属参加社区举办的关于疼痛方面知识的讲座,介绍缓解疼痛有效的技巧,指导病人和家属现场操作,如按摩、放松技巧。社区护理人员帮助病人建立疾病档案,了解疼痛发生诱因、规律,制定相应预防措施,减少疼痛发生。

8. 指导病人正确使用止痛药,如掌握药物剂量、药物使用方法,药物副作用如何观察。教会病人评估疼痛特点,如疼痛加剧应及时就诊。按医嘱门诊定期随访。

第六节 皮肤瘙痒

一、临床特点

皮肤瘙痒是指因为皮肤受到刺激所引起的一种皮肤感觉,产生一种搔抓的欲望。皮肤瘙痒是老年人皮肤病中最常见的症状。痒本身并不造成对生命的直接威胁,因此常被忽略,但是皮肤瘙痒可严重影响老人的生活质量,应值得高度重视和积极防治。

引起皮肤瘙痒的病因有皮肤瘙痒症和具有痒感的各种皮肤病两类。皮肤瘙痒症在老年人中患病率达10.47%,因为老年人皮肤萎缩,皮脂和汗腺分泌减少,皮肤干燥,对外界刺激抵抗力弱,轻的刺激即引起痒感。其特征是无原发皮疹而有痒感,搔抓后留有抓痕、血痂和色素斑。全身各部位皆发痒,但以下肢和背部为重,为阵发性发作,一般夜间较为严重。另外,某些刺激如风吹、局部汗渍、痔疮、肛裂、直肠或者阴道分泌物、过多洗澡、嗜辛辣食物、情绪变化、昆虫叮咬等也是引起瘙痒的原因。全身性疾病如糖尿病、缺铁性贫血、胆汁性肝硬化、某些肿瘤及肠道寄生虫病等也可伴有皮肤瘙痒症状。有痒感的皮肤病患病率达13.57%,最常见的是皮炎湿疹类皮肤病,如接触性皮炎、钱币形湿疹、淤积性皮炎、慢性单纯性苔藓、脂溢性皮炎、老年性红皮病,其特征是多有原发疾病及典型皮损表现。

二、护理评估

1. 询问瘙痒开始的时间、频率、严重程度,抓痒行为发生率;瘙痒一般发生在什么部位,是否影响睡眠,食辛辣、海鲜等食物后瘙痒是否加重,间隔多长时间淋浴一次,一般使用什么样的洗浴液;瘙痒发生对其日常生活的影响,有无体温升高、皮损出现。

2. 了解既往疾病史和引起瘙痒的诱因,如有无荨麻疹、尿毒症、糖尿病、缺铁性贫血、下肢静脉曲张、皮炎、湿疹、疥疮、昆虫咬伤等病史;有无接触过化妆品、清洁剂、花粉等过敏源;从事的职业有无与酸碱及溶剂等化学物质接触;近来有无外出旅游,居家环境清洁与否,有无在过冷或过热的气候下活动的病史。

3. 评估病人及家属对皮肤瘙痒知识的了解程度和认识能力,皮肤瘙痒对病人情绪的影响和心理反应,如是否出现烦躁、焦虑、紧张、恐惧。

4. 视诊皮肤有无皮损、干燥、粗糙,皮损形态、大小、表面、边缘、颜色、分布,有无抓痕、血痂、糜烂、色素沉着。触诊皮肤弹性、温度,有无压痛,有无黏液性水肿,有无淋巴结肿大。外阴、肛门指检了解有无念珠菌感染、肛裂、痔疮等。

5. 检查全血红细胞、血红蛋白、白细胞及分类、红细胞压积,以了解有无贫血、真性红细胞增多症。大便检查包括常规及潜血,了解有无肠道寄生虫及肠道肿瘤。查血糖、肝肾功能、甲状腺激素,了解有无糖尿病、尿毒症、甲状腺功能异常。肿大的淋巴结穿刺活检,了解有无淋巴系统恶性肿瘤。

三、护理措施

1. 创造良好的居室环境,室内通风良好,整洁卫生,陈设雅致。根据老年人的兴趣和爱好,摆放花卉,创造有生气的空间,令人心情舒畅。室温维持在 20～25℃,室内湿度在 50%～60%,使皮肤柔韧,增强对外环境刺激的抵抗力,预防皮肤干燥、裂口等。多休息,保持安静,减少活动,可减少出汗。

2. 加强皮肤清洁与保养。①定期清洁或浸浴:一般每天至少洗脸两次(早、晚),餐后漱口,睡前洗脚。每周洗澡一次,夏天可增加。注意清洗颈部、腋下、腹股沟、会阴部等皮肤皱褶处。不用或少用浴皂,浴皂宜选用硼酸、羊脂香皂,否则会引起皮肤干燥、瘙痒。洗浴水温以 35～40℃为宜,过热会引起血管扩张,导致头晕。浴巾应选用质地柔软的棉质毛巾。皮肤干燥者可用 15～30 ml 的润肤油加入浴缸,浸泡 15～30 分钟以滋润皮肤。瘙痒明显者可将 250～450 g 的玉米粉加入小壶热水中,调和成胶体状,倒入浴缸,浸润 15～30 分钟,对止痒有效。②皮肤保养:平时穿长袖衣服或戴帽子防晒,穿质地柔软、光滑、吸湿性强、通风性好的纯棉、麻丝织品内衣。衣裤要穿着宽松,以减少对皮肤的摩擦和利于皮肤的排泄。瘙痒者平时保持指甲平整,睡眠时带上棉质手套,避免抓伤皮肤。瘙痒难耐时,以手掌根部按压方式,或用指腹按摩,代替抓痒,免除皮肤受损伤。当皮肤干燥时,应减少淋浴次数,并于浴后用润肤液润滑皮肤。平时常用润肤油或乳液抹在完好的皮肤上,以滋润皮肤。对光敏感的皮肤,慎用含香料的化妆品。

3. 合理饮食。因某些食物会使机体产生致痒的疾病如荨麻疹、过敏性皮炎、银屑病,应指导病人避免食用,如酒、葱、蒜、姜等辛辣食物或海鲜、奶品、蛋。勿饮浓茶、咖啡、可可、巧克力等饮料,因为这些饮料会刺激神经中枢,或导致血管扩张,增加痒的感觉。帮助病人选择利于病情恢复的饮食,多吃绿色、黄色、红色等新鲜的蔬菜及水果,以补充维生素 A、维生素 E、维生素 C,防止皮肤粗糙,延缓皮肤老化。

4. 维持良好的情绪。向病人说明情绪不稳定,可使痒感加重,应保持心胸开阔、豁达、乐观向上,加强自我调适,保持愉快的心情,学会调整情绪的技巧,避免情绪波动。如果瘙痒在夜间发生,以致烦躁而无法入睡时,可在睡前作一短暂的温水淋浴帮助入睡。瘙痒致焦虑、紧张者,可指导病人采取放松或冥想等技巧,以缓解压力,或提供转移注意力的方法,如阅报、听音乐、看电视、与好友聊天,来分散病人瘙痒不适感。

5. 遵医嘱服用抗组胺药如苯海拉明和镇静药。外用止痒药膏或皮质类固醇制剂,但禁用强效类固醇涂擦脸部、外生殖器官或皮肤皱褶处。如痒感难止且为局部发痒者,可以考虑使用针灸或经皮电刺激等方法治疗。原发疾病引起者,则应治疗原发病。皮肤破损者,加用抗生素治疗。

6. 根据病人及家属的文化接受能力选择恰当的宣教方式,组织病人和病人家属参加关于皮肤瘙痒知识的宣教讲座,现场解说止痒技巧,树立战胜疾病的信心。指导病人生活有规律,参加社区各项公益性活动和体育锻炼,增添生活乐趣,调节病人心情,有利于缓解病情。

7. 教会病人评估类固醇类药物的副作用及应用时的注意事项,并说明及时门诊随访,调整治疗方案的重要性。

(吴惠珍)

第七节 压 疮

一、临床特点

压疮是机体局部组织长期受压,血液循环障碍,组织营养缺乏,致使皮肤和皮下组织失去正常功能,而引起的组织破损和坏死。

(一)老年人易发生压疮的原因

1. 皮肤原因　老年人血液循环较差,皮下脂肪少,皮肤组织萎缩、弹性较差,皮脂腺及汗腺分泌减少,皮肤干燥、多皱褶,皮肤变薄,对冷、热、痛、触、压等感觉功能减低,易发生皮肤溃疡。

2. 营养原因　由于慢性疾病消耗、食欲不佳、吞咽困难等原因,易导致老年人低蛋白血症,全身营养状况不良,机体抵抗力下降,不能耐受各种不良刺激。

3. 压力原因

(1)活动受限:由于年老体弱,老年人活动受限,易长时间处于一种体位。

(2)强迫体位:慢性肺气肿、肺心病、严重心衰的老年人往往被迫取半卧位或端坐位。慢性心衰导致心脏明显增大时,老年人往往被迫取左侧卧位。晚期肿瘤病人因病变部位不同,往往被迫取能减轻疼痛的体位。

(3)长期卧床:由于年老体弱、精神较差以及疾病等原因,不少老年人不得不长期卧床。

4. 潮湿原因　随着机体老化,老年人往往有尿道、肛门括约肌松弛情况,有盆底肌肉张力减退及肠功能紊乱情况,加上中枢神经疾病、泌尿系统疾病、消化系统疾病的影响,老年人排泄失控现象比较常见。由于肛周、会阴长期处于潮湿状态,皮肤不断地被粪水、尿液等刺激,皮肤角质易软化,皮肤保护作用降低,局部发炎,皮肤破损,形成压疮。

5. 摩擦原因

(1)老年人衣着过紧或反复摩擦某一部位。

(2)老年人动作不灵活导致某一部位皮肤被反复牵拉。

(3)老年人更换体位手法不当使局部擦伤。

(4)护理人员使用便器或更换尿垫时,硬塞、硬拉造成局部皮肤破损等。

(二)老年人压疮的分期

依压疮严重程度和侵害深度,老年人压疮与成年人压疮一样分为四期:

1. 淤血红润期　表现为局部皮肤有红、肿、热、麻木或有触痛,解除压力30分钟后,皮肤颜色不能恢复正常。

2. 炎性浸润期　表现为局部红肿向外浸润、扩大、变硬,或皮肤颜色转为紫红色,压之不褪色,或有水泡形成。

3. 浅度溃疡期　表现为溃疡形成。

4. 坏死溃疡期　溃疡组织感染并向周围及深部组织扩展。

二、护理评估

(一)老年人压疮好发部位

1. 缺乏脂肪保护、无肌肉包裹、肌层较薄的骨隆突处。
2. 长时间受压的部位。
3. 长时间处于潮湿状态的部位。
4. 经常受摩擦的部位。

(二)老年人压疮危险因素评估

护理人员可通过对老年人压疮危险因素评估(表2-1),尽早对高危老年人进行干预,防止压疮发生。压疮危险因素总评分不超过16分时,易发生压疮。分数越低,发生压疮的危险性越高,但不能仅凭量表的得分而下结论,须结合老年病人全身情况考虑。

表2-1　压疮危险因素评估表

项目/分数	4	3	2	1
精神状况	清醒	淡漠	模糊	昏迷
营养状况	好	一般	差	极差
运动情况	运动自如	轻度受限	重度受限	运动障碍
活动情况	活动自如	扶助行走	依赖轮椅	卧床不起
排泄控制	能控制	尿失禁	大便失禁	两便失禁
循环	毛细血管再灌注迅速	毛细血管再灌注减慢	轻度水肿	中、重度水肿
体温	36.6~37.1℃	37.2~37.6℃	37.7~38.3℃	>38.3℃
使用药物	未使用镇静药或类固醇	使用镇静药	使用类固醇	使用镇静药和类固醇

三、护理措施

(一)老年人压疮的预防

由于机体老化,全身营养状况较差,机体抵抗力下降,老年人一旦发生压疮,易迅速发生严重溃烂,进而发生感染化脓,波及全身,发生菌血症或败血症,进而导致死亡。大面积压疮还可引起血清蛋白渗出,造成蛋白质大量丢失,血浆蛋白水平明显下降,病人极度衰竭,甚至死亡。所以,预防老年人发生压疮尤为重要。

虽然老年人客观上存在许多产生压疮的危险因素,但是绝大多数压疮是可以避免的。压疮能否避免主要取决于护理工作质量的高低。预防压疮的关键在于避免压疮产生的原因以及早期发现压疮迹象,将其消灭在初始阶段。

1. 常翻身　鼓励和帮助老年人翻身、改变体位,避免局部皮肤长期受压。一般夜间每2~3小时翻身1次,白天每2小时翻身1次,瘫痪侧受压时间应相对少些。翻身要彻底,切忌推、拉、拽老年病人。

2. 放置垫圈　对于取强迫性体位的老年人,翻身不当反而易导致病情恶化,此时可使用海绵垫、气垫、海绵圈、棉圈等预防压疮的物品。放置圈类时要注意将受压部位悬空,且每2～3小时要将圈类取出,10～20分钟后再重新放入。

3. 密切观察　局部皮肤发红标志着此处皮肤已被压迫过久,是早期、短暂循环障碍的表现,发现后应立即将该处悬空、透气,保持干燥。红润消除前尽量不要再压迫此处。

4. 衣垫处理　保持床单和内衣的清洁、柔软、平整、干燥、透气,床垫和坐垫厚软、透气。衣裤宽松,便于活动。

5. 避免摩擦　使用便器、换尿垫、更换体位时应将老年人抬起,不可硬拉、硬拽。

6. 干燥透气　对于某一部位长时间处于潮湿状态的老年人来说,保持局部干燥透气是预防压疮的关键。

7. 增加营养　绝大多数老年人的压疮是能够预防的,但并不是全部。严重负氮平衡和(或)高度水肿的老年人,因皮肤严重营养不良,用一般护理措施往往不能预防压疮的发生。所以,要注意改善老年人全身营养状况,给予高蛋白、高热量、高维生素、适量脂肪饮食,以增强皮肤抵抗力,防止压疮发生。

8. 改善循环　通过主动运动、被动运动、局部按摩、热水擦洗受压部位等护理措施,可以促进循环,改善局部供血状况,减少压疮的发生。但已红润的皮肤不主张局部按摩,以防造成进一步的损害。

(二)老年人压疮的处理

1. 淤血红润期处理　避免局部继续受压、潮湿、摩擦、刺激,避免按摩皮肤。可采用红外线照射或局部加温,但因老年人对热的敏感度下降,要防止烫伤。

2. 炎性浸润期处理　同上述处理。若出现小水泡,要防止破裂。若出现大水泡,则在常规皮肤消毒下,用无菌注射器抽出大水泡中液体,并用无菌棉签从针眼对侧边缘轻轻转动挤压水泡,使液体全部排出,再次消毒局部皮肤,并用灯烤或红外线照射,以保持水泡处皮肤干燥,但要注意防止老年人烫伤。

3. 浅度溃疡期处理　避免溃疡处潮湿、受压,保持创面清洁。可用新鲜蛋内膜敷于创面,促进创面愈合,也可外用制痂酊,用灯烤照,或局部持续吹乙醇湿化氧气,促进创面结痂。

4. 坏死溃疡期处理　避免压迫局部,按无菌换药法换药,必要时去除创面坏死组织,按需植皮。

(张小来)

第八节　睡眠障碍

一、临床特点

随着年龄增加,老年人每晚睡眠时间逐渐减少,睡眠质量也远不如年轻人,所以,睡眠障碍是老年人最常见的主诉之一。老年人的睡眠障碍常表现为失眠症和嗜睡症。引起睡眠障碍的主要原因有:因年老体弱,大脑皮质功能减退,睡眠呈生理性改变,表现为睡眠周期改变和睡眠效率降低。老年人如患有关节炎、十二指肠溃疡病、脑动脉硬化症、心血管疾病、呼吸道疾病、肾脏病、神经系统疾病等，都会不同程度地影响病人的睡眠，出现失眠症。有的老年人因家中突发事件如亲人发生意外、老伴过世、子女婚嫁等事情，情绪发生急骤变化，导致睡眠紊乱。另外，如睡前食入含咖啡因的食物、酒精、兴奋剂也会引起失眠。有的老年人因疾病住在医院陌生的环境，睡眠环境有过多的噪音及光线刺激，床和枕头的高低、软硬也会干扰睡眠质量。睡眠障碍的老年人会出现注意力不集中，情绪不稳定，易激动，烦躁不安，好发脾气，食欲减退，消化不良，抵抗力下降，使老年人十分痛苦，严重影响老年人的身心健康和生活信心。

二、护理评估

1. 询问老年人睡眠情况，包括睡眠障碍出现的时间长短，过去和现在的睡眠状态的改变，一天的睡眠时间、午睡及小睡片刻的时间、最近睡眠总时间的改变。了解睡眠形态有无异常，如入睡时间、平均夜眠时间、夜间睡眠中断的次数、早晨醒来的时间、晨起是否有躺床的习惯等等。了解有无白天嗜睡或多次短暂睡眠发作或觉醒困难持续一个月以上而与夜间睡眠不足无关。评估病人的睡眠习惯，如对环境光线、声音、温度的要求，入睡前有无对食物的需求，有无阅读、听广播、看电视的习惯，睡前是否惯用某些药物或酒精帮助入眠，了解药物的名称、剂量、用法及使用时间，饮酒的种类、量及饮用时间。评估住院病人有无因作息时间改变，以及某些检查或治疗护理措施影响睡眠的因素。

2. 了解睡眠障碍病人既往疾病史和发生睡眠障碍的诱因，如有无慢性阻塞性肺病、心血管疾病、甲状腺疾病、情感性疾病、精神分裂症、关节炎、脑动脉硬化等；有无睡前饮用了咖啡、茶等；家中有无婚丧嫁娶事情发生；睡眠床铺、枕头、房间有无改变。

3. 了解病人对睡眠障碍的认识和睡眠障碍引起的心理反应，如对老年人睡眠生理性改变的认识，有无烦躁不安、焦虑、紧张等情绪反应。

4. 护理体检时注意病人睡眠过程有无异常，面容有无疲乏、无精打采，观察有无不安易怒、反应变慢。如有既往疾病史，则有相应疾病的异常体征，如肺气肿征、甲状腺肿大、关节疼痛、心脏扩大和杂音等。

5. 血和尿常规检查及血液生化检查了解心、肺、肾脏、关节、脑动脉硬化等疾病的异常征象。甲状腺功能检查了解甲状腺疾病。X线和心电图检查了解心肺、关节疾病。多项睡眠描记法、眼动仪、脑电波检查了解睡眠与觉醒阶段、睡眠形态。

三、护理措施

1. 评估睡眠正常时的睡眠量、入睡方式、深度、时间、体位、辅助用品。介绍有关睡眠障碍的知识，帮助病人树立建立正常睡眠形态的信心。动员病人主动配合医护人员，选择需要的检查项目，探讨引起睡眠障碍的原因。

2. 去除或减轻影响睡眠的因素，如老年人伏案工作、坐着看电视、看书等时间不宜过长，一般不超过 4 小时，应经常调整体位，或卧床休息，或站立活动，举目远眺或闭目养神。观看电视，距离不能太近，内容宜轻松、愉快，不宜观看惊险、刺激、悲伤等影片。卧室的环境应维持固定，保持卧室的舒适与整洁。强调情绪稳定，保证睡眠质量。

3. 安排有助于睡眠的环境，如拉上窗帘或隔帘、关上房门，以避免不必要的灯光，可依病人的需要点一盏适合睡眠的小灯。保持环境安静，降低电视或呼叫铃的音量、护理人员的谈话声。注意室内空气流通及适宜的温度、湿度。

4. 有计划地安排护理活动,减少对病人睡眠的干扰。如集中执行医疗措施,对必要的夜间护理活动有计划地施行,并让病人有心理准备。

5. 提供促进睡眠的措施,如协助病人施行睡前护理,睡前给热水足浴、背部按摩。指导病人睡前少饮水,可摄取热牛奶,避免喝酒或饮咖啡、浓茶、可乐等刺激性饮料。鼓励睡前排空膀胱。建议家属和亲友减少病人睡前探视机会。提供合宜的卧姿,培养病人按时入睡及起床习惯,建立健康的睡眠形态。

6. 睡前按医嘱减轻疾病引起的不适,如给疼痛病人止痛药、给气喘病人支气管扩张药,必要时按医嘱给予安眠药。对于焦虑病人,应了解病人的需要,尽可能去除引起病人心理不安的因素,如疼痛、忧虑,向其解释病情以及治疗、检查方面的情况,取得病人信任,增加心理安全感。指导放松技术,如深呼吸、冥想、全身肌肉放松。

7. 培养良好的符合个体生物钟节律的睡眠习惯,提倡早睡早起、午睡的习惯,与病人共同安排白天的活动计划,充实病人的生活。白天尽量不睡觉,午睡时间不宜过长,晚上充分休息。对于已养成个人特殊睡眠习惯的病人,不能强迫立即改变,需要耐心解释诱导。对高龄且睡眠极不规律者,如昼夜颠倒、嗜睡症病人,给予适当照顾,逐渐调整睡眠规律。

8. 组织睡眠障碍病人和家属参加社区开展的关于睡眠知识讲座,组织老人参加社区文体活动,帮助老人建立规律的生活方式。创造良好的社区环境,有助于老人保持愉快的心情,减轻焦虑。为睡眠障碍的老人提供医疗咨询,并提供定期检查和保健指导,建立老人的医疗档案。

9. 治疗原发病。学会评估药物对睡眠形态的影响,避免滥用安眠药。

第九节 行走障碍

一、临床特点

行走障碍是指控制自发步行的低级神经中枢(丘脑下核及中脑)、视觉、肢体深部感觉、小脑、大脑、锥体外系及锥体束损害时,或下肢肌力降低时,肌肉张力异常、运动失调及下肢循环障碍时,出现行走姿势异常,行走困难。可表现为偏瘫步态、痉挛性步态、跨阈步态、帕金森病步态、失调性步态、间歇性跛行。老年人引起行走障碍的病因有:脑血管疾病、脑瘤、周围神经障碍、帕金森综合征、腔隙性脑梗死、小脑疾病、前庭神经障碍、脊髓血管障碍、颈椎腰椎变形。行走障碍的老人生活质量下降,日常生活自理能力降低,会出现外伤骨折的危险。

二、护理评估

1. 评估老人行走障碍的程度及需要帮助的程度,了解老人行走时有无辅助工具,是否需要轮椅、拐杖,是否接受过功能训练;行走时有无疼痛,有无感觉障碍,如下肢血栓性闭塞性动脉炎或严重动脉硬化引起的间歇性跛行可伴足部及小腿疼痛,脑血管疾病引起的偏瘫步态可伴有偏侧感觉障碍。了解行走障碍发生后有无使用药物治疗及物理康复治疗,治疗时间及效果如何。

2. 了解行走障碍病人既往疾病史及发生的诱因,有无脑血管疾病、脑瘤、糖尿病、高血压病、动脉粥样硬化、帕金森综合征等病史。

3. 评估病人及家属对行走障碍的认识和心理反应,以及行走障碍对日常生活的影响;能否独立完成日常生活照顾,有无焦虑、忧郁或盲从、自卑、害羞等不良心理反应。

4. 护理体检时视诊注意:行走障碍病人的行走步态,如轻偏瘫时患侧下肢伸直,足尖着地不能抬起,当前迈患腿时,该肢伸直,以该股关节为中心,足尖擦地,向外侧画半圆似的向前迈步,以健侧下肢为重心支撑身体缓缓步行,患侧上肢的肘、腕、指关节屈曲。因颈椎变形、脱位而致的痉挛性步态表现为两下肢伸直,双足尖擦地,小步前行。周围神经障碍所致的跨越状步态,表现为双足下垂,为防止足尖刮着地面,每迈一步都抬高下肢,然后重重地踏在地面上。帕金森病者步行时身体前倾,腰及膝关节呈屈曲倾向,手因肘部轻屈而置于腹前并有震颤,起步到步行开始常需一些时间,起步后以小步向前,身体重心前倾,愈走愈快,难以止步。小脑疾病所致醉汉步态,表现为步行时重心不稳,呈跟跄步态。下肢血栓性闭塞性动脉炎或严重动脉硬化引起的间歇性跛行,表现为步行不久因足部及小腿疼痛而跛行,休息片刻后疼痛消失仍能步行,如此反复。神经学检查:注意有无运动、感觉、反射异常征象。一般查体:注意有无血压、脉搏、心脏体征的异常征象。

5. 实验室检查血糖、血脂,了解有无糖尿病、高脂血症。X线检查颈椎、腰椎有无变形、脱位。头颅CT检查颅脑占位病变及脑血管疾病。脑血管造影显示有无脑动脉粥样硬化。

三、护理措施

1. 评估病人及家属对行走障碍知识的了解程度及认识,评估病人行走障碍的程度,帮助病人树立战胜疾病的信心,提高生活质量和日常生活自理能力。

2. 安排适宜行走障碍病人生活的环境。病人居住的病房及走廊应畅通无阻,无障碍物绊脚,防止病人因障碍物而跌倒。地面最好以防滑材料铺制,要经常清除地面的垃圾和积水,防止病人行走时滑倒。病床高度以患者坐在床边脚能触及地面为宜,病人使用的轮椅坐垫的高度与床面高度一致,这样可以方便病人随时使用。同时在病人活动的走廊及卫生间装扶手,便器安装以坐式为佳,可方便病人生活。

3. 指导病人日常生活自理。病人穿着的服装应简便,以短上衣及裤子为好。穿鞋不宜穿拖鞋,因其行走时易脱掉、不安全,应使用有鞋帮、鞋带、大小合脚的鞋为宜。

4. 指导病人安全正确地走路。

(1)指导正确的走路法,如:①脑血管疾病偏瘫步态的训练:先训练站立平衡(让病人健足在前、病足在后站立,然后在足跟不离地的情况下背屈病踝,将体重移到健腿上,健足站立,病足试着向前或向后迈小步),然后进行步态训练(先试探性迈步,即足刚一着地就立即抬起而不使其负重,反复几次后再负重;再练习骨盆的旋转,即让病人交叉腿站立和行走,向后、向前走交替练习,进行行走训练时医师站在病人的病侧,持病人患手在健腿迈出前将病侧骨盆充分移到健腿上,让病腿充分负重,在病腿迈出前稍作停顿,让病腿有充分时间去松弛和下降骨盆)。步幅均匀,频率适中。伸髋屈膝,先抬一足后跟,重心转移,另一脚足跟亦先着地,重心又转移至后足,开始下一步态周期。同时进行重心转移训练:教病人立于床尾栏杆处,双手与肩同宽抓住栏杆,两眼平视,双下肢与肩同宽站立,有条件者患足底垫一30°倾斜角的三角形木板,以利患肢膝关节伸直,嘱病人收腹挺胸直腰状往下蹲,体会重心由髋部渐至双下肢的感觉,每日训练2~3次,每次15分钟。②帕金森病步态训练:可在地板上加设标记,如行走路线标记,转移路线标记或足印标记,也可以设置5~7 cm高的障碍物,让病人行走时跨过。这样可以控制步幅及宽度,避免小碎步。

(2)指导病人正确使用助行器,拐杖,手杖轮椅,养成正确的行走姿势。

(3)督促病人定期到康复功能训练室接受正确走路的指导。在病房里继续接受指导练习。

5. 心理支持。对于病情恢复的老人,因其常有过于自信的心理,应提醒老人在无人陪伴的情况下不可自行起立或移动身体,否则有跌倒的危险发生。对于因嫌麻烦或因害羞不肯练习走路的老人,应说明练习的必要性,循序渐进的过程,鼓励老人克服困难,帮助其认识每一点的进步,树立战胜疾病的信心。对于情绪低落忧郁不安的老人,应倾听病人的感受,提供相关资讯,给予支持与鼓励。

6. 遵医嘱使用治疗原发病的药物,密切观察病情发展,预防行走障碍的并发症。

(吴惠珍)

第十节　跌　倒

一、临床特点

跌倒是指病人身体的任何部位(不包括双脚)意外地"触及地面"。多见于60~70岁的老年人,年龄越大,跌倒损伤发生率越高。80岁以上老年人活动相对减少,家人又予以重视,故跌倒发生率逐渐下降。跌倒大多发生在站立或行走时,因而跌倒不仅常导致骨折、软组织损伤、脏器损伤,还易引起老年人严重的心理创伤,惧怕站立、行走,自我限制活动,生活不能自理,生活质量明显下降。尤其因跌倒而长期卧床的老年人往往易引发严重的并发症——压疮、肺炎、尿路感染等,以致死亡。

(一)常见老年人跌倒的自身原因

人体姿势的稳定性有赖于感觉器官、中枢神经系统及骨骼肌肉功能的协调一致。扰乱这些功能系统中的任何一个环节,均能破坏机体的内在稳定性,诱发跌倒。

1. 听觉、视觉、平衡功能障碍　听觉、视觉、平衡功能损害和减退,均可减少传入中枢神经系统的信息,影响大脑的准确分析和判断,如脑血栓形成、帕金森病、内耳眩晕症、小脑功能不全等疾病,可导致老年人失去平衡而跌倒。

2. 导致晕厥的老年性疾病　短暂性脑缺血发作、心绞痛、心律失常、充血性心力衰竭、心房颤动、高血压、体位性低血压等疾病,影响脑血流灌注及氧供应,可导致老年人头晕、体力不支而跌倒。

3. 骨骼关节肌肉疾病　关节疾病,关节韧带老化、灵活性降低,肌肉纤维变细、弹性变差、松弛无力等原因,使老年人运动反应迟钝而容易发生跌倒。

4. 药物副作用与酒精中毒　麻醉药、镇静安眠药、抗焦虑抑郁药、降压药、利尿药、扩血管药、钙剂以及酒精都可以影响老年人的神志、精神、视觉、步态、平衡、血压等,从而导致跌倒发生。

5. 肥胖　体重指数(BMI)越大的老年人,跌倒发生率越高。肥胖是老年人跌倒的重要危险因素。

（二）常见老年人跌倒的环境原因

生活环境与老年人发生跌倒有直接的关系，常见的环境原因有：

1. 地面 地面极度光滑、积水、凹凸不平、有障碍物、有坡度、地板松动、地毯重叠、松脱、门口设有门槛等情况均可导致老年人行走时跌倒。

2. 家具 家具太多、不固定、不稳定，床、椅过高、过低，沙发过于凹陷、松软等情况也可导致老年人跌倒。

3. 光线 老年人视觉不能适应过强、过弱的光线，光线强弱不当可导致老年人因视觉判断错误而跌倒。

4. 卫生设施 盥洗间及厕所地面积水，四周无扶手，马桶太矮，浴缸太高，浴缸内无防滑垫等均是导致老年人跌倒的常见原因。

5. 台阶（楼梯） 老年人跌倒常发生在上下台阶（楼梯）时，尤其是下台阶（楼梯）时。可能与台阶（楼梯）无扶手、每层不醒目、表面滑、楼道光线不好等原因有关。

6. 衣着 衣裤过紧过松，裤脚太长，鞋底较滑，鞋带不紧等情况均可导致老年人跌倒。

7. 活动 老年人从事爬梯、骑车、搬运物品及一些运动量较大的活动时，因机体老化、协调能力差，易发生跌倒。

二、护理评估

1. 健康史评估 仔细询问老年人跌倒的病史，常有助于找出病因。如：跌倒时是否神志不清（考虑癫痫或心脏病）；有无眩晕、头昏、黑矇、视物旋转等症状（考虑前庭、视力、本体感觉障碍）；是否动作过猛或移位过度（如急于接电话或开门时，考虑骤然扭头使颈动脉窦受压所致）；是否有药物影响（特别注意镇静药、降压药、利尿药）；有无神经系统疾病（如短暂性脑缺血发作、脑血栓形成、帕金森病等）；有无运动系统疾病（如关节炎、陈旧性骨折等）；是否体弱多病（营养不良、恶性肿瘤、心衰等）；有无痴呆；跌倒前是否有突然的体位改变（考虑体位性低血压）等。

2. 跌倒危险因素评估

（1）静态平衡试验：首先让老年人睁眼、双脚分开站立，再使之闭眼，看能否站稳；然后让老年人双脚并拢，在睁眼、闭眼不同情况下，看能否站稳。

（2）动态平衡试验：先让老年人坐椅子上，再让其起立、步行，令其转身步行后坐下。观察老年人起坐动作，行走姿势、步态、步行速度。若起坐不稳，行走躯体前倾，提示其容易跌倒。步行速度小于50厘米/秒提示有平衡障碍。

（3）观察"止步交谈"现象："止步交谈"现象指行走中同时与人交谈时，不由自主地终止步行的现象。老年人出现"止步交谈"现象，提示其有跌倒的危险。

（4）评估其他因素：包括地面、家具、光线、卫生设施、台阶（楼梯）、衣着、活动形式等方面，评估其是否有可能会导致老年人跌倒。

三、护理措施

（一）老年人跌倒的预防

1. 确定有跌倒高危的老年人

(1)凡60岁以上老年人都应列为预防对象,对75岁以上从事家务的老人,更应引起重视。

(2)通过静态平衡试验、动态平衡试验、观察"止步交谈"现象等,筛选出易跌倒的高危老年人。

(3)有听觉、视觉、平衡功能障碍的老年人。

(4)患有易导致晕厥疾病的老年人。

(5)患有骨骼关节肌肉疾病的老年人。

(6)使用麻醉药、镇静安眠药、抗焦虑抑郁药、降压药、利尿药、扩血管药、钙剂以及过量饮酒的老年人。

(7)肥胖的老年人。

(8)视力、听力较差的老年人。

2. 提供安全环境 给予适当照明;防止地面积水,保持地面不滑、无障碍;在走道、楼梯、台阶、盥洗室、厕所、浴室增设扶手;床、椅、马桶、浴盆高度适宜;卫生间有地垫、浴盆内有防滑垫;家具平稳、数量少,布置固定有序。

3. 提高警惕,加强防护 当老年人主诉有不适感觉或观察到有异常变化时,要立即搀扶至床上或沙发上,再作进一步处理。安排专人随时照顾跌倒高危老年人的日常生活,以防跌倒。对视力、听力差的老年人,外出时一定要有人陪伴。老年人衣着要合体,鞋子要防滑,避免做活动幅度较大、危险性的动作。

4. 注意用药护理,防止跌倒 对使用镇静安眠药、抗焦虑抑郁药、降压药、利尿药、扩血管药、钙剂的老年人,要告之应缓慢起床、下床,做到3个"30秒",即醒后30秒再起床,起床后30秒再站立,站立后30秒再行走,未完全清醒时不要下床活动。对经常用药的老年人要注意用药后的神志、动作、反应度等情况,发现异常及时处理,以防跌倒。

(二)老年人跌倒的康复

1. 活动时跌倒的康复 绝大多数跌倒发生在活动时,因此,要首先了解老年人是在进行何种活动时跌倒,以便有针对性地给予康复指导。如跌倒发生在下床或从椅上站起来时,要先检查床或椅的高度,待换用高度适当的床椅后,再进行下床或从椅上站起来活动。

2. 恐惧心理的康复 对于跌倒后产生恐惧心理,不敢站立,不敢走路的老年人,要耐心安慰、解释,使其树立克服恐惧心理的信心,必要时协助其站立、行走。

3. 平衡功能的康复 大多数老年人是由于平衡功能障碍而导致跌倒,应安排平衡康复训练,促进平衡功能的康复。

(1)静态平衡失调康复:可进行坐位平衡训练,每日1~2次,每次15~30分钟。

(2)动态平衡失调康复:可进行立位平衡训练,每日1~2次,每次15~30分钟。

4. 巩固康复疗效 坚持体力活动,增强体质。坚持步行训练,对于维持康复疗效、防止跌倒尤为重要。

**复习思考题**

1. 试述老年人便秘的护理措施有哪些？
2. 简述老年人疼痛常见类型和原因。
3. 试述老年人睡眠障碍的护理措施有哪些？
4. 如何对吞咽困难老人进行健康教育？
5. 试述老年人压疮的护理措施有哪些？

（张小来）

第三章 老年运动系统疾病病人的护理技术

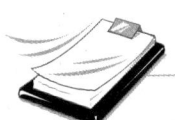

运动系统主要由骨骼、软骨、关节、韧带及骨骼肌组成,在神经系统支配下,与其他系统相互协调,共同完成支撑、保护和运动的功能。随着年龄增长,老年人运动系统组织形态与功能逐渐产生了一系列衰退性变化,常表现为疼痛、活动受限、自理能力下降,直接影响着老年人的生活质量。因此,护理人员必须了解老年人运动系统老化特点,掌握老年人运动系统常见疾病的护理技术,提高老年人生活质量,促进老年人身心健康。

第一节 老年人运动系统生理变化及病理改变特点

一、生理变化特点

1. **修复与再生能力减退** 老年人骨的修复与再生能力逐渐减退,骨折愈合时间延长,骨折愈合比例下降。老年人骨修复与再生能力减退主要与下列因素有关:
（1）骨细胞与成骨细胞数目随年龄增加而减少,且这些细胞死亡后发生钙化者增多。
（2）骨形成与骨吸收平衡失调。随着年龄的增加,性腺功能减退,导致骨吸收大于骨形成。
（3）骨组织血液循环功能随增龄而逐渐减退。

2. **力学性能改变**
（1）骨对抗骨折的阻力减退:伴随着骨总量的减少,骨骼的力学性能明显减退,不能承受正常的生理负荷,骨骼容易发生变性和骨折。
（2）关节软骨退变:常年承受不均应力作用,关节软骨发生退行性变,表面磨损、变薄,出现水平裂隙,以致表面软骨成为小碎片,脱落于关节腔内。
（3）骨赘（即所谓的"骨刺"）形成:新生骨往往在应力最小处生长,在关节边缘形成骨赘。

3. **运动功能减退** 通常人体的运动能力在20岁左右时达到顶峰,其后逐年下降。这与骨骼、关节、肌肉等运动器官、中枢神经系统及心、肺等器官变化有关;与关节变形随年龄增加而加重,影响正常关节运动有关;与关节软骨、关节囊及韧带的老化与退行性变,使关节活动范围随年龄增加而缩小有关;与肌肉随年龄增加逐渐减轻,肌肉力量和肌肉工作能力随年龄增加逐渐减弱有关。

二、病理改变特点

1. **骨骼** 骨的生长发育完成后,仍继续不断地进行骨的新生与吸收,中年以后吸收速度大于新生速度,骨质开始萎缩。骨质退变时,尽管骨的大小和外形变化不明显,但有骨皮质变薄,骨小梁减少、变细,骨密度减小。

衰老引起骨量减少可能与以下因素有关:①体内雌激素和雄激素的降低使骨吸收增加、骨形成减少。②胃肠功能减退,食欲降低,使钙的摄入减少。③肾功能减退使 1,25-$(OH)_2D_3$ 合成减少,影响肠钙的吸收。④血钙降低导致甲状旁腺激素(PTH)分泌增加,使破骨细胞活性增强,促进骨吸收。

2. 关节 关节的变化主要是关节软骨、椎间盘等变性和破坏,使关节间隙变窄,对外力的缓冲作用丧失,出现关节不稳定。其次,经常机械刺激可以促使骨赘的形成。当关节软骨完全损耗,活动时仅以关节两端的骨面接触,造成磨损及增生,滑囊变厚,关节僵硬。

关节退行性变化时滑膜萎缩、变薄,表面皱襞和绒毛增多,细胞减少,纤维增多,毛细血管减少,血液循环障碍,代谢功能减弱。滑膜下层的弹力纤维和胶原纤维增多,引起滑膜表面和毛细血管之间的距离增大,造成滑膜血液供应不良。随着增龄,滑液减少而黏稠,且悬浮有许多软骨碎片及断裂绒毛。

3. 肌肉 肌力的减退是老年人举步抬腿不高、行走缓慢不稳、难以完成复杂动作、肌肉易疲劳的主要原因。老年人肌力不断减退与老年人血浆中生长激素明显降低,肌细胞数量缺乏、体积变小,致使肌肉量减少有关。老年人肌肉量以每十年35%的速度递减,30~80岁期间上下肢及背部肌力减退可达60%以上。

第二节 骨质疏松症

一、疾病概要

骨质疏松症是指单位体积骨组织内骨质减少,骨小梁变细,皮质变薄,骨脆性增加,轻微外力即可引起骨折的代谢性骨病。可分为原发性和继发性。原发性者又分为Ⅰ型和Ⅱ型。Ⅰ型多见于绝经后妇女,又称为绝经后骨质疏松症;Ⅱ型多见于70岁以上的老年人,又称为老年性骨质疏松症。继发性者的病因明确,常由内分泌代谢疾病(如性腺功能减退症、甲亢、1型糖尿病等)或全身性疾病(如慢性肾衰、白血病、系统性红斑狼疮等)引起。

老年人骨质疏松症是衰老在骨骼方面的特殊表现。据统计,我国老年人骨质疏松症患病率约24%,65岁以上的老年人明显增高,约80%。男女之比为1:2,绝经后老年妇女患病率最高。15%~20%的老年人在病后一年之内由于各种并发症而死亡,50%以上的存活者终生致残。因此,老年人骨质疏松症不仅是一个医疗问题,也是一个严重的社会公共卫生问题。

(一)发病机制

老年人原发性骨质疏松症病因尚不明了。正常成熟骨的代谢主要以骨重建形式进行。在调节激素和局部细胞因子等的协调作用下,骨组织不断吸收旧骨,生长新骨。凡可使骨的净吸收增加,促进骨微结构紊乱的因素都会促使老年人骨质疏松症的发生。

1. 雌激素 雌激素缺乏使破骨细胞功能增强,骨丢失加速,这是绝经后骨质疏松症的主要病因。

2. $1,25\text{-}(OH)_2D_3$　肾功能减退致使$1,25\text{-}(OH)_2D_3$合成减少,影响肠钙的吸收,导致骨盐动员加速,骨吸收增强。

3. 甲状旁腺激素(PTH)　随着年龄的增加,肠钙吸收减少,血PTH逐年增高,导致骨吸收增多,以致骨质疏松。

4. 细胞因子　随着年龄的增加,促进破骨细胞分化和活性的细胞因子增多,骨质丢失加速。

5. 遗传因素　骨质疏松症多见于白种人,其次黄种人,黑人较少。肌肉的力量和骨的结构特征均受遗传因素影响。

6. 营养因素　低钙饮食者3/4患有骨质疏松症,而高钙饮食者仅有1/4患有骨质疏松症;长期蛋白质营养缺乏,骨基质蛋白合成不足,新骨生成滞缓。

7. 生活方式和生活环境　体力活动是刺激骨形成的一种基本方式,老年人活动相对较少,易于发生骨质疏松症。此外,吸烟、酗酒、高蛋白、高盐、高糖饮食,大量饮用咖啡,维生素D摄入不足及日照减少等均为老年人骨质疏松症的易发因素。

(二)诊断要点

1. 骨痛和肌无力。
2. 身材缩短。
3. 易骨折。
4. Ⅰ型、Ⅱ型骨质疏松症的临床特点　见表3-1。

表3-1　Ⅰ型和Ⅱ型骨质疏松症的临床特点

	Ⅰ型	Ⅱ型
年龄	55~70岁	70岁以上
男女发病比例	1:6	1:2
骨量丢失	松质骨>皮质骨	松质骨=皮质骨
易骨折部位	椎体、桡骨	股骨、椎体、桡骨
饮食钙摄入	重要	十分重要
小肠钙吸收	降低	降低
甲状旁腺功能	降低或正常	增高
$1,25\text{-}(OH)_2D_3$生成	继发降低	原发降低
主要病因	雌激素缺乏	年龄老化

骨质疏松症较轻时常无症状,有时因其他原因进行摄片检查而发现。骨质疏松症的确诊有赖于X线摄片检查和骨密度测定。根据WHO1994年的诊断标准,依据骨密度测定情况,将骨质疏松症按病情分类为:低骨量、骨质疏松、严重骨质疏松。

(三)治疗原则

1. 抑制骨转移　常用雌激素替代疗法、二磷酸盐、活性维生素D、降钙素等。
2. 刺激骨形成　常用氟化物、合成类固醇。

二、护理评估

(一)健康史评估

1. 了解患者饮食嗜好　是否长期进食低钙、高盐、高糖、高蛋白饮食,是否喜好饮用咖啡,是否吸烟、嗜酒等。

2. 了解患者活动情况　是否经常从事户外活动,如散步、慢跑、网球、游泳等运动,是否经常参加体力劳动等。

3. 询问既往史

(1)了解女性是否绝经。

(2)了解骨折史:是否常因轻微活动或创伤而诱发骨折。骨质疏松症几乎可导致全身各处骨骼发生骨折,最常见部位为椎体、髋部和腕部。

(3)了解骨痛、肌肉无力情况:有30%~50%老年骨质疏松症病人无明显骨痛。较重骨痛者常主诉腰背痛或全身骨痛。骨痛常无固定部位,无明确压痛点,活动后加重。

(二)身体评估

1. 是否身高缩短、弯腰驼背、骨畸形　因老年骨质疏松症者常发生椎体压缩性骨折,胸、腰椎变形,严重时腰弯背驼、胸闷气促、呼吸困难,甚至导致心血管功能障碍。

2. 骨痛是否无明确压痛点。

3. 评估有无肌无力的表现　如负重能力下降或不能负重等。

(三)辅助检查评估

了解骨密度检查结果及X线有无骨质疏松的表现。

三、护理技术

(一)护理措施

1. 饮食护理　给予高钙、低磷、低盐、低糖、适量蛋白、富含维生素D的饮食。含钙食品有牛奶、大豆、芝麻、鱼、海带、虾皮、骨头汤、鸡蛋、粗杂粮、瓜子、绿叶蔬菜等。富含维生素D的食品有禽蛋、肝、鱼肝油等。指导老年人戒烟限酒,少喝咖啡、浓茶等饮料。

2. 适当锻炼　鼓励老年骨质疏松症者多做户外活动,如步行、打太极拳、跳舞、做保健操等,即使是骨折病人,也要尽量在减轻骨负荷支架的保护下,由护理人员协助进行户外活动,以增强肌力,促进维生素D在体内合成和利用,刺激成骨细胞活动,维持骨密度,同时促进老年骨质疏松症病人身心健康,提高生活质量。

3. 预防骨折　骨折及其并发症对老年人威胁最严重,其致死率达20%,致残率达50%。要提醒老年人运动时注意循序渐进,由易到难,避免剧烈运动,格外注意安全,避免骨折。

4. 睡木板床　老年骨质疏松症病人要睡木板床,以防椎体压缩性骨折加重。

5. 生活护理　对生活自理能力受限的老年骨质疏松病人要做好生活护理。

6. 用药指导

(1)配合用药:骨质疏松症属慢性病,须长期服药,护理人员要向老年骨质疏松症病人说明用药的意义及注意事项,使他们能主动配合治疗。

(2) 慎用活性维生素 D 和钙剂:老年骨质疏松症病人常需补充活性维生素 D 和钙剂,但长期大量服用活性维生素 D 和钙剂可导致高血钙、心动过速、血压升高、肾功能下降等副作用,所以,老年冠心病人、动脉粥样硬化者应慎用此药,且服药后需严密监测血钙。

(3) 慎用雌激素:绝经后老年妇女使用雌激素替代治疗,可以预防或减轻骨质疏松,但乳腺癌、原因不明的妇科出血等禁用雌激素,肝肾功能减退者慎用雌激素。

(二)社区护理

1. 经常以各种形式对老年人进行有关预防、护理骨质疏松症的保健知识宣传。
2. 深入居民家庭,指导老年人饮食补钙,谨慎用药,设置安全环境。

(三)健康教育

老年人骨质疏松症的预防比治疗更为重要,主要是加强卫生宣教工作和实施有效的预防方案。

1. 从小抓起　应从儿童、青少年做起,注意合理膳食营养,坚持有规律的户外体育锻炼。
2. 成年后的健康教育　主要包括两个方面:一是尽量延缓骨量丢失的速度;二是预防骨质疏松者发生骨折。
3. 重点人群预防　对有遗传倾向的高危人群及绝经期妇女,要重点宣教。如:每日饮一袋牛奶,在医生指导下服用钙剂;每周坚持 3 小时户外运动,但要运动适量,避免骨折等。此外,对绝经期妇女还可以早补充雌激素或雌、孕激素合剂等。
4. 注意安全　对已发生骨畸形、骨折的老年骨质疏松症者,要指导其家属做好生活护理,防止跌倒、碰伤等意外事件发生。对心理不服老的老年人,要特别注意安全教育,嘱其动作缓慢,避免用力过度。

第三节　退行性关节病

一、疾病概要

老年人退行性关节病,也称骨性关节炎、肥大性关节炎、增生性关节炎、老年性关节炎、骨质增生、骨关节病,是由于关节软骨完整性受破坏以及关节边缘软骨下骨板病变,导致关节症状和体征的一组异质性疾病。可波及躯干、四肢各关节,是老年人中最常见的风湿性疾病。

本病分为原发性和继发性两种,两者的病理、症状和治疗相同,而年龄、部位、机制各不相同。①原发性:老年人最常见,尤其多见于肥胖、超重及体力劳动者,X 线检查发现 55 岁以上者患病率达 80% 以上,但其中有症状者只有 20% 左右。常见于负重较大的膝、髋、踝三大关节,但亦可见于颈、胸、腰椎及上肢的肘、腕、手指末节。②继发性:常见于外伤后,如骨折、脱位、韧带、软骨损伤,引发肢体对线不正;以及先天和后天引起的关节畸形,损害关节软骨。

本病患病率与年龄、性别、民族以及地理因素有关。女性 45 岁以下患病率仅 2%,而 45~65 岁则为 30%,65 岁以上达 68%。本病 55 岁以下男女发病率相同,而 55 岁以后,女性患病率逐渐高于男性,并随年龄增加差距进一步扩大。高龄男性多见于髋关节受累,高龄女性多见于手骨关节受累。本病黑人比白人多见,中国人髋关节患病率低于西方人。

(一)发病机制

1. 一般因素　遗传、增龄、肥胖、吸烟等。单纯年龄增加不是本病的原因,但随着年龄的增加,关节组织或细胞的老化会造成本病的发生与发展,故年龄增加是老年人退行性关节病最大的危险因素。体重超重的老年人,其下肢承重关节,特别是膝关节易得此病。

2. 机械因素　关节形态异常、一次猛烈的创伤、长期从事反复过度使用某些关节的职业或剧烈的文体活动等,老年性关节组织变化,加上长期慢性创伤,过多承重和牵拉均是老年人退行性关节病的主要原因。

3. 诱因　风寒、潮湿、外伤等。

(二)诊断要点

1. 关节疼痛　是本病的主要症状,也是导致功能障碍的主要原因。
2. 肢体活动受限。
3. 肌肉萎缩无力。
4. 关节畸形　X线检查对本病的诊断十分重要。关节镜检查有助于诊断。

诊断本病的重要依据是临床症状、放射学表现以及关节镜检查结果。

(三)治疗原则

随着年龄增长,结缔组织老化,本病自然病程一般不能逆转,但通过休息、局部治疗、药物治疗、关节灌洗、关节腔内注药、关节镜下治疗、体育疗法、手术等一系列治疗手段,可以解除症状,增加活动范围,增强关节稳定性,延缓病情进程。

二、护理评估

(一)健康史评估

了解老年病人是否肥胖以及有无吸烟史,有无猛烈的关节创伤史,是否长期从事反复过度使用某些关节的职业或剧烈的文体活动,生活环境是否寒冷、潮湿等。

(二)身体评估

评估老年人有无关节疼痛、肢体活动受限、肌肉萎缩无力以及关节畸形程度。

(三)辅助检查评估

了解X线检查、关节镜检查结果。

三、护理技术

(一)护理措施

1. 了解老年人退行性关节病的临床特点

(1)关节疼痛:多发生于活动后,休息即可缓解。但随着病情进展,休息时也可发生疼痛,即关节处于一定的位置过久会导致疼痛,稍活动后疼痛减轻,活动过度又产生疼痛。由于睡眠中不能和清醒时一样限制引起疼痛的活动,老年人也可以在睡眠中被痛醒。受累关节局部可有压痛、被动痛。

(2)肢体活动受限:随着病变发展,关节活动范围逐渐缩小,与骨赘、软骨丧失、关节周围肌肉痉挛以及关节软骨面破坏有关,也与滑膜炎导致的晨僵有关。此类晨僵与类风湿关节炎不同,持续时间比较短,一般不超过30分钟,关节如粘住一般,稍活动即可缓解。另一种情况是,有的关节活动时可发出各种不同的响声,为软骨缺失和关节面粗糙所致。

(3)肌肉萎缩无力:与肢体活动受限,废用性萎缩有关。

(4)关节畸形:病变到中晚期,关节会出现变形、肿胀、半脱位等。

(5)常见受累关节表现:①手:多见于中老年女性,最常累及远端指间关节,疼痛、压痛不太明显,特征表现为指间关节背面内外侧有骨样肿大结节。②膝:早期以疼痛和僵硬为主,常发生于上下楼时,可有关节肿胀、压痛、骨摩擦音、畸形等。③髋:多见于老年男性。④足:以第一跖趾关节最常见,可见骨性肥大等体征。⑤颈椎:最多见于第5颈椎。由于脊神经受压,可出现上臂放射性痛,肢体无力、麻木等。⑥腰椎:好发于第3~5腰椎。

2. 了解常用的治疗方法 在治疗前首先区分本病是原发性的还是继发性的。原发性的病变程度较慢,症状较轻,即使没有治疗也可能保持相当长的一段静止期。继发性的则不然,不论采用何种非手术疗法,病情总会持续地进展,需及时手术治疗。

3. 活动与休息 适当的关节活动可增强肌力,改善关节的稳定性,有利于改善关节的营养状况。可选择一些温和的方式进行活动,如体操、慢跑、打太极拳等。任何一项锻炼都应在愉快轻松的条件下进行,这样才能更好地发挥作用。但活动要适可而止,不能造成疲劳,如果活动之后关节疼痛超过2小时,就应减少运动的强度和时间。病情较重时要注意休息,勿加重患病关节负担,用支架或石膏托固定患肢,防止畸形,且不要使之扭伤、劳累等。

4. 保护关节 无论是工作还是运动,都要注意保护关节,不要过度负重,不要动作幅度太大,避免做抗力性运动。老年人做家务对其身心、关节都有利,但过度劳累反而易导致腰酸背痛,加速关节老化。

5. 缓解疼痛

(1)局部疗法护理:局部热疗能够缓解关节疼痛,促进血液循环,可以用热水袋、热毛巾敷关节,或用热水泡脚、泡澡等。但老年人皮肤感觉迟钝,要注意防止烫伤,年老体弱者泡澡时间不宜过长。此外,还可采用贴膏药、按摩、理疗、针灸等方法缓解局部疼痛。

(2)药物疗法护理:疼痛难忍时可服用非甾体类消炎药、镇静药等,以减轻症状。注意指导病人餐后服用非甾体消炎药,疼痛不严重者不需持续用药,以减少药物不良反应。

(二)社区护理

1. 经常以各种形式对老年人进行有关预防、护理老年人退行性关节病的保健常识宣传。

2. 了解老年人的居住环境、活动方式、生活习惯等,进行有针对性的指导。

(三)健康教育

1. 减轻体重 肥胖老年人下肢关节负荷较重,易加速关节退化,应鼓励其减轻体重。

2. 注意保暖 冬天可选用羽绒服、羽绒裤,既保暖又轻便,特别是关节部位要保护好,避免风寒、潮湿、外伤等诱因。

3. 经常运动 做一些缓和的关节运动,如打太极拳等,可以避免关节软骨发生退行性变化。

4. 避免关节过度负重 长时间站立、背重物、长跑等均可加重关节负担。全髋关节、全膝关节置换术后,要求病人尽量坚持使用手杖行走,以减轻关节承重力。

第四节 骨 折

一、疾病概要

老年人骨折中以股骨颈骨折最为多见,其次是桡骨下端骨折、病理性骨折等。①股骨颈骨折是老年人最常见、最严重的一种骨折,老年女性发病率比男性高 2 倍。股骨颈血运较差,一旦骨折,很容易引起股骨头坏死,致终身残废。股骨颈骨折按 X 线表现分为:内收骨折、外展骨折;按移位程度分为:不完全骨折、无移位的完全骨折、部分移位的完全骨折、完全移位的完全骨折。②桡骨下端骨折又称为克雷氏骨折,老年人桡骨下端骨折常为粉碎型,关节面可被破坏。③病理性骨折指在骨骼病变处的任何骨折。

(一)发病机制

1. 病因　引起老年人骨折的外力往往不大,除跌倒外,急骤的活动或扭转均可引起骨折。老年人的运动系统与其他系统一样处于退变、衰老阶段,骨与关节易出现退行性变,发生骨质疏松,肌腱韧带萎缩、钙化,肌肉的肌细胞水分减少、失去弹性、瘦弱、功能减退、力量减弱、耐力下降、神经兴奋性降低,从而影响骨、关节、肌肉、韧带的强度和灵活性,稍遇外力即可骨折。①股骨颈骨折主要与跌倒时扭转伤肢有关。②桡骨下端骨折与跌倒时手掌着地,力量瞬间汇集于前臂下端有关。③病理性骨折主要病因为骨质疏松、骨骼局部炎症、良性肿瘤、恶性肿瘤以及其他部位恶性肿瘤的骨转移等。

2. 老年人骨骼生物力学特点

(1)老年人骨干骨折的发生率不高:随着年龄的增长,骨干的骨内膜吸收较多,骨外膜增加明显,骨干直径增大,加强了骨干对弯曲力的抵抗,故老年人骨干骨折发生率往往不随年龄增长而增加。

(2)老年人骨折多发生在骨骺端:骨骺端的松质骨随年龄增长而不能再重建,不能补偿骨质疏松时骨小梁密度的减低,因此,老年人骨骺端易发生骨折。

3. 老年人骨折愈合的特点　骨折愈合一般分为 4 个相互交叉的阶段:肉芽组织修复期、原始骨痂形成期、成熟骨板期和塑形期。但老年人骨折时以上各分期并不十分明显。由于老年人骨折多发生在骨骺端,发生骨坏死程度轻,但骨痂形成少,骨折部位容易变形而产生畸形愈合。此外,老年人塑形期进展很慢,可造成骨折后数月局部仍有不适。

(二)诊断要点

X 线摄片是诊断骨折的最主要手段,常规 X 线检查至少应摄后前位片和侧位片。对怀疑有病理性骨折的老年人需要做骨扫描,以便发现转移性和代谢性骨病。

(三)治疗原则

老年人骨折与年轻人骨折在治疗、预后上不尽相同。多数老年人不需要再做繁重的工作,其治疗目的不是强求骨折的完全对位或保持肢体长度,而是要强调尽快恢复生活所需要的主动活动,以减少长期卧床所致的并发症。治疗老年人骨折的常用方法有石膏固定、小夹板固定、牵引、外固定支架、手术内固定等。

二、护理评估

(一)健康史评估

了解老年病人伤前是否能行走、是否能生活自理、是否有骨质疏松症,以及原有哪些疾病、本次骨折发生的原因等等。

(二)身体评估

评估老年人精神状态,全身情况是否容许长期卧床,是否能耐受石膏或牵引。若老年人跌倒后,伤侧足呈 45～60°的外旋畸形,患髋有压痛,下肢不能活动,可能为股骨颈骨折;手腕处有明显肿胀、压痛、功能障碍,侧面可见"银叉"畸形,正面可见"枪刺刀"畸形,可能为桡骨下端骨折。

(三)辅助检查评估

通过 X 线正、侧位片了解骨折情况。

三、护理技术

(一)护理措施

1. **正确判断骨折** 了解局部是否有畸形、异常活动、骨摩擦音或骨摩擦感,是否伴有疼痛、压痛、肿胀、淤斑及功能障碍等。

2. **掌握老年人骨折的急救措施** 老年人发生外伤后应就地及时判断有无骨折,以便正确搬运。老年人骨折发生后,应对受伤肢体进行初步简单的固定,以便转运,防止损伤加重,并减轻疼痛。①当老年人跌倒或被撞后,髋部剧烈疼痛,不能站立或行走,髋部有明显压痛,应高度警惕有股骨颈骨折的可能,应给予固定后用担架送医院急诊处理。此时千万不要搀扶老年人勉强行走,以免引起周围软组织更大的损伤及骨折端严重错位。②当老年人跌倒手掌着地,在距腕关节上 2～3 cm 处剧烈疼痛、压痛、肿胀,腕关节活动受限时,要警惕有桡骨下端骨折,在局部固定情况下应立即送医院诊治。

3. **了解处理老年人骨折的常用方法**

(1)石膏固定:通常用于初期的局部外固定。为了达到完全固定,固定范围原则上需包括骨折部位邻近上下两个关节。但老年人行外固定后关节易发生僵硬,故尽可能缩小肢体固定的范围。

(2)小夹板固定:小夹板要有弹性、塑性、韧性。小夹板固定范围小,便于及时进行功能锻炼,防止发生关节僵硬等并发症,特别适用于老年人。桡骨下端骨折治疗主要是在手法复位后,用小夹板固定。

(3)牵引:包括皮牵引和骨牵引,可用于病情不允许外科治疗的情况,如体质差不能耐受手术者、内外固定效果不佳、骨折碎片太多等。

(4)外固定支架:以其创伤小、固定相对可靠为优点。

(5)手术内固定:能使骨折达到相当的稳定,可使病人早期进行功能锻炼,减少并发症的发生。老年人病情允许的情况下,应尽早手术治疗。但严重骨质疏松的老年人不宜采用手术内固定的方法治疗。

4. **心理护理** 年老体弱、生活不便已经造成了老年人的种种心理问题,意外骨折带来的痛苦和不适对老年人的心理影响更是雪上加霜。尤其是80～90岁的高龄老年人,突然受到创伤打击后,往往神志恍惚,机体抵抗力迅速下降,一病不起,甚至死亡。此时心理护理与生活护理都非常重要,护理人员要以饱满的热情出现在老年病人面前,以柔和的语言耐心疏导、体贴、照顾好病人,增强老年人战胜疾病的自信心,促使老年骨折病人康复。

5. 注意全面观察　不少老年人骨折时往往还同时伴有其他疾病,护理人员要格外重视对其全面观察、护理,配合治疗。

6. 指导锻炼　一般老年病人感觉、反应都比较迟钝,生活自理能力下降,不能很好地配合锻炼,不能主动按要求保持正确的体位或进行功能锻炼。护理人员必须经常进行检查指导,及时纠正老年人不正确的体位,协助其进行功能锻炼。

7. 术前准备　老年人对手术的担忧较多,心理压力较大,所以,术前要注意做好心理护理,讲清楚手术的意义,以及术后可能会遇到的问题,如何配合治疗、护理等,使老年人心中有数,消除恐惧感。术前要保证老年病人安静休息。按时给予术前用药及护理。

8. 术后护理　注意观察肢体血液循环及肿胀情况,注意局部疼痛情况,对卧床病人做好其生活护理和皮肤护理。

(二)社区护理

1. 经常以各种形式对老年人进行有关预防、护理老年人骨折的保健常识宣传。
2. 改善老年人的居住环境,防止老年人跌倒。
3. 指导老年骨折病人进行康复锻炼。

(三)健康教育

1. 预防　导致老年人骨折的常见原因是骨质疏松,应加强对骨质疏松病人的预防教育(其预防教育见本章第二节有关内容)。

2. 加强锻炼　一般老年人骨折愈合要3个月以上,指导老年人坚持功能锻炼,对于避免关节僵硬十分重要。此外,适当的功能锻炼还能促进骨折愈合,增加肺活量和有效血液循环,预防肺炎、压疮、泌尿系统感染及结石,并能焕发老年人良好的精神面貌。①股骨颈骨折在上好牵引和麻醉过后即可进行足踝、股四头肌等张静力收缩等;术后第1天即可进行秋千拉手锻炼;术后第2天即可进行坐位与仰卧位交替;若手术复位良好,固定可靠,术后1～3周即可指导老年病人扶拐下床活动,但患肢不能负重。②桡骨下端骨折于骨折复位固定后即可做手指及肩、肘的伸屈活动,术后2周开始进行腕关节活动锻炼,并逐渐做前臂旋转活动。

第五节　颈椎病

一、疾病概要

颈椎椎间盘退变及继发椎间关节退变致周围重要组织(脊髓、神经根、交感神经及椎动脉)受累,呈现相应的临床症状者称之为颈椎病。根据临床表现的特点分为四型:神经根型、脊髓型、交感神经型、椎动脉型,其中以神经根型颈椎病发病率最高(50%～60%)。

颈椎病是中老年人的常见病。50岁以上者约40%的病例有颈椎活动受限,60%有神经压迫症状。

(一)发病机制

颈椎位于缺少活动的胸椎与重量较大的头颅之间,是脊柱中体积最小、灵活度最大、活动频率最高的节段。由于颈椎活动度较大,又要支撑头部的重量,保持头部平衡,故非常容易发生劳损和创伤,尤以颈椎5~6节段和6~7节段发病最多。颈椎是脊柱中最早出现退行性改变的部位,好发于颈部长期屈曲或长期过伸者,与个人生活习惯、职业性质、全身代谢以及内分泌改变等因素有关。归纳起来有以下几方面的原因:

1. 颈椎椎间盘退行性变性 是颈椎病发生和发展中最基本的原因。由于颈椎椎间盘退变而使颈椎椎间隙狭窄,关节囊、韧带松弛,脊柱活动时稳定性下降,进而引起颈椎各关节、韧带发生变性、增生、钙化。

2. 椎体骨质增生,骨刺形成 随着椎间盘变性,椎间盘在肌肉牵拉、外伤等因素作用下易向周围膨出,导致骨膜和韧带下出血、血肿、机化而形成骨刺。骨刺又因局部反复外伤、出血、纤维化、骨化、钙化而不断增大,质地变硬。

3. 损伤 急性损伤可使原已退变的颈椎和椎间盘损害加重而诱发颈椎病;慢性损伤加速已退变颈椎的退变过程,而出现症状。

4. 继发性病变 颈椎管狭窄,椎间盘、椎关节、椎韧带变性,椎间盘突出,骨刺形成,均可刺激或压迫邻近组织,如脊髓、神经、血管等,从而产生一系列的病理变化和临床症状。

(二)诊断要点

1. 神经根型颈椎病 主要由于颈椎各种结构病变的刺激或压迫神经根所致,表现为颈肩痛并向上肢放射,放射痛范围根据受压神经根不同而表现不同,皮肤可有麻木、酸胀、过敏等感觉异常。检查可见上肢牵拉试验阳性、压头试验阳性。

2. 脊髓型颈椎病 主要是颈椎管狭窄压迫脊髓所致。早期颈痛不明显,而以四肢乏力,行走,持物不稳为最先出现的症状,随后出现下肢发沉、发麻、发抖、腿打软、易绊倒等,晚期呈痉挛性瘫痪,大小便失禁,生活质量显著下降。

3. 交感神经型颈椎病 可能与颈椎各种结构病变的刺激通过脊髓反射而发生一系列交感神经症状有关。①交感神经兴奋症状表现为头痛(偏头痛)、头晕、视物模糊、心率加快、血压升高、出汗异常等,特别是头转动时症状加重。②交感神经抑制症状表现为头昏、眼花、流泪、心动过缓、血压下降、胃肠胀气等。

4. 椎动脉型颈椎病 主要是颈椎各种结构病变压迫椎动脉而产生脑供血不足的症状。

(三)治疗原则

非手术方法是治疗老年颈椎病的最常用、最基本的方法。非手术方法可使80%~85%老年颈椎病人症状减轻,甚至治愈,尤其对早期病例效果更加。常用非手术方法有牵引、颈托、理疗、推拿、按摩、针灸、药物治疗、休息及体育锻炼等,可根据不同情况选择2~3种方法同时或交替应用。

二、护理评估

(一)健康史评估

了解老年病人的生活习惯、职业习惯、坐姿习惯、桌子高度、枕头高度、睡姿,是否长期睡木板床等。

(二)身体评估

评估老年人的精神状态,是否有头晕、头痛、视物模糊、出汗异常、眼花、流泪等症状;是否有血压、心率改变;是否有颈肩痛并向上肢放射;是否有四肢乏力,行走、持物不稳;是否出现上肢牵拉试验阳性、压头试验阳性;症状是否于头部取过伸位或转动到某一方位时出现,避开这个位置,症状是否好转或消失。

(三)辅助检查评估

了解 X 线平片情况。

三、护理技术

(一)护理措施

1. 了解各种治疗颈椎病的措施

(1)牵引疗法:可使颈椎椎间隙增宽,减少对神经、血管的压迫,有较好的疗效。坐、卧位均可进行牵引,头前屈 15°左右,牵引重量 2~6 kg,以达到牵引后感到轻松舒适,不出现颈部疼痛等不适症状为宜。牵引时间开始不宜超过 15 分钟,以后逐渐延长,可达每次 1~2 小时,每日 6~8 小时,2 周为一疗程。脊髓型颈椎病不宜用此疗法。

(2)颈托和围领:主要用于需限制颈椎过度活动,但身体行动不受影响的病人。充气型颈托,除固定颈椎外,还有一定的撑开牵张作用。

(3)推拿、按摩:可减轻肌痉挛,改善局部血液循环。但应注意手法轻柔,次数不宜过多,否则会加重损伤,甚至产生严重后果。脊髓型颈椎病不宜用此疗法。

(4)理疗:有加速炎性水肿消退和松弛肌肉的作用。若理疗后再行牵引、按摩,效果更好。

(5)药物治疗:目前尚无特效药。一般对症使用非甾体类消炎药、镇静药等,但不宜长期使用,只有出现颈椎病严重影响生活及睡眠时才短期、交替使用。当局部有固定而范围较小的痛点时,可局部注射皮质类固醇制剂。

(6)手术疗法:诊断明确的颈椎病经非手术治疗无效者,或反复发作者,或脊髓型颈椎病症状进行性加重者适宜手术。

2. 配合治疗　督促老年颈椎病病人按时进行牵引、颈托、理疗、推拿、按摩、针灸、药物治疗、休息及体育锻炼等非手术疗法,观察疗效及不适主诉。

3. 术前准备　术前训练床上排便。由于术中、术后对病人有特殊的体位要求,术前要进行相应的体位训练。根据不同的手术方法,术前还要进行其他不同的训练和准备工作。

4. 术后护理

(1)观察:颈椎手术后各种严重并发症大多发生在手术当日,因此,手术当日要特别注意观察病人生命体征等病情变化,并做好记录。术后还要观察患者吞咽与进食情况。

(2)制动:术后患者头颈两侧各放置沙袋一只,以固定头颈部,切口处压半斤重的沙袋以压迫止血。翻身拍背预防肺部感染及压疮,翻身时颈部不要扭曲,使头颈与身体保持在一条纵轴上,翻身后头颈两边仍用沙袋制动。

(3)拆线后护理:拆线后戴石膏围领或头、颈、胸石膏下床活动。下床前先坐起,待适应后再下床,要防止跌倒。

（二）社区护理

1. **帮助融入社会**　引导老年颈椎病人多接触社会，培养兴趣爱好，从精神上获得乐趣和信心。

2. **鼓励生活自理**　指导老年颈椎病人从事适当的劳动，尽量生活自理，必要时利用自助装置吃饭、梳头、穿鞋、开关电灯等。

3. **适当训练**　指导老年颈椎病人进行体疗、步行、作业训练，循序渐进，量力而行。

（三）健康教育

1. **正确睡眠**　人每天至少有1/4的时间是在床上度过的，如果睡眠状态不佳，易诱发或加重颈椎病，反之，可以预防颈椎病。

(1)体位：良好的睡眠体位是既要维持整个脊柱的生理曲度，又要使患者感到舒适。一般保持自然曲度，全身放松即可。但不宜取俯卧位，因为此时颈部呈扭曲状，挤压、刺激了脊髓、神经根、椎动脉，也不利于呼吸。

(2)枕头：是维持头颈段在睡眠状态下生理曲线的工具。此种生理曲线不仅能保护颈部肌群平衡，也对维持椎管内的生理解剖状态有好处。枕头高度以睡者感到舒适为宜，过高、过低均不能保持颈椎生理曲线。枕头下缘靠肩为好，枕头以中间低、两端高的元宝形为佳。枕芯应以质地软、透气性能佳的木棉、荞麦皮、稻壳、蒲绒、鸭绒等为好。

(3)床铺：首选木板床，因其可以维持脊柱的平衡状态。在木板床上置席梦思床垫，可随脊柱的生理曲线有相应的调节作用，且感到舒适。

2. **适当体位**　体位对颈椎病来说是个十分重要而又易被忽视的问题。不良姿势使颈椎长时间处于屈曲或某一特定的体位，可引起一系列病变。其对策为：

(1)改变头颈部体位：头颈部于某一固定体位尤其伏案低头时，最长时间不宜超过60分钟，然后朝相反方向转动数秒钟数次即可。

(2)调节桌面高度：原则上桌面高度以能够使头、颈、胸保持正常生理曲线为准。

(3)全身活动：长时间看书、看电视、打麻将等易导致长时间固定于某一种姿势，而诱发或加重老年人颈椎病。因此，老年人每天至少要全身活动几次，活动可选择做操、慢跑、散步等形式。

3. **自我牵引**　双手十指交叉合拢，将其举过头顶置于枕颈部，然后将头后仰，双手托住头部逐渐用力向头顶方向持续牵引5~10秒，如此连续3~4次，可起到缓解颈椎椎间隙内压力的作用，有利于预防和治疗颈椎病。

复习思考题

1. 简述老年性骨质疏松症的预防措施。
2. 谈谈老年人退行性关节病的临床特点。
3. 老年人骨折的急救措施是什么？
4. 王先生，65岁，无明显主要疾病，性格内向，不爱活动，但喜书法、绘画，目前正撰写《我的回忆录》，每日伏案工作超过10小时。请问王先生最主要的潜在健康问题是什么？如何对其进行健康教育？

（张小来）

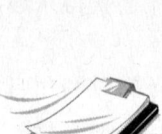

第四章 老年消化系统疾病病人的护理技术

第一节 老年人消化系统生理变化及病理改变特点

一、生理变化特点

（一）口腔

老年人口腔组织的退行性变化十分普遍，包括牙齿磨损，牙龈萎缩，牙槽疏松，牙齿易落；舌肌萎缩，体积减小，运动能力减弱。上述变化可直接影响到老年人对食物的咀嚼、搅拌和碎食功能的改变。味蕾萎缩，味觉下降，影响食欲；唾液腺萎缩，唾液分泌减少，故常感口干、说话不畅和吞咽困难。

（二）胃肠道

老年人胃肠道在结构上的变化，表现在肌肉萎缩和消化腺的萎缩，胃肠壁黏膜也萎缩减弱，因此，在功能上就导致胃肠运动功能降低，食管蠕动幅度变小，胃排空延缓，小肠运动减弱，食物下行速度变慢；大肠运动功能下降则易于发生排便困难。胃肠道消化液分泌减少，各种消化酶的含量和活性都有下降，故食物的消化速度也随之延缓。

（三）肝胆胰

老年人肝脏和胰腺虽有退行性变化，出现细胞数量减少，功能下降，但仍能保持基本功能，使人能正常生活。

二、病理改变特点

老年人消化系统结构和功能的退行性变化，可产生如下病理改变特点：

（一）消化吸收功能降低

老年人咀嚼能力弱，胃酸减少，消化酶分泌量和活性都下降，加之肠道供血不足，致使消化吸收功能较为减退，容易产生营养不良，抵抗力弱，多病且恢复较慢。

（二）排泄功能不足

胃肠肌肉萎缩，张力减低，蠕动较慢，排空较差，使老年人更易发生便秘。

（三）防御机能减弱

胃酸减少，胃黏膜屏障破坏，IgA减少，幽门螺杆菌的存在，与消化道炎症、溃疡、肿瘤等常见病、多发病密切相关。

(四)代谢分泌功能下降

肝脏解毒功能有所下降,对药物的灭活与排泄都有影响,故老年人的用药需慎重。胰岛B细胞减少,易患糖尿病。

(五)调节功能减退

消化系统神经调节功能不全,痛阈提高,反应迟钝,使老年人的消化系统疾病常缺乏特异性症状和体征,临床表现不典型。

第二节 胃食管反流病

一、疾病概要

胃食管反流病系由于胃、十二指肠液向上反流进入食管,引起烧心、反胃、胸骨后疼痛等症状的组织损害,严重时可发生吞咽困难、食管出血和贫血。此病十分常见,发病高峰期年龄为60~70岁,25%的患者年龄超过75岁。

(一)病因

老年人胃食管反流的病因是多方面的,主要包括:

1. 食管下端括约肌(LES)结构和功能上的缺陷　这是造成胃食管反流的主要原因。
2. 食管排空能力及黏膜抵抗力减弱　致使反流必然会增多。
3. 食管裂孔疝　可加重反流并降低食管对酸的清除,进而导致胃食管反流病。
4. 诱发因素　凡能引起或加重LES松弛状态,促进反流的相关因素,均可能激发胃食管反流病的发生,如抗胆碱能药、α-肾上腺素能拮抗剂、多巴胺、溴隐停、吗啡、钙受体拮抗药、硝酸酯类等药物及高脂肪、巧克力、酒精、吸烟等。

(二)诊断要点

1. 老年病人存在各种胃食管反流的病因和诱因。
2. 有明显的胃食管反流临床表现,如烧心和反酸、吞咽困难和吞咽痛、胸骨后痛,也可能出现咽部不适,有异物感、棉团感或堵塞感,但无真正吞咽困难,称为"癔球症"等。
3. 内镜检查　如有反流性食管炎并排除其他疾病原因引起的食管病变,诊断可以确立。
4. 有条件时做24小时食管pH测定,这是目前已被公认的胃食管反流病的重要诊断方法。
5. 食管吞钡X线检查、酸灌注试验及食管测压检查均可作为本病的辅助性诊断检查。

(三)治疗原则

老年人胃食管反流病的治疗原则是减少胃食管反流,降低反流液的酸度,增加食管清除能力,保护食管黏膜,以达到减轻或消除胃食管反流症状,预防和治疗重要的并发症,避免复发的目的。临床治疗包括:

1. 一般治疗。
2. 药物治疗　可选用H_2受体拮抗药、促胃肠动力药、质子泵抑制药、抗酸药等。

3. 抗反流手术治疗。
4. 并发症治疗。

二、护理评估

(一)健康史评估

1. 询问发病的时间,病程经过,发作时有无明确的诱因。

2. 询问有无烧心反胃 烧心是指位于胸骨后的烧灼样不适,为胃食管反流病最常见的症状,多出现于餐后,饱餐后更明显,摄入酒、咖啡、果汁、甜食等易诱发,吸烟可加重,服用制酸剂可缓解或消失。烧心常与体位有关,故又叫做"体位性烧心",多在屈曲弯腰、咳嗽、用力排便、头低位仰卧或侧卧时出现。烧心可伴有反胃,反流物带酸、苦味或有食物。烧心还伴有腹胀、嗳气和恶心等消化不良症状。

3. 询问有无胸痛 病人伴有反流性食管炎或食管溃疡时,可出现胸骨后或心窝部疼痛,重者可剧烈的刺痛,放射到背、胸部、颈部、下颌、耳、左臂,酷似心绞痛或胸膜炎。

4. 询问有无咽下困难 本病的早期可出现间歇性吞咽困难和呕吐,每发生在开始进食时,呈胸骨后梗塞感;后期咽下困难呈持续性,对于干食尤为明显,而烧心症状逐渐减轻。若出现进行性咽下困难,应考虑并发食管癌的可能。

5. 询问有无伴有声音嘶哑、喉痛、咳嗽、哮喘样发作及出血和贫血等症状。

6. 了解病人是否喜欢进食巧克力、咖啡及辛辣食物,是否喜欢餐后运动。

7. 询问病人既往是否患有食管、胃疾病,平时用药情况,药物的疗效和毒副作用如何。

8. 询问病人的心理和社会状况如何,有无焦虑、烦躁、恐慌等情绪反应,老年病人对此疾病能否适度应对。

(二)身体评估

观察有无痛苦表情、有无消瘦贫血貌,生命体征是否正常。

(三)辅助检查

1. 吞钡 X 线检查 了解有无胃食管反流。

2. 食管镜与活组织检查 直接观察病变的形态、范围及程度,并取活组织做病理学检查,是了解胃食管反流病最有意义的检查。

3. 食管滴酸试验 检查食管对酸的敏感性。

4. 24 小时食管 pH 监测 可以了解反流程度、反流与体位、进食疼痛的关系。

三、护理技术

(一)护理措施

1. 一般护理 餐后保持直立位或餐后散步,避免用力提重物。睡觉时将床头抬高 10～20 cm。调整饮食,少吃多餐,避免睡前进食,避免巧克力、咖啡、辛辣食品等。

2. 药物护理 遵医嘱可给病人服用药物,并在服药过程中密切观察疗效和有无不良反应。

(1)降低胃酸药:用以减轻反流液的酸度。①氢氧化铝凝胶:能中和胃酸,常见的副作用为便秘、食欲不振,老年人长期服用可导致骨质疏松;②H_2受体拮抗剂:包括西咪替丁、雷尼替丁、法莫替丁等,不良反应有头晕、乏力、嗜睡、腹泻,但严重肝、肾功能不全者宜减量服用;③质子泵阻断药:常用奥美拉唑、兰索拉唑等,临床疗效最好,不良反应少。

(2)促进胃动力药:促进食管和胃的排空,减少反流。药物可选甲氧氯普胺、多潘力酮、西沙比利。注意在药物使用中可能出现锥体外系的副作用。

(3)保护胃黏膜药:①胶体次枸橼酸铋,服药时可使大便变黑,为避免蓄积中毒,不可长期服用;②硫糖铝,副作用为便秘,肾功能不全者不宜长期用药。

3. 心理护理　指导病人保持乐观情绪,教会其松弛技巧,并尽可能满足病人的合理要求。

(二)社区护理

1. 鼓励身体状况良好的病人,强化自我照顾,积极参加社会性活动,提高生活质量,延长健康预期寿命。

2. 积极为病人提供健康信息、保健咨询和家庭访视护理,每日指导病人服药,调理饮食,定期复查,促进康复,防止癌变。

(三)健康教育

1. 帮助和指导病人及家属掌握有关胃食管反流病的知识,调整饮食和体位,以利减轻症状。生活上应注意戒烟限酒及不吃酸辣食品,多吃高纤维素食物,少吃脂肪,三餐不过饱,睡前3小时勿进食,餐后保持直立体位,不要立即平躺。不穿紧身衣,肥胖者应减肥。必要时可将卧床头部抬高15~20 cm,可有效防止或减轻夜间胃食管反流。

2. 指导老年病人合理安排休息时间,保证充足睡眠,避免精神紧张。

3. 告诉病人按医嘱服药,一旦病人症状加重,出现进行性咽下困难、严重出血,要及时送诊。

第三节　慢性胃炎

一、疾病概要

慢性胃炎是由多种原因引起慢性胃黏膜的炎性病变,是一种常见病、多发病,而且年龄越大,发病率越高。据统计,老年人患有慢性胃炎的占50%,其发病率位居各种胃病之首,是老年人的最常见的消化系统疾病。慢性胃炎一般分为慢性浅表性胃炎和慢性萎缩性胃炎,老年人以慢性萎缩性胃炎为主。慢性萎缩性胃炎容易发生肠腺化生,形成不典型增生,被认为可能是癌前病变。

(一)发病机制

病因未完全明了,目前认为慢性胃炎是由多种因素作用造成,其中幽门螺杆菌感染是慢性胃炎最主要的病因。其他相关因素包括:

1. 遗传　有遗传易感性者发病率明显高于一般人群。

2. 年龄因素　年龄愈大,胃黏膜功能愈差,容易受外界不利因素影响造成损伤。

3. 饮食因素　喜吃刺激性食物或长期饮浓茶、酒、咖啡、过度吸烟等引起炎症。

4. 药物因素　老年人常患有多种慢性病,口服多种药物也能产生药物性胃炎,甚至产生胃糜烂及胃出血。

5. 免疫因素　目前发现壁细胞抗体、内因子抗体和胃泌素细胞抗体三种自身免疫抗体与萎缩性胃炎有关。

(二)诊断要点

1. 老年人慢性胃炎病程迁延,多无特殊症状,最常见的症状是上腹部疼痛和饱胀。
2. 老年人慢性胃炎体征不多,或有上腹部轻度压痛。
3. 确诊主要依赖胃镜检查和胃黏膜活组织检查。

(三)治疗原则

慢性胃炎缺少特异性治疗,主要措施包括:

1. 消除病因　杀灭幽门螺杆菌。
2. 对症治疗　缓解症状,包括服用制酸药、胃动力药、助消化药及抗贫血药。
3. 饮食疗法　保护胃黏膜,戒烟忌酒,避免对胃有刺激性的饮食,改变不良的饮食习惯,尽量少用或不用对胃有刺激的药物等。饮食疗法为基础疗法之一。
4. 手术治疗　慢性萎缩性胃炎合并重度不典型增生者,可考虑手术。

二、护理评估

(一)健康史评估

1. 询问老年病人起病过程,询问有无腹痛、腹胀、恶心呕吐等症状,还要注意询问有无下列慢性胃炎的不同表现:

(1)消化不良症状:进食后上腹部饱胀、嗳气,以及程度不同的食欲减退,少数出现恶心、嘈杂感,流清口水,无反酸。

(2)类似溃疡症状:表现为上腹部疼痛,有时出现比较规律性的腹痛并伴反酸、嗳气,疼痛时进食碱性食物或服碱性药物可使疼痛缓解。

(3)胃癌样症状:表现为上腹部无规律性痛,进食后加重,服碱性药物无效,伴食欲减退、体重下降、消瘦、贫血等。

2. 询问症状与饮食习惯和种类有无影响。
3. 询问有无长期服用伤胃药物如消炎止痛药等,如长期服用可使胃黏膜反复损伤,最终演变成慢性胃炎。
4. 对老年病人还需仔细询问有无慢性肝病、糖尿病、胆道疾病及扁桃体炎、龋齿、鼻炎等,上述疾病可以引起胃黏膜防御功能下降,诱发慢性胃炎。

(二)身体评估

1. 检查有无上腹部压痛、舌炎、贫血、消瘦等。
2. 观察有无焦虑、担心、急躁等心理反应。

(三)辅助检查评估

1. 胃液分析　了解胃酸水平,老年慢性萎缩性胃炎常明显降低或检不出。
2. 胃镜检查　了解有无慢性炎症,识别单纯萎缩是否为老年退行性变,观察有无不典型肠化生病变并判别严重程度;检测有无幽门螺杆菌。

3. X 线检查　经气钡造影可识别慢性浅表性胃炎及萎缩性胃炎。

三、护理技术

（一）护理措施

1. 指导老年病人注意休息,适当参加力所能及的活动,保持乐观豁达的心态,认识到急躁、抑郁等不良情绪对消化系统有负面影响。

2. 饮食护理　饮食要有规律,定时定量,冷热适度,避免过饱过饥,食物宜软、易消化、低盐,忌食辛辣刺激之物,戒烟酒,少喝浓茶或咖啡,养成良好的饮食卫生习惯。

3. 对症护理　积极协助医生治疗病人上腹部疼痛、饱胀、食欲不振、乏力等症状。

4. 药物护理　遵医嘱针对不同的病情选用不同的药物进行治疗,如抗感染、胃黏膜保护药和胃动力药,并注意观察药物的副作用。在治疗其他疾病的过程中,尽量少用或不用对胃有刺激的药物,可选择其他药物替代或在饭后服用。

（二）社区护理

1. 加强社区人群的健康教育,养成良好的生活习惯,避免发病的危险因素。

2. 加强老年人慢性胃炎的普查和筛选工作,早发现、早诊断、早治疗。

3. 建立个人档案,积极消除病因,定期复查,防止本病发生癌变。

（三）健康教育

1. 合理饮食　饮食中应避免食过硬、过辣、过咸、过热、过分粗糙和刺激性强的食物。饮食有节制、有规律,定时定量,少食多餐,细嚼慢咽,使食物充分与唾液混合,避免暴饮暴食。食物要选富有营养、易消化的细软食物为主,多吃含植物蛋白、维生素多的食物。胃酸缺乏者,避免冲淡胃液,饮食中宜加入醋、柠檬汁、酸性调味品,少吃难消化、易胀气的食物;胃酸过多者应避免进食能刺激胃酸分泌的食物,如浓味香料、酒精、酸味剂等。

2. 指导病人正确用药　避免服用阿司匹林、对乙酰氨基酚、保泰松、吲哚类药、四环素、红霉素、泼尼松等药物,尤其在慢性胃炎活动期。

3. 戒烟限酒　吸烟后烟碱能刺激胃黏膜引起胃酸分泌增加,对胃黏膜产生有害刺激作用,过量吸烟可导致幽门括约肌功能紊乱,引起胆汁反流,使胃黏膜受损,并影响胃黏膜血液供应及胃黏膜细胞修复与再生,所以要戒烟。酒精可直接破坏胃黏膜屏障,使胃腔内 H^+ 侵入胃黏膜,引起黏膜充血、水肿、糜烂。

4. 保持情绪稳定,性格开朗　精神紧张是慢性胃炎的促进因素,应予避免。心情上的不安和急躁,容易引起胃黏膜障碍和胃机能障碍。平时做到遇事不怒,事中不急,急中不愁,保持心情舒畅,对胃炎的康复极有好处。

5. 合理安排生活　避免生活无规律及过度劳累,注意适当的休息、锻炼,体育锻炼能促进胃肠蠕动和排空,使胃肠分泌功能增强,消化力提高,有助于胃炎的康复。

第四节 消化道恶性肿瘤

一、疾病概要

消化道恶性肿瘤为常见疾病,随着老龄化社会的到来,患消化道恶性肿瘤的老年病人日增,因此对老年消化道恶性肿瘤病人的护理,应当引起高度的重视。本节着重介绍食管癌、胃癌和大肠癌。

(一)食管癌

食管癌是主要源于食管鳞状上皮的恶性肿瘤,进行性吞咽困难为其最典型的临床特征。食管癌是世界一些国家和地区常见的恶性肿瘤。世界卫生组织公布的统计资料显示,食管癌的死亡率以中国为最高,男性食管癌为恶性肿瘤死亡的第二位,仅次于胃癌。女性食管癌则为第三位,仅次于胃癌和宫颈癌。我国老年人中65~69岁最为多见,男性发病率较女性高,男女发病比例约为2:1。

1. 发病机制 引起食管癌的病因尚不明了,主要有以下几方面因素:

(1)烟和酒:长期吸烟和饮酒与食管癌的发病有关。

(2)食管的局部损伤:进食过快、过烫和进食粗硬食物可能引起食管黏膜损伤,反复损伤可以造成黏膜增生、间变,最后导致癌变。慢性食管疾病如胃食管反流病、食管贲门失弛缓症或食管憩室等,亦可引起食管上皮增生,形成食管癌的癌前期病变。

(3)亚硝胺:亚硝胺类化合物是一种被公认的致癌物。研究发现,食用的酸菜量与食管癌发病率成正比。

(4)霉菌作用:黄曲霉等存在于食物中的霉菌属于高致癌性物质。

(5)营养和微量元素:膳食中维生素、蛋白质及必需脂肪酸等成分的缺乏,可以使食管黏膜增生、间变,进一步可引起癌变。

(6)遗传因素:食管癌的发病常表现为明显的家族积聚现象,说明遗传与本病有一定关系。

2. 诊断要点

(1)老年人出现进食后胸骨后停滞感或进行性加重的吞咽困难,常伴有胸骨后疼痛和食物反流,结合有食管癌的好发因素,要高度警惕食管癌可能。癌肿晚期可出现扩散转移症状:癌肿侵及喉返神经时,可出现程度不等的声音嘶哑;侵及膈神经,可呈现呃逆或膈肌麻痹;癌肿增大至压迫气管时,可出现气急、干咳;侵蚀主动脉,可出现大出血;并发食管气管或食管支气管瘘时,在吞咽液体或进食时常可发生呛咳及呼吸窘迫。晚期全身表现可见严重脱水、体重减轻、贫血、恶病质等。

(2)食管黏膜脱落细胞检查常能发现早期病变,检出率可达80%。

(3)食管内镜与活组织检查:是诊断食管癌的最可靠的方法,可了解病变部位、性质及范围。

(4)X线食管钡餐造影检查:是诊断食管癌的主要方法,可发现黏膜中断、管腔充盈缺损和狭窄及软组织块影。

(5)食管CT检查:可清晰显示食管与邻近器官的关系,并能充分显示食管癌病灶大小、肿瘤外侵范围及程度,有助于确定手术和放疗的具体方案。

3. 治疗原则　食管癌的根治关键在于对本病的早期诊断。目前认为手术和放疗有比较可靠的疗效。

(1)手术治疗:为最积极的有效治疗方法,应尽可能争取早期诊断、早期手术。食管癌的部位越低,手术切除率越高,疗效亦越佳。

(2)放射治疗:对鳞状上皮细胞性食管癌有一定的疗效,适用于食管上、中段癌。

(3)抗癌中药治疗:可作为综合治疗的措施之一。

(4)对不能手术又反复发生腔内梗阻的病人可采用激光烧灼、扩张和放置记忆支架以姑息治疗和进行营养补充。

(二)胃癌

胃癌是最常见的消化道恶性肿瘤,起源于胃黏膜上皮。死亡率居各种恶性肿瘤之首位。发病情况因人种、地区的不同而有明显差异。在我国以西北地区发病率最高,华东、中南、西南最低。发病年龄多属中老年,男性胃癌发病率和死亡率均高于女性,男女之比为 2∶1。随着社会经济的不断发展,胃癌的发病率呈现下降的趋势。

1. 发病机制　胃癌的病因尚没明确,可能是环境因素与机体的内在因素相互作用的结果。

(1)幽门螺杆菌(Hp)感染:大量流行病学资料提示 Hp 感染是胃癌发病的危险因素,Hp 感染者患胃癌的危险性是无感染者的 6 倍,约半数胃癌病人 Hp 阳性。

(2)环境因素:观察发现从高发区移民到低发区定居者,第 1 代仍保留对胃癌的高易感性,第 2 代则有显著的下降趋势,而第 3 代发生胃癌的危险性基本接近于当地的居民。这提示胃癌的发病和环境因素有关。

(3)饮食因素:不良的饮食和饮食习惯在胃癌的发生中有重要影响。多吃新鲜蔬菜、水果、乳制品,可降低胃癌发生的危险性,而多吃霉粮、霉制食品、咸菜、烟熏及腌制鱼肉,以及过多摄入食盐,则可增加危险性。如长期吃含高浓度硝酸盐的食物(如烟熏和腌制的鱼肉、咸菜等)后,硝酸盐可在胃内被细菌的还原酶转变成亚硝酸盐,再与胺结合成致癌的亚硝酸胺,致癌物质长期作用于胃黏膜可致癌变。进食过快过烫和心情不愉快,亦可成为胃癌的诱因。

(4)遗传因素:胃癌的家族聚集现象以及同卵同胞发病率高,提示遗传因素与胃癌的发病相关。

(5)癌前病变:胃癌的癌前病变是指易恶变的胃部疾病,包括:①慢性萎缩性胃炎;②腺瘤型胃息肉,广基腺瘤型息肉大于 2 cm 者易癌变;③残胃炎,特别是行 BillrothⅡ式胃切除术者;④恶性贫血胃体有显著萎缩者;⑤少数胃溃疡患者。

(6)癌前状态:胃黏膜的肠化生和不典型增生被视为胃癌的癌前状态。

2. 诊断要点

(1)病史提示存在本病好发因素如幽门螺杆菌感染、环境和遗传因素及癌前病变和癌前状态等。

(2)症状:①上腹部疼痛是胃癌最常见的症状,而老年人痛觉迟钝,多表现为腹胀,上腹痛占 30%～70%;②恶心、呕吐、上腹部饱胀感常为老年胃癌最早症状,有时伴有嗳气、反酸,甚至发生恶心、呕吐;若癌肿位于胃的贲门和食管下端,可感到吞咽困难;若癌肿位于胃的幽门,出现幽门梗阻时,病人可呕吐出腐败的隔夜宿食;③食欲减退、乏力、呕血、黑便等症状也可在早期出现,有时甚至可为老年人胃癌的首发症状。

(3)体征:①消瘦、精神萎靡,晚期出现恶病质。②腹部触及坚实而移动的肿块,有压痛。肝脏转移时有肝大,常伴黄疸;腹膜转移时有腹水,出现移动性浊音;远处淋巴转移可摸到魏尔肖(Virchow)淋巴结。

(4)辅助检查:①血常规检查,大部分病人有缺铁性贫血;②粪便隐血试验常呈持续性阳性,此为胃癌病人筛检的主要方法;③胃液检查可呈无或低胃酸分泌;④X线钡餐检查目前仍是胃癌诊断的主要方法;⑤胃镜检查结合黏膜活检是目前最可靠的诊断手段。

3. 治疗原则　胃癌治疗应坚持早期、合理、积极、综合的原则,采用以手术、化疗、放疗、免疫治疗和中草药治疗等方法是改善胃癌预后的有效方法。①手术治疗是目前唯一有可能根治胃癌的手段。手术效果取决于胃癌的病期、癌侵袭深度和扩散范围。②内镜下治疗。对早期胃癌还可在内镜下用电灼、激光,或微波做局部灼除,或做剥离活检切除。中、晚期癌不能手术者亦可在内镜下激光、微波或局部注射抗肿瘤药、无水乙醇或免疫增强剂等治疗;对贲门部肿瘤而梗阻者还可在内镜下放置内支架,重建通道。③化学治疗。应用抗肿瘤药物对手术治疗起辅助作用,在术前及术后使用,以抑制癌细胞的扩散和杀伤残存的癌细胞,从而提高手术效果。④支持疗法。使用高能量静脉营养疗法、免疫增强剂、中药扶正抗癌药方等来提高病人的免疫力。

(三)大肠癌

大肠癌是起源于大肠黏膜上皮的恶性肿瘤,包括结肠癌和直肠癌。其发病率高并有连年上升趋势,是老年人最常见的消化道恶性肿瘤之一。大肠癌的死亡率亦高,在我国占恶性肿瘤死亡率的第五位。临床常见血便或黏液脓血便,大便形状或习惯发生改变,腹痛,腹部包块等。大肠癌具有起病隐匿的特点,早期常无明显的临床表现,病情发展较慢,远期疗效优于其他消化道恶性肿瘤,预后相对较好。

1. 发病机制　目前认为大肠癌的病因尚未完全清楚,主要是环境因素与遗传因素综合作用的结果。①环境因素:大肠癌的发病与环境、生活习惯,尤其是饮食方式有关。一般认为高脂肪饮食与食物纤维不足是主要的发病因素;②遗传因素;③大肠息肉(腺瘤性息肉):一般认为绝大部分大肠癌均起源于腺瘤,故将腺瘤样息肉看作是癌前病变;④炎症性肠病:慢性非特异性溃疡性结肠炎和Crohn病可以导致反复多次的组织破坏和修复,是大肠癌发病的诱因。

2. 诊断要点

(1)病史存在大肠癌的高危因素,如高动物脂肪和低纤维素饮食及结肠息肉、炎症性肠病、慢性血吸虫感染等。

(2)临床早期可出现排便习惯和大便性状改变、腹痛等症状。随着肿瘤进展可伴有进行性贫血、乏力、营养不良,癌肿感染或坏死时可有畏寒发热。晚期出现肝大、黄疸、腹水和恶病质。若并发肠梗阻、肠出血或肠穿孔时,可出现相应症状。

(3)直肠指检阳性。

(4)大便隐血试验持续阳性。

(5)气钡双重造影亦可发现大肠癌征象。

(6)纤维结肠镜加活检,安全可靠,是目前大肠癌诊断最有效的手段。

3. 治疗原则　大肠癌治疗以手术为主,辅以化疗、放疗和生物免疫治疗。

二、护理评估

(一)健康史评估

1. 询问生活习惯和饮食习惯　是否吸烟嗜酒、喜食腌制品、熏制食物。

2. 询问有无消化道肿瘤的常见症状　特别是询问有无进行性咽下困难、食物反流;询问有无腹痛,了解腹痛的部位、性质、程度的特点;询问有无呕吐隔夜宿食,有无呕血便血,有无大便习惯的改变;询问有无进行性消瘦、贫血、恶病质表现。

3. 询问有无癌前病变和癌前状态　有无食管炎、胃肠息肉、萎缩性胃炎、胃溃疡、家族性息肉病、结肠腺瘤等。

4. 询问有无长期服用阿司匹林、泻药和灌肠剂等。

5. 询问家族中有无消化道肿瘤史。

6. 询问老年病人有无认知障碍和心理障碍。

(二)身体评估

1. 观察有无贫血、消瘦、恶病质。

2. 腹部评估,视诊有无腹部不对称鼓胀;触诊有无肿块、压痛、反跳痛、肌紧张等。

3. 直肠指诊　触及肿块的有无,还可以根据肿块的部位、大小、形态和活动度,考虑手术方式和估计预后。

4. 观察评估病人对癌症的应激情绪反应　有无焦虑恐惧、紧张痛苦、愤怒沮丧和忧虑悲哀等。

(三)辅助检查评估

1. 血常规检查　可了解有无贫血、脱水;癌胚抗原(CEA)超出正常值和粪便隐血试验持续阳性对了解消化道癌肿的有无都具有重要意义。

2. X线检查　胃肠钡餐、钡灌检查可以了解消化道有无狭窄、溃疡、肿瘤、息肉、裂孔疝。

3. 内镜检查　通过内镜检查可直接观察到病变组织,取活检标本和切除息肉,达到同时诊断和治疗的目的。

三、护理技术

(一)护理措施

1. 一般护理　消化道癌病人要加强营养护理,纠正负氮平衡,提高手术耐受力和术后恢复的效果。能进食者给予高热量、高蛋白、高维生素饮食,食物应新鲜易消化。对于不能进食或禁食病人,应从静脉补给足够能量、氨基酸类、电解质和维生素,必要时可实施全胃肠外营养(TPN)。

2. 心理护理　在护理工作中要注意发现癌症病人的情绪变化,要注意根据老年病人的需要程度和接受能力提供信息,要尽可能采用非技术性语言使病人能听得懂,帮助分析治疗中的有利条件和进步之处,使病人看到希望,消除病人的顾虑和消极心理,增强对治疗的信心,能够积极配合治疗和护理。

3. 对症护理

(1)出现疼痛者,应注意倾听病人的述说,采取局部按摩、局部冷敷、变换体位、按压痛处等措施,还可使用让病人听音乐、自我按压穴位等手段,转移病人对疼痛的注意力,以达到提高痛阈的目的。必要时辅以药物止痛,帮助病人减轻痛苦。

(2)出现食欲不振者,应采用少食多餐;恶心、呕吐者,可采用细嚼慢咽和少食多餐法,可选用清淡、易消化、稍冷的食物;腹胀者应尽量少吃甜食及油腻、油煎食物;吞咽困难者应少量多餐,不要吃干硬食物,进食稠糊状食物较为适宜。

(3)若恶心、呕吐、腹胀、便秘经饮食调理未解除者,应对症用药;吞咽特别困难者,可考虑鼻饲,以免出现营养不良或失水。

4. 手术治疗的护理

(1)术前护理:术前应加强营养,提高机体抵抗力;关心病人,做好解释,告诉病人有关知识,如手术方式、麻醉方式、术后引流情况以及术后饮食要求,以消除其恐惧、焦虑心理,增强应对手术的信心;做好术前胃肠道准备,如洗胃灌肠、禁食禁水和留置胃管等。

(2)术后护理:①术后要观察病人生命体征的变化;②保持引流管通畅,观察引流液性质和量的变化;③腰麻病人术后应去枕平卧6小时,以免发生头痛,清醒后应鼓励咳嗽,做深呼吸,并协助变换体位,以防发生肺部感染;④胃肠蠕动恢复前,应禁食禁水,胃肠蠕动恢复后,可酌情进流食、半流食;⑤注意伤口出血情况,及时清洁换药,保护皮肤。⑥胃造瘘病人的灌食方法:与营养师联系,和病人及家属一起选择合适的食物配置,温度适宜,避免辛辣,每次少于 350 ml,3～4 小时灌一次。

5. 化疗护理　由于化疗药物的细胞毒作用,临床上常伴有不同程度的毒副反应及组织脏器的损伤。因此,做好化疗病人的全方位护理是完成化疗计划的保证。

(1)化疗前护理:①了解病人的病情及心理状态,做好心理护理,使病人对治疗充满信心;对饮食进行指导,以高热量、高蛋白、高维生素、低脂肪饮食为佳,并给病人创造一个良好的饮食环境;②指导病人在化疗间歇期做力所能及的活动,以锻炼身体;③向病人及家属解释化疗方法和注意事项,说明常见的毒副作用及应对措施,以取得病人配合。

(2)用药护理:①按医嘱准备药物,注意配制药液前先核对药品,避免配伍禁忌,配药抽药前,要使之均匀、配量准确,现配现用,不得久置。②注意保护静脉,化疗前应为病人长期治疗考虑,使用血管一般由远端向近端,由背侧向内侧,左右臂交替使用。因下肢静脉易形成血栓,除上肢静脉综合征外,不宜采用下肢静脉给药。避免反复穿刺同一部位;推药过程反复抽回血,以确保针在血管内;根据血管直径选择针头,针头越细对血管损伤越小,一般采用6号半至7号头皮针;药物稀释宜淡,静脉注射宜缓,注射前后均用2 ml生理盐水冲入;拔针前回吸少量血液在针头内,以保持血管内负压,然后迅速拔针,用无菌棉球压迫穿刺部位3～5分钟,同时抬高穿刺的肢体,以避免血液反流,防止针眼局部淤斑,有利于以后再穿刺。③掌握剂量,控制输液速度,静脉点滴速度宜慢,每分钟15～20滴。④药液外漏及静脉炎的处理:如果注射部位刺痛、烧灼或水肿,病人疼痛难忍,则提示药液外漏,应立即停止用药,见回血后拔除针头并更换注射部位。漏药部位根据不同的化疗药物采用不同的解毒剂做皮下封闭,如氮芥、丝裂霉素、更生霉素溢出可采用等渗硫酸钠,长春新碱外漏时可采用透明质酸酶,其他药物均可采用等渗盐水封闭。处理方法为:用 20 ml 注射器抽取解毒剂在漏液部位周围采取菱形注射,为防止疼痛还需局部注射普鲁卡因 2 ml,必要时 4 小时后可重复注射;

24小时内漏液部位冷敷,24小时后配合33％硫酸镁湿敷直到症状消失。静脉炎发生后可行局部热敷,按血管走行用可的松软膏外涂或理疗。

(3)化疗并发症护理:护士应了解化疗方案,熟悉化疗药物的剂量、方法、治疗作用和并发症,用药中一旦发现骨髓抑制、消化道反应、心肝肾功能损害及各种感染的征象,要及时报告医师并加以处理。

6. 放疗护理

(1)给老年病人解释放疗的有关知识及注意事项。

(2)注意保护照射部位皮肤,保持皮肤干燥,避免摩擦。

(3)经常观察放疗时的皮肤反应,发现异常及时报告医生。

(4)注意白细胞变化,当白细胞降低时要停止放疗,给予升白细胞药物。

(二)社区护理

1. 通过积极的健康教育和管理,提高人群对消化道恶性肿瘤危险因素的认识,主动采取有益于健康的生活方式。

2. 通过定期普查和筛检,及早发现消化道恶性肿瘤的高危人群,及时实施有效干预,减少消化道恶性肿瘤的发生。如要及时治疗消化道的癌前病变,对结肠、直肠癌的高危人群,要每年进行一次肛门指检和大便隐血检查,每隔3～5年做一次直肠镜检查。

3. 加强对人群的检测,开展防癌早发现、早诊断、早治疗工作。注意早期发现消化道癌肿的症状,若有长期消化不良,进行性食欲不振、消瘦,又未找到明确诱因者,以及有大便习惯改变或出现便血者,应及时到医院确诊。

4. 建立老年病人档案,与病人签订护患合同,和医师、康复师一道为病人设计适合病人的个体治疗、康复、保健方案,并加强与病人联系,及时了解病情,提供必要的体检、护理和咨询。

5. 家庭护理 老年病人的家庭护理是临床护理的继续和巩固,可采用药物、营养、心理、康复训练等综合措施,以提高病人的生存质量。

(1)指导病人合理安排好生活,提高抗癌抵抗力:①要精神饱满、情绪愉快,坚强的求生意志是最终战胜癌症的根本。对心理承受能力差的老年患者,可适当隐瞒病情,以免其精神紧张,情感脆弱,情绪波动,引起寝食不安、身体抗癌能力下降,导致病情恶化。②要生活规律,起居有节。③要注意调节饮食。老年癌症病人要设法增进食欲,荤素搭配,粗精搭配,粗精兼食,选择质软少渣、高营养易消化食物。少食多餐,忌生冷刺激食物。④要积极治疗其他并发症,如上呼吸道感染、肺炎、肠炎、糖尿病、心脑血管疾病等,防止意外发生。⑤要进行适当的体育活动,增强抗癌能力。癌症仅靠药物治疗不可能彻底解决问题,合理锻炼不仅可恢复体力、改善残疾,更重要的是使精神上有寄托,消除悲观情绪。病人可根据自己的爱好、体质、环境,选择散步、慢跑、习剑、打太极拳、五禽戏、八段锦等活动项目,运动量以不感到疲劳为度。

(2)永久性人造肛门护理:指导老年病人和家属保持人工肛门清洁、干燥、预防感染。如有皮肤糜烂可用氧化锌油膏等外涂。

(3)晚期老年癌症病人护理:家庭是终末期患者最舒适的地方,在我国绝大多数病人也是在家中度过终末期的。护理人员应指导家属学会各种护理知识和技术,让病人像在医院里一样获得所需的一切。家庭是病人非常熟悉的环境,周围是他们的亲人,在家能使病人参与患病前所熟悉的生活。在生死诀别之际,有家属陪伴病人,体谅病人的苦衷,给予感情上无微不至的关怀和生活上体贴入微的支持,这些都可给病人以极大的安慰,使病人能够平静、安详、充实、自信地度过有生之年。

(4) 按医嘱服药,定期到医院复查,预防癌肿复发。一般说来明确治疗的后头3年,每3个月复查一次,第4至第5年每半年一次,5年以后每年一次。

(三) 健康教育

1. 加强识癌、防癌健康教育,提高人群的识癌、防癌能力。要宣传消化道肿瘤的危害性、严重性以及早发现、早诊断、早治疗的重要性,突出宣传消化道肿瘤发病的相关因素,以此提高人群对消化道肿瘤危害的认识,指导自我保健。

2. 改变不良生活方式,平衡膳食,饮食适度,多食维生素丰富的蔬菜水果。纠正不良的饮食习惯,不吃发霉变质的食物;尽量少吃酸菜、腌鱼、腌肉;吃饭应细嚼慢咽;不进食过硬、过热的食物;戒烟、不酗酒。

3. 长期使用阿司匹林对大多数胃肠道癌症有预防作用。

第五节 脂肪肝

一、疾病概要

脂肪肝是指由于各种原因引起的肝细胞内脂肪堆积过多的脂肪性变。肝内脂肪含量超过肝重的5%即为脂肪肝,严重者脂肪含量可达40%~50%。脂肪肝以中老年人多见,但随着我国人民物质生活水平的不断改善、饮食结构的变化及预防措施的相对滞后,脂肪肝的发病率逐年升高,已占到平均人口的10%,在肥胖、嗜酒和糖尿病人群中可高达50%~60%,其中约25%的患者发生肝纤维化,1.5%~8.0%的患者发展为肝硬化。50岁前男性脂肪肝患病率高于女性,而50岁后其患病率较女性低。根据脂肪含量可将脂肪肝分为轻型(肝脂肪含量占5%~10%)、中型(含脂肪10%~25%)和重型(含脂肪大于25%)。临床上有酒精性脂肪肝和非酒精性脂肪肝之分,病理上主要包括单纯性脂肪肝、脂肪性肝炎和脂肪性肝硬化等三种类型。脂肪肝有可逆性,在合理治疗后可恢复正常。

(一) 发病机制

1. 肥胖 过度肥胖是脂肪肝最常见的危险因素。肥胖病人多有不同程度的脂肪肝,严重肥胖病人脂肪肝的发病率在61%~94%。

2. 酗酒 长期大量饮酒破坏了人体正常的脂肪代谢,脂肪细胞堆积于肝脏发生脂肪肝。男性每天饮50度的白酒80g,女性饮40g,连续5年以上,就有发生脂肪肝的危险,进一步发展为肝纤维化和肝硬化的危险将明显增加。

3. 老化 老年人新陈代谢功能逐渐衰退,运动量减少,易形成脂肪肝。

4. 营养过剩 暴食暴饮,进食过多高脂类、高糖类食物时,可导致脂肪肝。

5. 营养不良 消瘦和营养不良者也可患脂肪肝,这是因为长期营养不良,缺少某些蛋白质和维生素,会使体内脂肪动员增加,大量脂肪酸从脂肪组织中释放出来并进入肝脏,从而使肝内脂肪聚积,形成脂肪肝,这样的脂肪肝叫做"营养缺乏性脂肪肝"。造成长期营养不良的原因有长期厌食、节食、偏食、素食,慢性肠道疾病,吸收不良综合征以及胃肠旁路手术等。

6. 糖尿病等慢性疾病 1/4 的脂肪肝病人有糖尿病,而 50% 的糖尿病病人伴有脂肪肝。2 型糖尿病患者的脂肪肝发病率为 40%～50%,且大多为中度以上。其他可以导致脂肪肝的疾病还有肝炎、甲亢、重度贫血等。

7. 高脂血症 高胆固醇血症与脂肪肝关系密切,其中以高三酰甘油血症与脂肪肝关系最为密切,绝大多数病人还常伴有肥胖、糖尿病和酒精中毒。

8. 药物 与脂肪肝发生有关的药物有 200 多种,如四环素、乙酰水杨酸等,它们能抑制脂肪酸的氧化,引起脂蛋白合成障碍,减少脂蛋白从肝内的释放,从而使脂肪在肝内聚积。

9. 毒物 如黄磷、砷、铅、铜、汞、苯、四氯化碳、DDT 等也可导致脂肪肝。

10. 其他 遗传、精神、心理和不良生活方式(如多坐少动、生活懒散等)亦与脂肪肝的发生有关。

(二)诊断要点

1. 病史有肥胖、2 型糖尿病、高脂血症及长期大量饮酒等。
2. 除原发病的临床表现外,还出现乏力、肝区隐痛等症状,可伴肝脾肿大;严重脂肪肝可出现脂肪性肝炎和脂肪性肝硬化的表现。
3. 血清转氨酶可升高,并以 ALT 为主,可伴有 GGT、铁蛋白和尿酸等增高。
4. 影像学诊断依据 B 超、CT 可辅助诊断。
5. 肝脏穿刺活检 肝组织活检可以确诊。组织学诊断可将脂肪肝分为单纯性脂肪肝、脂肪性肝炎、脂肪性肝纤维化和肝硬化。
6. 除病毒性肝炎、药物性肝病、自身免疫性肝病等。

(三)治疗原则

由于脂肪肝病程并非完全呈良性经过,部分病人有发展至肝纤维化、肝硬化甚至肝癌的危险。目前,脂肪肝已被认为是导致慢性肝病的主要病因,因而脂肪肝应引起人们的足够重视,并积极治疗。脂肪肝的治疗,目前尚无有效治疗方法,主要以去除病因为主,辅以减重、饮食、运动和药物等综合治疗,及早治疗,防治并发症。治疗措施包括:

1. 病因治疗 戒酒、避免或去除有害药物和毒物、治疗糖尿病等。
2. 饮食治疗 纠正营养失衡。
3. 运动疗法 恢复和维持标准体重。
4. 药物治疗 防治肝炎、肝纤维化和肝硬化,常用药物包括保肝药物、降脂药物和中医中药。

二、护理评估

(一)健康史评估

1. 了解病人的发病情况 有无长期饮酒,包括饮酒的量、次数、浓度和持续时间;有无饮食不当,营养失衡,多吃少动;有无服用可以引发脂肪肝的药物或接触化学试剂。
2. 了解病人的临床症状 单纯性脂肪肝一般可无特殊症状,脂肪性肝炎和脂肪性肝硬化病人可有乏力、气短、厌食、肝区不适疼痛、腹泻、失眠等。严重时可出现黄疸、腹水、下肢水肿、贫血和出血等症状。

3. 了解病人对脂肪肝的心理反应和应对方式。

(二) 身体评估

1. 测量病人的体重、腹围,计算体质指数(BMI,kg/m^2),评估其肥胖程度。

2. 脂肪肝病人大多数都有肝肿大,边缘较圆钝,表面光滑、质地较硬而无压痛。一般单纯性脂肪肝多无脾肿大。脂肪性肝硬化病人可发现肝掌、蜘蛛痣、质地较硬的肝脾肿大、腹水、静脉侧支循环建立等体征。

(三) 辅助检查评估

1. 肝功能检查 ALT、AST可出现不同程度升高。

2. 血脂检查 血脂升高,尤其是三酰甘油升高明显。

3. B超检查 常为"明亮肝"变化,如肝回声强度明显大于肾脏和脾脏的回声强度,应多考虑为脂肪肝。

4. CT扫描 可见肝实质密度减低(CT值低),与脾脏对比更加清晰易辨。

5. 肝穿刺活检有助于确诊。

三、护理技术

(一) 护理措施

单纯性脂肪肝,病情轻,一般无症状,不必住院治疗。脂肪性肝炎和脂肪性肝硬化,则需积极治疗,加强护理。

1. 提供清洁、整齐、舒适的进食环境。

2. 当病人纳差、恶心、呕吐时,进食前给予口腔护理。

3. 腹水护理 病人卧床休息,腹水严重时采取半卧位;低盐限水,每日饮水宜控制在1 000 ml以下,食盐2~4 g;按医嘱使用利尿药、清蛋白等药物,观察病情,注意药物不良反应。

4. 配合医生,做好肝性脑病、上消化道出血和肝肾综合征等并发症的护理。

5. 生活护理 老年病人生活自理能力下降,护士应积极主动做好病人的生活和心理护理,促进病人尽快恢复健康。

(二) 社区护理

1. 加强社区脂肪肝防治的健康教育 可通过视听教材、讲座、宣传栏、个别谈话、家庭访视和座谈会等多种形式,向老年人进行健康教育,使老年人获得防治脂肪肝的知识和技能,树立健康信念和健康意识,建立良好的生活方式和行为方式,提高生活和生命质量。

2. 定期进行体检和筛检 早期发现脂肪肝高危病人,及时提供预防保健指导。一些脂肪肝患者即使肝功能已经损害得相当严重,也不一定有明显的症状,能吃能喝,而容易漏诊、误诊,延误病情,因此必须早发现、早诊断、早干预,控制病情发展。

3. 建立病人家庭档案,加强家庭护理

(1)节食:肥胖老年人要饮食定量,以素食为主;控制高能量、高糖、高脂肪饮食,促使体重减轻。具体说来,就是要多吃副食,限制主食,戒烟限酒,特别要限制脂肪类食品,不吃或少吃甜食、油炸食品及肉汤、鸡汤、鱼汤,不吃动物内脏、蛋黄等高胆固醇食物。

(2)减重:最好的减重方法是少食多动,辅以适当药物。争取每半月减重0.5~1 kg,逐步减至正常标准体重。

(3)戒酒:由于酒精对肝细胞有较强的直接毒害作用,可使脂库转运到肝脏的脂肪增加,并减少脂肪从肝内的运出,使肝对脂肪的分解代谢发生障碍。所以长期饮酒及酗酒的人,易造成酒精性脂肪肝,其病变程度与饮酒总量成正比。积极宣传、解释戒酒的重要性,不断增强病人戒酒的决心。

(4)运动:每天坚持体育锻炼和适量体力劳动,以加速体内脂肪的消耗。

(5)药物:药物进入体内都要经过肝脏解毒,对已有症状的脂肪肝患者,在选用药物时更要慎重,谨防药物的毒副作用加重肝脏的损害。

(三)健康教育

1. 脂肪肝是由不良生活方式引发的后天性疾病,是可以预防的。要教育病人努力纠正不健康行为,做到"合理膳食,控制体重,适量运动,慎用药物"。这样不仅有利于避免脂肪肝,还有利于避免肥胖症、高血压和糖尿病。

2. 积极治疗糖尿病、高脂血症、营养不良、肝炎等慢性疾患,消除和减轻发生脂肪肝的危险因素,促进健康,提高生活质量。

3. 定期复查随访,确保病人康复。

第六节 急性胰腺炎

一、疾病概要

急性胰腺炎是胰酶消化胰腺及其周围组织所引起的急性化学性炎症,临床表现为突然发作的急剧上腹痛,伴恶心、呕吐、发热,血淀粉酶升高。病情危重者,很快发生休克、腹膜炎,部分病人发生猝死。临床分轻症和重症两类,按病理变化分急性水肿型和急性坏死出血型两型。老年人患急性胰腺炎很常见,临床表现往往不典型,具有病情重、并发症多和死亡率高等特点。

(一)发病机制

1. 胆道疾病 胆囊炎、胆石症引起胆汁反流,这是老年急性胰腺炎最常见的病因。总胆管和胰管共同开口于十二指肠壶腹部,反流的胆汁可进入胰管,将无活性的胰蛋白酶原激活成胰蛋白酶,有高度活性的胰蛋白酶进行"自我消化",发生胰腺炎。

2. 酒精中毒 酒精对胰腺有直接毒作用及局部刺激,长期嗜酒或酗酒造成急性十二指肠炎、乳头水肿、Oddi括约肌痉挛致胆汁排出受阻、反流,加之暴饮暴食引起胰液大量分泌,胰管内压骤增,诱发本病。有人统计急性胰腺炎有20%~60%发生于暴饮酒后。

3. 血管因素 老年人高血压病所致胰腺周围小动脉硬化或痉挛,导致胰腺血运障碍时,可发生本病。

4. 感染因素 腹腔、盆腔脏器的炎症感染,可经血引起胰腺炎。

5. 手术 胃、胆囊、肿瘤手术后易导致老年人发生胰腺炎。

6. 其他 如高血糖、高血脂、高血钙、甲状旁腺功能亢进,某些药物(如皮质激素、氢氯噻嗪、雌激素等),遗传因素、精神因素等均可诱发本病。

(二)诊断要点

1. 有胆囊炎、胆石症、嗜酒酗酒、暴饮暴食等病史。
2. 突发性刀割样持续性上腹部疼痛伴恶心呕吐、发热,但少数老年病人可以无腹痛。出血坏死型胰腺炎可出现休克、腹膜刺激征及两肋皮下淤斑和脐周皮下淤斑。老年人腹部压痛和肌紧张常可不明显。
3. 血清淀粉酶大于 500 U/L(苏氏单位),尿淀粉酶大于 256(温氏单位)具有诊断意义。但老年人发病时亦可表现为血淀粉酶不高,部分病人还出现以高血常规、高血糖、高尿素氮为突出的表现。

(三)治疗原则

治疗原则为减轻腹痛,减少胰腺分泌,防治并发症。

1. 轻症或水肿型胰腺炎以内科治疗为主。

(1)抑制胰液分泌:①禁食禁水,必要时胃肠减压;②胆碱能受体阻断药,以山莨菪碱(654-2)最常用;③制酸药,常用药物为 H_2 受体阻滞药和质子泵抑制药。

(2)抑制胰酶活性,减少胰酶合成:可选择抑肽酶、加贝脂、善得定、5-FU 等药物。

(3)解痉止痛:常用药物包括阿托品、654-2、镇痛新、安痛定、苯巴比妥。重症患者可用哌替啶、0.25% 普鲁卡因。

(4)抗生素应用,防治感染:对病情重和胆源性胰腺炎,发病早期即可应用抗生素,目的是预防性用药和防止肠道细菌移位感染,对后期感染治疗有利。

2. 重症或出血坏死型胰腺炎需辅以外科治疗。

(1)应用广谱抗生素,控制感染,降低病死率。
(2)生长抑素和生长激素联合应用。
(3)抗休克,在扩容的基础上用血管活性药,注意纠正酸碱平衡。
(4)积极纠正内环境紊乱,特别要注意补钙。
(5)积极防治并发症,包括腹膜炎、成人型呼吸窘迫综合征、急性肾衰、糖尿病等。
(6)外科治疗,通过手术可清除坏死胰腺组织或进行腹腔灌洗,以减轻对组织的损伤。常用外科治疗方法包括:①胰包膜切开及引流;②病灶清除术;③胰腺切除;④持续腹腔灌洗;⑤胆道手术。

二、护理评估

(一)健康史评估

1. 详细询问病人有无胆囊炎、胆石症,有无胃十二指肠病变,有无嗜酒酗酒和暴食暴饮的习惯。
2. 询问病人腹痛发作的特点 腹痛常突然发作,呈刀割样或绞痛、持续性疼痛,阵发性加重。常在饱餐或饮酒后发作,腹痛位置以上腹正中或上腹偏左为多。合并胆道疾病时疼痛以右上腹为重,多向腰背部呈带状放射。弯腰或起坐前倾时疼痛可减轻,仰卧时加重。普通型胰腺炎腹痛 3~5 天后减轻,坏死出血型胰腺炎腹痛延续较长,疼痛可弥漫至全腹部。

腹痛常伴有发热、恶心呕吐、腹胀。部分老年病人腹痛轻微或无腹痛。

3. 询问既往有无类似发作。

4. 评估病人的心理状态　有无紧张、恐惧、焦虑等情绪反应。

5. 注意询问病人和家属对急性胰腺炎的认知程度,以及家属能提供支持的程度。

(二)身体评估

1. 观察病人采取何种体位,是否呈急性面容,精神状态如何;有无生命体征改变,是否出现休克表现;皮肤黏膜、巩膜有无黄疸。

2. 腹部检查有无压痛、反跳痛,有无腹部肌紧张,左后背有无叩击痛,脐周和腰部皮下有无紫色瘀斑,肠鸣音是否减弱和消失,有无手足抽搐等。

(三)辅助检查评估

1. 血白细胞计数是否升高,以及升高的程度。

2. 有无胸腔积液,血清淀粉酶及尿淀粉酶是否抬高,以及增高的程度及持续时间。

3. 血糖、血钾、血钠、血 pH、$CO_2 CP$ 有无改变,尤其要观察血钙有无下降,血钙降至 1.75 mmol/L(7 mg/dL)以下,提示病情严重,预后不良。

4. 血清正铁蛋白增高提示重症胰腺炎。

5. X 线胸腹部平片可了解有无胸腔积液、肠梗阻。腹部 CT 有助于判断胰腺水肿或坏死及其程度。

6. 腹部 B 超　可用于有无胆道结石、胰腺水肿或坏死判断。

7. 核磁共振(MRI)　可通过胆胰管造影判断有无胆胰管梗阻。

三、护理技术

(一)护理措施

1. 一般护理

(1)病情观察:严密观察老年病人生命体征的变化。病人若有出血倾向、休克表现及患者有腹胀、肠麻痹、脱水等症状时,应及时报告医师。

(2)饮食护理:因病人禁食时间较长,应补充足够的营养,有条件者应少量多次输血、清蛋白和肠外营养剂,以增加抵抗力,促使早日康复。在输液中严格执行无菌操作,并注意控制输液速度,注意心肺肾功能,每次输液完毕后给输液局部皮肤热敷,以防血管硬化和脉管炎。病人若口渴,可用含漱液漱口或湿润口唇,待症状好转逐渐给予清淡流质、半流质、软食,恢复期仍禁止高脂饮食。

(3)急性期按常规做好口腔、皮肤护理,防止压疮和肺炎发生,并对病人进行心理指导,使病人情绪稳定,配合治疗与护理。

2. 疼痛护理

(1)急性期病人绝对卧床休息,协助病人选择舒适体位,卧床休息可取屈膝侧卧位,以减轻疼痛。病人剧烈疼痛辗转不安时,应注意安全,必要时加用床档,防止坠床。

(2)急性期应严格禁食、禁饮和胃肠减压,避免和改善胃肠胀气,以抑制胰腺分泌,防止加重胰腺炎症。

(3)遵医嘱给予解痉镇痛药,注意观察镇痛效果。如效果不佳,疼痛持续存在,或疼痛加重,腹肌紧张、压痛、反跳痛明显,特别是出现高热、肠麻痹等重症表现,应报告医生,及时处理。密切观察神志、生命体征和腹部体征的变化,特别是注意有无高热不退、腹肌强直、肠麻痹等重症表现。

(4)安慰病人,减轻病人紧张、焦虑、恐惧情绪。指导病人减轻腹痛的方法,如松弛疗法、皮肤刺激法。满足病人的需求,协助做好生活护理。

3. 休克护理　休克是急性胰腺炎常见的致死原因,往往是突发性的。要密切观察病情的进展情况,病人如出现神志改变、血压下降、尿量减少、皮肤黏膜苍白湿冷、脉搏细数等临床表现时,提示出现低血容量性休克,应配合医生进行抢救。

(1)病人取中凹位,吸氧,保暖。

(2)迅速建立静脉管道,必要时静脉切开,按医嘱输注液体血浆或全血,补足血容量。同时注意补充钾、钙,纠正酸碱平衡紊乱。补液中要监测中心静脉压、尿量和血压,及时调整好输液速度。

(3)积极准备好抢救用品,如发现有心力衰竭、弥漫性血管内凝血等并发症出现,应及时给予治疗。

4. 手术后护理

(1)禁食、胃肠减压:胃肠减压管可以抽出病人胃内分泌物,减少胃内容物刺激胰液分泌,减少胰肠吻合口瘘的机会。注意保持胃肠减压管通畅,防止扭曲、折压,每日冲洗4次,不宜过早地拔出胃肠减压管。

(2)注意休息:胰腺手术后的病人需要较长一段时间的卧床休息,如不注意,老年病人可以因体位变化而发生心脑血管的破裂,导致突然死亡。

(3)保持各种引流管通畅:彻底引流毒性渗液和坏死组织,以减轻病情,阻断病情恶化,减少并发症的发生。

(4)腹腔灌洗和腹腔冲洗的护理:关爱病人,规范操作,减少病人痛苦,争取病人合作;根据引出液的性质,调整引流液或灌洗液的速度、剂量和次数;认真记录液体出入量,防止液体储留腹腔;每次操作后将皮肤擦净,并涂以复方氧化锌软膏保护皮肤。

(二)社区护理

1. 普及胰腺炎教育　急性胰腺炎与急性心肌梗死、急性脑血管疾病同为猝死的三大病因,因此要突出宣传急性胰腺炎的危险性、严重性和可防可治性,提高人群对急性胰腺炎的认知,指导自我保健。

2. 指导科学健康的生活方式　指导人群合理膳食,戒烟少酒,加强对高危人群的预防和监测。

3. 大力开展群防群治急性胰腺炎活动,定期体检和筛检,要充分认识老年人急性胰腺炎表现的特殊性,及时早期发现急性胰腺炎病人。老年人急性胰腺炎易被漏诊或误诊,原因有:①老年人记忆力差,易遗忘重要病史;②腹痛不典型,常常不能准确感觉到典型的疼痛,且腹痛部位也模糊不清,甚至有的病人仅有腹胀,腹部压痛、反跳痛及肌紧张不明显;③病情发展快,机体状况和反应能力均差;④老年人基础疾病多,症状复杂,急性胰腺炎的表现往往被某种疾病的表现所掩盖或误导。

4. 建立社区急性胰腺炎防治网络,发现病人,及时登记,并建立现患档案。

(三)健康教育

1. **帮助病人和家属了解本病的病因及防治知识** 注意饮食卫生,少食多餐,防止暴饮暴食,避免吃油腻食物,不要大量饮酒。保持心情舒畅,避免生气发怒。注意休息,保证足够的睡眠,防止胰腺炎的复发。

2. **及时去除病因** 积极治疗胆道疾病、高脂血症,避免服用有害药物等。

3. **定期随访,防止并发症** 一般地说,急性胰腺炎病人治疗出院后,即使已恢复正常饮食,也并不意味着身体已完全康复,还可能会转为慢性胰腺炎,也可能出现胰腺囊肿、胰瘘、糖尿病等并发症。如果发现病人出现相应症状,则需及时就医。

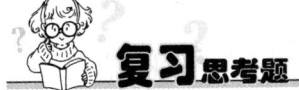

1. 论老年胃食管反流病健康史评估的特点。
2. 男性患者,75岁,退休教师,患有胃食管反流病十余年,十分焦虑,担心变成癌症。如何对其进行社区护理和健康教育?
3. 说出老年人慢性胃炎病人护理评估的特点。
4. 如何向老年人慢性胃炎病人进行健康教育?
5. 分析食管癌、胃癌及大肠癌的常见病因和诱发因素。
6. 说出食管癌、胃癌及大肠癌护理评估的特点。
7. 女性患者,65岁,进行性吞咽困难2年,不能进食3天,诊断为食管癌入院。试制定应采取的护理措施,并着重讨论病人化疗或放疗的护理要点。
8. 男性患者,70岁,诊断胃癌准备手术入院,试制定应采取的护理措施。
9. 男性直肠癌患者,76岁,直肠癌根治术后,保留永久性人造肛门出院,试制定家庭护理应采取的护理措施。
10. 分析老年人脂肪肝的病因,说出社区护理和健康教育的要点。
11. 女性患者,72岁,肥胖,有慢性胆囊炎、胆石症6年,饱餐后夜间突然上腹疼痛伴呕吐4小时急诊入院。查体发现:T38.2℃,P98次/分,R22次/分,Bp146/80 mmHg,急性痛苦面容,屈膝侧卧位,腹部软,压痛不明显,无反跳痛,莫菲氏征阴性,肠鸣音存在,血淀粉酶1 000苏氏单位。临床拟诊急性胰腺炎。

(1)试制订该病人的护理措施。
(2)如病人痊愈出院,如何对病人进行健康教育?
(3)说出急性胰腺炎社区护理工作的要点。

(贺 强)

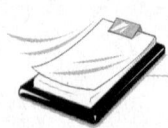

第五章 老年呼吸系统疾病病人的护理技术

第一节 老年人呼吸系统生理变化及病理改变特点

一、生理变化特点

（一）呼吸道防御免疫功能减弱

老年人鼻咽腔萎缩，气流阻力增加，睡眠时多用口呼吸，所以易产生口干、喉咙痛，使打鼾声音变大，并失去鼻的瓣样作用，致使上呼吸道防御功能降低。呼吸道异物的排除主要靠其分泌的黏液和纤毛运动，但随着老化，纤毛逐渐受损，黏膜腺和支气管上皮细胞也有退化，使清理呼吸道的能力下降。咳嗽反射减弱，支气管分泌免疫球蛋白的功能也降低。

（二）胸廓和肺部的结构发生生理性变化

老年人因骨质疏松、脊柱后凸、胸骨前突，使胸廓前后径增大，横径相对变小而呈桶状胸。肋软骨钙化、肋间肌和辅助呼吸肌萎缩，收缩力下降。老年人胸椎与肋骨、肋骨与胸骨之间的关节发生生理性改变使关节强直，再加上呼吸肌无力，使胸廓的呼吸运动受影响，进而影响肺通气和呼吸容量。

随着年龄增加，肺组织重量减轻，肺泡数目减少，肺泡壁弹性下降，回缩能力也减弱，导致无法完全呼出气体。肺动脉壁出现肥厚、纤维化、透明化，肺静脉内膜硬化使肺血流和肺动脉压力增高，肺毛细血管黏膜表面积减少，肺灌注量减少，通气/血流比例改变，肺泡与血流气体交换能力降低。

（三）呼吸系统生理功能的变化

肺活量下降，残气量增加，功能残气量增加。气道阻力增大，肺的闭合容量增加，第1秒肺活量下降，最大呼气量明显下降，第1秒肺活量/肺活量的比率仍可保持正常。通气/血流比例失调，加之气道无效通气增大，生理无效腔增加，要有更多的空气才能得到需要的氧，因此活动时呼吸加快。随着年龄增加，肺的弥散量下降，但很少有临床意义。血氧分压随年龄增长而持续下降，而动脉二氧化碳分压则无改变。老年人休息时肺血管阻力无改变，运动时随血流增加而阻力增加。在正常生理应激下，组织灌注增加，耗氧增加，动静脉血氧含量差增加。

二、病理改变特点

1. 老年人呼吸功能下降不仅与生理性老化过程有关，还与长期生活在不良环境中（如空气污染、吸烟、冷空气刺激)有关,也与口腔、心血管等其他器官病变以及代谢因素有关。

2. 老年人由于呼吸肌、膈肌、肺泡及毛细血管的灌注量、呼吸中枢的病变,可引起一些疾患,如阻塞性肺部疾病、肺结核、肺炎、呼吸衰竭、肺癌等。

3. 老年人上呼吸道感染程度较轻者,短时间内可以自愈。严重者可引起下呼吸道严重感染,甚至导致老年人死亡。

第二节 呼吸道感染性疾病

一、疾病概要

由于呼吸系统本身的老年性变化,机体免疫功能低下,以及其他系统疾病的影响,老年人呼吸道易受细菌、病毒或其他微生物的侵袭而发生感染。常见的呼吸道感染性疾病有:

(一)上呼吸道感染

上呼吸道感染是指鼻、咽、喉部位的感染,常表现为急性发作,病情轻,病程短,预后较好。少数病情严重者可并发下呼吸道感染。

老年人上呼吸道感染大多数由病毒引起,细菌性感染仅占少数。常见的病毒有流感病毒、副流感病毒、鼻病毒、腺病毒、呼吸道合胞病毒等。细菌以溶血性链球菌多见,其次为流感嗜血杆菌、肺炎球菌、葡萄球菌。细菌感染多继发于病毒感染,少数可直接引起感染。病原体主要通过飞沫传播,也可因接触病毒而传染。当老年人呼吸道防御功能降低,原已存在于上呼吸道或从外界侵入的病毒或细菌迅速繁殖引起本病。

1. 诊断要点

(1)有受凉史,与病人接触史。

(2)有鼻塞、流涕、咽喉痛、全身乏力、发热、全身酸痛和头痛等症状。

(3)体检仅有上呼吸道黏膜充血和水肿。

(4)周围血常规、病毒、细菌检测可协助诊断。

2. 治疗原则

(1)对症治疗:发热者给物理降温,咽喉痛者给予含片。

(2)病因治疗:如病毒感染给予病毒唑,细菌感染给予抗生素。

(3)中药治疗:如板蓝根、银翘片。

(二)急、慢性支气管炎

1. **急性气管支气管炎** 是指由病毒、细菌感染,理化因素或过敏因素所引起的气管、支气管黏膜的急性炎症。病毒或细菌感染是本病最主要的病因,过度劳累、受凉是常见诱因。本病起病较急,常先有急性上呼吸道感染症状。

(1)诊断要点

①急性上呼吸道感染后出现咳嗽、咳痰。

②体检肺部有散在干、湿性啰音。

③胸部 X 线检查正常或仅有肺纹理增粗。

④病毒和细菌检查可明确病因。

(2)治疗原则

①病因治疗:如病毒感染给予病毒唑,细菌感染给予抗生素。

②对症治疗:干咳者给予喷托维林,咳痰者给予化痰片。

2. 慢性支气管炎 是指气管、支气管黏膜及其周围组织的慢性非特异性炎症。临床特征是慢性反复发作性咳嗽、咳痰或伴喘息,后期可发展为慢性阻塞性肺气肿及慢性肺源性心脏病。

老年人慢性支气管炎患病因素有:吸烟,大气污染,寒冷气候,免疫功能减退。因为烟的气体刺激可使巨噬细胞吞噬能力降低,支气管黏膜上皮细胞纤毛运动障碍;杯状细胞黏液腺增生,分泌增多,导致分泌物在气道内堆积;吸烟可引起支气管痉挛,使气道的净化功能削弱,容易发生感染。因支气管与大气相通,如吸入刺激性烟尘、工业废气等污染的空气,可使慢性支气管炎发病率上升。寒冷可使气道局部小血管痉挛,纤毛运动障碍,呼吸道防御功能降低,净化作用减弱,病原微生物易于入侵繁殖,引起本病。老年人呼吸道免疫功能降低,气道对细菌或异物的清除功能及防御反应降低,加上老年人呼吸道退行性变化,上呼吸道感染可诱发本病。

(1)诊断标准:凡咳嗽、咳痰或伴喘息反复发作,每年至少患病3个月,并连续发作2年或2年以上,排除其他心肺疾患时可作出对本病的诊断。

(2)治疗原则

①避免接触任何呼吸道刺激因素,如戒烟,防止感冒。

②细菌感染给予抗生素治疗。

③对症治疗:化痰、止咳、平喘。

④增强机体免疫功能。

(三)肺炎

肺炎是指肺组织炎症。肺炎是老年人常见病,也是老年人常见四大死亡原因之一。

老年人肺炎最常见的病原菌为革兰阴性杆菌。感冒、脑血管病、心力衰竭、慢性阻塞性肺病等多种疾病或病理变化都可成为肺炎的诱因。吞咽困难和鼻饲护理的老年人易患吸入性肺炎,长期卧床的老年人易患坠积性肺炎。随年龄增长,老年人呼吸道防御功能降低,咳嗽反射减弱,呼吸道分泌物不易被清理出呼吸道,利于病原菌繁殖。同时由于老年人肺功能减低,免疫功能亦明显降低,肺泡巨噬细胞活力减退,含有病原菌的分泌物易入肺组织,引起肺泡充血、渗出、细胞浸润,肺泡渗出的浆液营养极其丰富,利于细菌繁殖。细菌随渗出液通过终末细支气管及肺泡孔流入另一肺泡,再扩散到多个肺泡内,使感染范围扩大并加重。

老年人肺炎的临床表现极不典型,一般起病隐匿,早期多无发热、咳嗽、脓痰、胸痛症状,常表现为食欲不振、疲乏、无力、倦睡、意识障碍等。症状表现与肺部体征不一致,可能出现心慌、气短、心律不齐、休克等心血管病的症状。老年人肺炎并发症多,如水电解质紊乱、酸碱平衡失调、休克、呼吸衰竭、心力衰竭等,治疗不及时可致死亡。

1. 诊断要点

(1)有慢性阻塞性肺病等原发病史。

(2)首先出现消化道症状或意识障碍、休克,有咳嗽、咳痰、气促等症状。

(3)肺部有湿啰音。

(4)白细胞总数正常或减低,中性粒细胞增高。

(5)X线检查有各具特点的炎性浸润阴影。
(6)痰菌检查和细菌培养可协助病因诊断。
2. 治疗原则
(1)一般治疗:卧床休息,加强营养,病情观察。
(2)对症治疗:化痰止咳。
(3)抗休克治疗:补充血容量,纠正酸中毒,给血管活性药。
(4)控制感染:给予敏感抗生素治疗。
(5)防治并发症。

(四)肺结核

肺结核是指结核杆菌感染肺组织引起的慢性传染性疾病。目前结核病的发病率在全世界呈上升趋势,发展中国家发病率高于发达国家,老年人群发病率高于其他年龄组。老年人肺结核多有既往史,未彻底治愈迁延而致。有的老年人肺结核因未出现症状或症状不典型,未积极治疗,进入老年后由于免疫功能下降,再加上患有糖尿病、贫血、营养不良等,使肺结核复发、加重。无症状者占1/4以上,故老年人肺结核早期发现很难。老年人肺结核临床表现不典型,以咳嗽最常见,气急症状较突出,往往误以为慢性支气管炎、肺气肿。有的老年人肺结核中毒症状不明显,肺部病变广泛而症状轻微。老年人肺结核类型仍以浸润型最常见,其次为慢性纤维空洞型和血行播散型。检查发现老年人肺结核痰排菌率高,结核菌素试验多呈阴性反应。统计资料显示老年人肺结核复发率高,复治病例多,病死率较高。

1. 诊断要点
(1)既往结核病史。
(2)出现咳嗽、咳痰、咯血、气急。
(3)痰结核菌检查阳性。
(4)X线检查肺部有渗出病灶、纤维厚壁空洞、粟粒样致密阴影。
(5)可合并糖尿病、慢性支气管炎、肺气肿、心血管疾病等。

2. 治疗原则　老年人肺结核治疗必须遵循早期、联合、适量、规则、全程和督导的用药原则。由于老年人机体代谢功能下降,药物剂量应适当调整,还应特别注意药物的副作用。常用药物有异烟肼、利福平、吡嗪酰胺、乙胺丁醇、链霉素(剂量减少为 0.75 g/d)、对氨基水杨酸。

二、护理评估

(一)健康史评估

1. 询问老人咳嗽开始的时间,是急性发作还是慢性持续发生,持续多久,是季节性还是长年性,咳嗽时间是在清晨还是在夜间;是否伴有黏液性痰、脓痰、棕红色胶冻样痰,痰量多少,能否有效咳出;是否伴有咯血,血量多少,时间多长;是否伴有胸痛,疼痛部位、疼痛性质、疼痛缓解因素有何特点;是否伴有发热,发热时间、发热程度、发热症状有何特点;是否伴有气急,气急如何发生,如何加重或缓解;了解老人有无鼻塞、流涕、咽痛症状,饮食、睡眠、体重、大小便有无变化;有无服药治疗,如何治疗,疗效怎样;了解老人的家庭状况,生活环境有无污染,有无吸烟、饮酒习惯,有无与结核病患者接触史。

2. 了解老人既往疾病史和发病的诱因,是否患有口腔、鼻部疾病,是否有糖尿病、心血管疾病、脑血管疾病、慢性阻塞性肺病、营养不良、自身免疫性疾病、恶性肿瘤等;有无外伤史、手术史、鼻饲护理、长期卧床等因素;有无受凉、疲劳等诱因。

3. 了解呼吸道感染老人及家属对疾病的认识状态,是否了解疾病的诱因、危险因素(吸烟、环境中有害物)、药物治疗、并发症、预后等知识;评估呼吸道感染疾病对老人心理及情绪的影响,有无焦虑、紧张、忧郁或不重视,患肺结核的老人有无自卑与孤独感。

(二)身体评估

1. 视诊病人呼吸的节律、频率、深度、面部颜色、口唇、口腔黏膜有无发绀或苍白,鼻黏膜有无充血水肿,扁桃体有无肿大,意识状态有无改变,胸部两侧是否对称,吸气时间与呼气时间的比例,胸廓有无改变。

2. 检查体温、脉搏、血压有无异常,触诊语颤有无增强或减弱。

3. 叩诊肺部有无浊音、过清音、实音,肺下界有无改变。

4. 听诊肺部有无呼吸音及呼吸音改变,有无啰音,是干啰音还是湿啰音,语音传导有无异常。心音有无改变,有无心脏杂音及附加心音。

(三)辅助检查评估

1. 血常规检查了解白细胞计数和分类、血红蛋白。

2. 肺功能检查了解肺总容量、肺活量等。

3. 痰菌检查协助病因诊断。

4. X线检查,CT扫描了解肺部病灶(如渗出、空洞、纤维化、粟粒阴影等),协助临床诊断。了解心脏、颅脑疾病等原发病。

5. 必要时检查血糖、肝肾功能、二氧化碳结合力、血气分析、结核菌素试验等。

三、护理技术

(一)护理措施

1. 评估老年病人发热、咳嗽、排痰能力、意识状态等情况,观察呼吸频率、节律、深度,记录痰量和痰的外观、咯血量及全身反应,及时送血、痰标本到实验室检查,以协助诊断。

2. 保持环境舒适、空气流通,每日通风2次,室温保持在18~20℃,湿度在50%~80%。对重症病人置危重病室抢救,准备抢救药物和器械。

3. 对发热老人每4小时测量一次生命体征,直到退热后72小时,评估皮肤颜色和温度、尿量、热型等。给予口腔护理,口唇干燥时用润唇膏,鼓励多饮水、多漱口。给清淡易消化的高热量、高蛋白流质或半流质饮食。遵医嘱给予物理降温(如温水擦浴、乙醇擦浴、冷水灌肠、头部或大血管部位置冰袋等)、解热药、抗生素(细菌感染性肺炎可选用青霉素、氨基苷类、头孢菌素类等,肺结核可选用异烟肼、利福平、链霉素等)、抗病毒药,注意疗效和药物副作用,防止虚脱发生。

4. 咳嗽、咳痰老人应经常改变体位,指导老人有效咳嗽。痰黏稠者给雾化吸入湿化痰液,长期卧床、体质虚弱、无力咳嗽者辅以拍背及胸壁震荡(手握成杯状,保持手指弯曲,拇指紧靠示指,肩部放松,以手腕力量双手交替叩击痰液聚积部位。或将手指伸直并拢平放在痰液聚积部位,让患者深吸气,当他慢慢呼气时,以快速收缩和放松手及肩部肌肉来震动其肩部,手肘须伸直,吸气时就停止,如此反复数次),遵医嘱给化痰止咳药,鼓励每日摄水量在1 500 ml以上。

5. 对咯血、胸痛病人给予相应护理。咯血者绝对卧床休息,患侧卧位;给冷或温的流质饮食,大咯血时禁食;遵医嘱给脑垂体后叶素(高血压、冠心病禁忌)、止血药、静脉输液(控制输液量、滴速);预防咯血引起窒息。如胸痛者指导患侧卧位,15 cm宽胶布固定胸廓,遵医嘱给止痛药。

6. 对呼吸困难、气急、发绀老人给予中等流量吸氧,对慢性支气管炎、肺结核合并慢性阻塞性肺气肿、慢性肺源性心脏病患者给予低流量低浓度持续吸氧。

7. 护理操作过程中,注意无菌技术操作,包括鼻导管更换消毒、吸痰、湿化气道、静脉输液等过程,应防止医源性肺部感染。

8. 向病人说明保持心情愉快,锻炼身体,增强机体抗寒能力,提高机体及呼吸道免疫功能的必要性。指导老人注意保暖,合理安排休息和活动(如散步、打太极拳)。

9. 密切观察病情变化,发现休克、心功能不全、心律失常、呼吸衰竭等并发症征象,立即告诉医生,并配合医生抢救。

(二) 社区护理

1. 组织呼吸道感染老人及其家属,参加社区开展的有关上呼吸道感染、急慢性支气管炎、肺炎、肺结核疾病护理及并发症的预防等知识讲座,使患者与家属共同参与护理活动。

2. 社区护理人员与病人及其家属一起讨论呼吸道感染性疾病的发病因素及诱因,共同制定防止疾病复发和加重的措施(如治理环境污染、戒烟、气候骤变时及时增减衣服、呼吸道感染流行季节少去公共场所)。现场指导老人咳嗽排痰的技巧。如雾化吸入时,为防止老年人因神志不清把雾化吸入管咬碎,可在管口上接一段橡皮管以保证安全,同时注意吸入蒸气温度,避免烫伤。

3. 为呼吸道感染性疾病的老人建立社区医疗档案,协助监测病情变化,为患者及其家属提供医疗卫生及保健咨询。

(三) 健康教育

1. 介绍上呼吸道感染、急慢性支气管炎、肺炎、肺结核病的疾病知识,树立战胜疾病的信心,提高老年人的生活质量。

2. 避免吸入有害气体、冷空气,预防感冒,戒烟戒酒,保持愉快心情,生活要有规律,避免疲劳。

3. 合理饮食,选择高蛋白、高热量、高维生素、清淡易消化的食物,少量多餐,多饮水。有糖尿病、心脏病等并发症的老人遵医嘱选择适合病情的饮食。

4. 遵医嘱服药,勿自行增减药物。定期门诊随访,了解治疗效果和药物副作用。家属应督促、帮助老人正确执行治疗方案,发现老人病情加重,及时送到医院就诊。

5. 积极治疗原发病。对慢性支气管炎、肺结核合并肺气肿者,鼓励其呼吸功能锻炼,告诉病人及其家属呼吸锻炼的重要性,与他们一起制订个体化的锻炼计划,如有规则地练习深呼吸、腹式呼吸、缩唇呼吸、有效咳嗽。

6. 坚持耐寒锻炼,增强机体对寒冷的耐受性。可根据老人的活动能力、兴趣,选择增强机体免疫功能的体育锻炼,如打太极拳、散步、下棋、适当做家务等。

7. 患肺结核的老年病人及其家属,应学会痰及分泌物的焚烧和痰杯、用物严格消毒的方法(痰杯、餐具煮沸消毒或用消毒液浸泡消毒,被褥、书籍在烈日下曝晒6小时以上)。患者外出要戴口罩,不要随地吐痰。老人衣物要经常晒太阳,餐具专用。进餐可与家人同桌,但实行分餐制。老人的居室保持良好通风,每日用紫外线消毒。家属应多关心病人,减轻老人的孤独感,督促老人规律、按疗程、遵医嘱用抗结核药,促进疾病早日康复。

第三节 肺气肿

一、疾病概要

肺气肿是指终末细支气管远端的气道(呼吸性细支气管、肺泡管、肺泡囊和肺泡)持续性过度膨胀或破裂的一种病理状态。常见的老年人肺气肿有老年性肺气肿、阻塞性肺气肿。

(一)老年性肺气肿

老年人肺组织由于生理性弹性回缩功能衰退而膨胀,但无破坏性损害,加以肋骨抬高,胸椎后弯,胸廓呈桶状,形成老年性肺气肿。但这种改变并非真正的肺气肿,肺组织仅有轻微的过度膨胀,且不伴有肺组织的浸润和纤维化改变,胸廓并不增大,肋间隙不增宽,肋膈角不变浅,横膈位置正常,其活动度保持正常,肺功能的损害较轻,一般无自觉症状。

1. 诊断要点
(1)病程进展缓慢。
(2)无支气管阻塞表现。
(3)桶状胸。
(4)X线表现为肺透亮度增强或无异常。
(5)总肺容量正常或稍减少。

2. 治疗原则
(1)呼吸锻炼,可进行腹式呼吸和缩唇呼吸。
(2)预防呼吸道感染。

(二)阻塞性肺气肿

老年人阻塞性肺气肿绝大部分继发于慢性支气管炎、支气管哮喘、尘肺,引起弥漫性阻塞性肺气肿,尤以慢性支气管炎是最常见的原因。部分老年人因气道肿瘤、异物或其他病变发生气道活瓣性阻塞,气体吸入容易而呼出困难,引起相应肺叶或肺段的肺泡过度充气膨胀,出现局限性阻塞性肺气肿。弥漫性阻塞性肺气肿的发病,是由于原发病导致细支气管黏膜肿胀,黏液腺增大,黏液分泌增多、潴留,支气管平滑肌痉挛,肺泡大量破坏,细支气管周围的辐射状牵引力丧失等,导致细支气管狭窄,吸气时细支气管管腔扩张,气体进入肺内较多。呼气时管腔缩小,气体排出受阻,肺泡内压力不断增高,出现肺泡过度膨胀。此外,炎症的直接侵蚀,肺泡壁血供减少、肺泡弹性减弱等促进膨胀的肺泡破裂,融合成肺大泡,有效的呼吸面积减少,最终形成肺气肿。

1. 诊断要点
(1)原发病史(如慢性支气管炎、支气管哮喘、尘肺、支气管肿瘤、支气管异物等)。

(2)慢性咳嗽、咳痰史,逐渐加重的呼吸困难。
(3)肺气肿体征。
(4)肺气肿 X 线表现。
(5)肺功能检查残气/肺总量大于40%,第1秒肺活量/用力肺活量小于70%。经支气管扩张药治疗,第1秒肺活量无明显改变。

2. 治疗原则

(1)防治原发病,如积极治疗慢性支气管炎、支气管哮喘、尘肺等,改善气道阻塞,控制肺气肿的发生和进一步恶化。
(2)控制呼吸道感染,选择敏感的抗生素。
(3)纠正或改善缺氧,可采用家庭氧疗,或随身携带轻便氧气筒,在日常活动或锻炼时用鼻导管吸入。
(4)加强膈肌呼吸锻炼,改善肺功能,做腹式呼吸,加强膈肌活动。

二、护理评估

(一)健康史评估

1. 询问老人咳嗽、咳痰开始的时间,持续的时间,是季节性出现还是长年存在,是清晨咳嗽还是夜间咳嗽,咳嗽时有无咳痰,痰的量、颜色、气味、性状有何特点。了解气喘、呼吸困难出现时间、临床特点,是运动时发生,还是走路时、上下楼梯、休息时发生。如慢性支气管炎,合并阻塞性肺气肿时呈慢性咳嗽、反复加重、白色黏液痰;合并感染时出现黄脓痰,进行性加重的呼吸困难的特征。支气管哮喘合并阻塞性肺气肿时呈季节性发作性咳嗽、黏液泡沫痰、呼气性呼吸困难,逐渐发展为持续、逐渐加重的呼吸困难。

2. 了解肺气肿老人既往疾病史及发病诱因。有无慢性支气管炎、支气管哮喘、支气管扩张、尘肺、肺纤维化等疾病;有无吸烟史,吸烟的时间、量;有无经常上呼吸道感染史;生活的环境有无大气污染、有害粉尘。

3. 评估肺气肿老人及其家属对肺气肿疾病知识的了解程度和认识能力,有无不重视或紧张、焦虑、忧郁的情绪反应,日常生活自理能力有无影响,饮食、睡眠、大小便有无改变。

(二)身体评估

1. 视诊 胸廓呈桶状胸,双侧呼吸运动减弱。
2. 触诊 气管居中,双侧语颤减弱。
3. 叩诊 双肺过清音,肺下界下移,肺下界移动度减少,心浊音界缩小或消失。
4. 听诊 两肺肺泡呼吸音减弱,呼气延长,有时在肺底可听到干湿啰音,心率增快,心音遥远。

(三)辅助检查评估

1. X 线检查 示胸廓前后径增大,肋骨变平,肋间隙增宽,膈低平,肺野透亮度增加,肺纹理稀疏,部分病例可见发样细线勾划出的明显肺大泡。

2. 肺功能检查 肺活量正常或减低,残气及功能残气量增加,残气/肺总量的比值大于40%,第1秒肺活量/用力肺活量小于70%,最大通气量占预计值的80%以下,经支气管扩张药治疗,残气及残气/肺总量值无明显改变。

3. 血气分析　中、重度病人可有低氧血症和高碳酸血症。

三、护理技术

(一) 护理措施

1. 评估老年肺气肿病人呼吸频率、深度、咳嗽、咳痰的特点，查动脉血气分析、血氧饱和度，观察是否有生命体征、意识状态改变。

2. 鼓励病人采取坐位或半坐卧位休息，保持室内空气新鲜流通和适宜的温度、湿度，支气管哮喘老人居住房间避免摆放花草、饲养小动物，待病人离开后再打扫室内卫生。

3. 出现低氧血症者给予低流量、持续吸氧，告知病人和家属使用氧气治疗的重要性和注意事项，配合治疗护理，避免吸入氧气过多或不足。

4. 遵医嘱使用祛痰药、抗生素、支气管扩张药等，观察药物的效果和副作用，病人使用气雾剂的方法是否正确。避免使用镇静药或抑制呼吸的药物。

5. 减少不必要的氧气消耗和体力消耗，去除耗氧的原因(如发热、焦虑)和体力消耗的原因(如不必要的干咳)。

6. 指导并协助有效的排痰措施，如体位引流(取病变置于高处，其引流的支气管开口向下的体位，每日 2~3 次，每次 15~20 分钟，依病情选择引流方式，观察引流效果)、叩击、震颤胸部、雾化气道(如用生理盐水加痰易净、羧苄西林、沙丁胺醇等配成雾化液，超声雾化吸入，每日 2~3 次，但支气管哮喘老人不宜用超声雾化)，指导有效咳嗽(缓慢深呼吸 4~5 次后，在深吸气末迅速关闭声门，以建立胸部和腹部的压力并产生足以排出黏液和分泌物的力量，肋间肌和腹肌收缩，压迫胸腔和腹腔，打开声门，胸内压下降，膈肌向上推进，形成剧烈的爆破性气流而导致有效咳嗽)，必要时机械吸痰。

7. 评估病人的焦虑程度和原因，鼓励病人说出心里所担心的事项，适时给予正向的回馈鼓励，以增强其信心。做任何检查、治疗前予以解释，增加病人对事物的控制能力，以减轻焦虑。动员家属或亲友在老人身旁陪伴，给予心理支持。

8. 训练缩唇呼吸(病人处于坐位，头部、胸部抬高，双肩后倾，使膈肌运动不受限制。由鼻腔慢慢地吸气，同时紧闭口唇，吸气末作短暂停顿。然后使口唇缩成吹口哨样，将气体呼出，呼气的气流应控制在使前方 15 cm 远处蜡烛火焰倾斜而不熄灭的程度，呼气的时间至少是吸气时间的两倍，避免大口吸气或屏气)和腹式呼吸(用鼻吸气，经口缩唇呼气，呼吸要缓慢均匀，切勿用力呼气。吸气时腹肌放松前挺，呼气时腹肌收缩内陷。开始训练时，患者可将一手放在腹部，一手放在前胸，以感知胸腹起伏，呼吸时应使胸廓保持最小的活动度，呼气时腹部用手适当加压，以增加膈肌活动度。练习数次后，稍事休息，两手交换位置继续训练，每日训练两次，每次 10~15 分钟，熟练后可增加训练次数和时间，并可采取各种体位随时进行练习)。

9. 补充营养，给高蛋白、高热量、高维生素、易消化饮食，避免过冷、过热及产气食物。病情允许，鼓励病人每天饮水 2 000 ml 左右。协助老人进餐，进餐前休息，进餐时固定好吸氧鼻导管，安排清洁的进餐环境，改善烹调方法和饮食的色、香、味，增加病人的食欲。

10. 评估病人的体力状况，与病人及其家属一起共同制订活动计划，选择适宜的运动方式和运动量、运动时间，协助床上被动运动或指导主动运动。

（二）社区护理

1. 组织肺气肿老人和家属参加社区举办的关于肺气肿疾病知识的讲座，指导老人做呼吸功能锻炼和运动锻炼（如练气功、打太极拳、定量行走、登梯练习）。

2. 指导肺气肿老人进行家庭氧疗，说明长期坚持氧疗的意义，帮助老人选择携带式氧气袋，每天氧疗时间应不少于12小时，尤其睡眠时不中断吸氧。

3. 为肺气肿老人建立医疗档案，定期随访老人家庭，了解老人疾病状况、饮食营养状态、生活环境等，发现对肺气肿病人康复不利的因素及时纠正。

4. 加强对社区大气污染的防治，宣传戒烟的意义，组织老人参加社区开展的文体活动，增加老人的抗病能力。

5. 为肺气肿老人提供健康保健咨询，为疾病复发的老人提供就诊信息。

（三）健康教育

1. 介绍本病的主要病因、治疗目的、用药及并发症，帮助病人和家属认识到积极参与诊治及康复过程可减少急性发作、改善呼吸功能、延缓病情发展、提高生活质量，但须付出耐心，长期坚持。

2. 避免任何诱因，预防感冒，戒烟，气候变化时注意保暖，改善居住环境，避免烟雾、尘埃。积极治疗原发病，防治肺心病、呼吸衰竭等并发症。

3. 保持良好的生活习惯，生活规律，充分睡眠休息。

4. 说明规律活动的重要性，鼓励病人从事可耐受的自我照顾、运动或休闲相关活动，渐进式增加其日常活动量和耐力。运动中出现心悸、呼吸困难、脸色苍白等现象，应立即停止活动。最好安排饭前活动或活动前避免过度进食，以免因为胃部膨胀影响呼吸肌运动而容易感觉气喘或疲乏。

5. 坚持体育锻炼如练气功、打太极拳、散步、登楼梯等轻度活动，但必须注意运动量的大小，应根据个人具体情况而定，循序渐进。若运动过量可导致呼吸肌的耗氧量显著增加，会促使机体缺氧加重，增加心脏负荷，对病情更不利，所以体育活动最好在医生指导下进行。

6. 适应每日生活活动及生活形态，教导病人在活动中不可屏住呼吸，需继续维持呼吸的状态，在开始时正常地吸气，然后在执行某一个动作时开始呼气。教导病人弯下腰时要呼气（如弯腰系鞋带，应在弯下腰之前正常吸气，弯腰系鞋带时则呼气）。

7. 给予病人心理支持，在进行呼吸运动和活动时给予鼓励与赞赏，让病人知道自己渐渐在进步中。让病人及其家属了解疾病的特性，协助老人适应生活，以免家属过度保护。让老人能根据自身状况，做到自我照顾与正常的社交活动。

8. 合理加强营养，给予高热量、高蛋白饮食，少量多餐，避免吃豆子、空心菜等产气食物，鼓励病人吃纤维素丰富的食物。若无心脏疾病，应鼓励病人每天至少饮水 2 000 ml，以防产生便秘。

9. 带药回家继续服用时，教导病人服药的剂量、时间、方法，并告诉病人有关药物的作用与副作用，以及注意事项。

第四节 原发性支气管肺癌

一、疾病概要

原发性支气管肺癌是指起源于支气管黏膜或腺体的恶性肿瘤,简称肺癌。老年人肺癌是发生于老年人肺部最常见的原发性恶性肿瘤。60 岁以上是肺癌的高发年龄,70 岁后发病率仍上升,80 岁后稍下降,可能与老年人长期处于致癌环境中及机体免疫能力减退有关。

(一)发病机制

肺癌的病因未明,一般认为与环境污染、职业性致癌因子、吸烟、电离辐射、维生素 A 缺乏、病毒感染及肺部慢性疾病等因素有关。老年人的各种癌瘤中,肺癌的细胞分化程度差,生长较快,手术率较低。老年人肺癌中,原发癌及混合癌的发病率较年轻人高。老年人肺癌的病理分型以腺癌多见,其次为鳞癌、未分化小细胞癌、未分化大细胞癌、未定型癌及混合癌。

(二)诊断要点

老年人肺癌临床表现的轻重及出现的早晚,取决于肿瘤发生的部位、大小、病理类型、发展阶段、有无转移、并发症及个体感觉的反应性。咳嗽、咯血、胸痛、气急和发热是肺癌最常见的症状,老年人以急性肺部感染为表现的较多,咯血和消瘦、乏力、食欲减退也并不少见,晚期出现压迫及转移症状,根据侵犯的部位不同而出现不同的症状和体征。下列几点可供临床诊断参考:

1. 长期大量吸烟史、长期接触职业性致癌因子、大气污染、电离辐射、有慢性肺部疾病史等因素。
2. 阵发性呛咳持续数周,抗菌素治疗无效,或原有呼吸道疾病而咳嗽加剧者。
3. 原因不明的持续痰中带血,持续剧烈胸痛,肥大性骨关节病及杵状指(趾)。
4. 单侧局限性哮鸣音不因咳嗽而改变,同一部位反复肺段性肺炎,难治愈的肺脓肿。
5. X 线检查显示局限性肺气肿,段及叶性肺不张,肺野单个圆形病灶,单侧肺门影增大。
6. 痰脱落细胞检查阳性,排除鼻咽癌、食管癌所致。
7. 纤维支气管镜、放射性核素肺扫描发现病灶。

(三)治疗原则

1. 手术治疗　鳞癌手术切除机会多,腺癌次之,未分化癌最少。
2. 放射治疗　小细胞未分化癌对放疗最敏感,鳞癌次之,腺癌敏感性最低。
3. 化学药物治疗　应根据细胞类型合理选用化疗药物,并按照间歇、短程和联合的原则用药。
4. 免疫治疗。
5. 中医中药治疗。

二、护理评估

（一）健康史评估

1. 询问有无咳嗽、咳痰，其特点如何，是否呈阵发性呛咳或持续性高音调剧咳，是否有少量白色黏痰。有无咯血，咯血量、颜色、时间如何，是少量咯血，还是持续痰中带鲜血，或是大咯血。有无胸痛，其特点是否为持续剧烈胸痛，随呼吸、咳嗽加重，甚至在合并胸腔积液的情况下也不减轻。有无气急、呼吸困难，由弥漫型肺癌所致呼吸困难常呈进行性加重，且吸氧也不能改善。有无发热，其热型、程度、伴随症状如何，肺癌病人常反复出现肺部感染症状。有无声音嘶哑、食欲不振、消瘦乏力。有无精神症状、男性乳房发育增大、全身水肿、烦渴、多尿等肺外症状。

2. 了解吸烟史（吸烟时间、量、开始年龄）、接触职业性致癌因子（砷、石棉、铬、镍、煤焦油、沥青烟尘、烟草加热产物等）、电离辐射（氡及其子体）、大气污染史、肺癌家族史、慢性肺部疾病史（肺结核、慢性支气管炎，与矽肺并存）。

3. 询问病人及其家属对老年人肺癌的了解程度和认识状况，有无严重的心理反应和情绪改变。患肺癌的老人得知自己病情后，会产生否认、悲观、绝望等心理反应，对疾病产生明显的负性影响。

（二）身体评估

1. 肺不张征　视诊患侧胸廓稍塌陷，呼吸运动减弱。触诊气管向患侧移位，语颤减弱。叩诊呈浊音。听诊病变部位呼吸音减弱，可听到局限性喘鸣音及哮鸣音，咳嗽后哮鸣音不消失，是肺癌的早期体征。

2. 肺实变征（合并阻塞性肺炎时）　视诊患侧呼吸运动减弱。触诊语颤增强。叩诊浊音或实音。听诊管状呼吸音或肺泡呼吸音减弱，可听到湿啰音。

3. 胸腔积液征　视诊患侧胸廓膨隆，呼吸运动减弱。触诊气管向健侧移位，语颤减弱。叩诊呈实音。听诊病变部位呼吸音减弱或消失。

4. 霍纳氏综合征（肺尖部肺癌）　同侧瞳孔缩小，上眼睑下垂，眼球内陷，球结膜充血及额部汗少等。

5. 上腔静脉压迫综合征（右上叶肺癌压迫上腔静脉）　头面、颈、前胸和上肢静脉充盈，毛细血管扩张、水肿，颈静脉怒张。

6. 肥大性骨关节病（长骨端及关节肿胀疼痛）和杵状指、趾（发生快，甲床周围红晕伴明显疼痛）。

7. 神经肌肉综合征　重症肌无力、共济失调、眼球震颤、精神症状、带状疱疹等。

8. 其他肺癌转移体征　脑转移（共济失调、瘫痪、感觉异常等）、脊髓转移（截瘫、大小便失禁）、骨转移（局部疼痛、病理性骨折）、肝转移（肝大、肝区压痛、黄疸、腹水等）、皮下转移（皮下结节）、淋巴结转移等。

（三）辅助检查评估

1. 痰脱落细胞检查　痰细胞学检查的阳性率取决于痰标本是否符合要求、检查者的水平、肿瘤类型、送标本次数等因素，应注意痰标本必须新鲜，最好为晨痰，以黏痰带血部分涂片并固定染色。应连续多次送标本，一般以 3~4 次为宜。中心型肺癌（段支气管以上部位）

阳性率高,可达70%～90%,周围型肺癌阳性率低。

2. 胸腔积液检查　血性,易凝固,比重大于1.018,黏蛋白试验阳性,蛋白大于30 g/L,细胞计数大于$0.5×10^9$,癌细胞阳性。

3. X线检查　为首选检查,包括透视、正侧位胸片、CT检查。可明确肺癌肿块的性质和部位、肿块与胸内脏器的关系、肺门及纵隔淋巴结肿大及支气管通畅程度、有无胸膜转移情况等。如肺癌的直接X线征象是肺内有一块状阴影,呈分叶状、有脐样切迹,周边有细毛刺样放射,可有厚壁、偏心、内壁不规则的空洞。肺癌的继发X线征象有阻塞性肺炎、肺不张、胸腔积液、单侧膈抬高、肺门和纵隔淋巴结肿大、肿瘤转移侵蚀肋骨和椎体等。

4. 纤维支气管镜检查　此检查能确定肺癌部位、形态、大小,取活组织送病理检查能明确病理组织类型。近端气道肿瘤诊断阳性率可达90%～93%,远端气道可在透视指导下经纤维支气管镜行肺活检。

5. 其他　淋巴结活检、放射性核素肺扫描、开胸探查等。

三、护理技术

(一)护理措施

1. 手术治疗的护理　应权衡彻底切除的可能性和手术的安全性,术前应动员病人配合检查、充分准备,如术前必须做心、肺、肾功能及血糖检查,发现明显异常则不宜手术。术前应采取绝对戒烟、中医中药治疗、改善口腔卫生、控制感染、体位引流排痰、适当的深呼吸锻炼,以改善肺功能。纠正水及电解质紊乱,因老年肺癌病人多呈血液高钙高凝状态,易引起微循环及肺循环栓塞,导致血流中癌细胞着床。老年人肺癌手术多采用肺叶、肺段或局部切除,应避免一侧全肺切除。术中防止过多折断肋骨,尽可能不用止血药(尤其是抗纤溶止血药),防止感染,对有阻塞性通气功能减弱者,辅助呼吸频率要小,通气量要大。术后应保持呼吸道通畅,鼓励病人主动咳嗽,必要时采取辅助呼吸(应避免气管切开辅助呼吸)。介绍胸腔引流的设备,并告诉病人在手术后插放引流管的必要性及注意事项。

2. 化疗的护理　多主张联合用药,药量要小。对接受化疗的肺癌老人详细说明药物的作用及毒性反应,安全用药,防止药液外漏(将药物以适量的溶剂稀释,依前臂—手背—手腕—肘前窝的次序选择静脉注射部位,接头皮针的橡皮管用胶布轻轻固定,但不要盖住注射部位。用药前先用生理盐水滴注,观察有无外漏现象。如有外漏现象,应选择另一手臂或原来注射部位的旁边或近端再注射。药物注射的时间大约每分钟5 ml左右,每注入1～2 ml的药液时回抽少量血液,以确定针头是在血管内。一旦药液外漏,立即停止注射,局部滴入肾上腺皮质激素和相应解药。拔掉头皮针,外漏部位施以冷敷或热敷,严重皮肤坏死者,行扩创术及皮肤移植术),观察化疗药物的副反应,定期复查血常规、心电图等。

3. 放射治疗的护理　要注意放射量及范围,宜分段放疗,尽可能减少放疗反应,可作姑息放疗。对接受放疗的肺癌老年病人解释放疗方法、部位、治疗目的、计划完成治疗的照射次数,告诉病人为放疗定位而在皮肤上做的标记切不可洗掉,照射时应保持某一种姿势固定不动。照射部位的皮肤应干燥,清洗时只能用清水,不可用肥皂,洗后轻轻拍干,不可用力擦干;不可在照射部位涂任何油霜、乳液;避免照射部位吹冷风和直接照射太阳;指导病人穿柔软、宽松的衣服,避免擦伤皮肤。如照射部位的皮肤发红、发痒,可按医嘱用生理盐水冲洗或用无菌矿物油轻轻清洁,如果皮肤破损,用维生素A和维生素D软膏涂在无菌纱布上,用绷带松松地固定敷料,禁用胶布固定。为减轻消化道反应,选择午餐前照射,照射前给病人应用止吐剂,劝告病人在进餐前休息及进餐后立刻躺下,可帮助控制恶心、呕吐。

4. 心理及社会支持　肺癌老年病人因病痛和得知病情,会面临巨大的身心应激,其心理应对的结果会对疾病产生不同影响,故应通过许多途径给予病人及家人提供心理支持和帮助。亲近病人,深入了解其心理反应,提供相应的心理支持。帮助病人面对现实,树立战胜疾病的信心。让病人了解癌症不等于死亡和痛苦,随着科技发展,治愈癌症、减轻痛苦已是或将是事实。让肺癌患者了解即将接受的治疗方案,主动配合治疗护理,克服治疗出现的副反应,勇敢应对癌症的挑战。同时给予病人家属精神上的支持,动员他们协助医护人员给予病人关心体贴,帮助病人共度治疗中的难关。

5. 补充营养　观察有无水电解质紊乱,注意出入量平衡。给予高热量、高蛋白、高维生素等病人喜爱的食物,少量多餐以维持体力。记录出入量、补充足够的液体,以防脱水。必要时输血、血浆、复方氨基酸等,以增强病人的抗癌能力。

6. 减轻疼痛　采用局部按摩、局部冷敷、变换体位、支托痛处等措施减轻病人疼痛;转移病人对疼痛的注意力,如让病人欣赏音乐、教病人自我按压穴位等。疾病后期疼痛剧烈,按医嘱给予止痛药或麻醉药以解除病人痛苦。

7. 改善呼吸状况　安排半坐卧位或坐位,限制谈话,呼吸困难病人给予吸氧。

8. 临终期的护理　肺癌老年病人临终时会发出一种痰鸣声(临终期哮吼),此时应每4小时经皮下给予 0.4～0.6 mg 东莨菪碱,可使分泌物变干,气道平滑肌松弛,减轻病人痛苦。

(二)社区护理

1. 积极开展对癌肿高危人群的普查工作,对有肺癌家族史、长期大量吸烟、40岁以上的男性、患有慢性肺部疾患、高发癌肿区或有高危险因素的人群定期进行防癌或排除癌肿的有关检查。

2. 组织肺癌老年病人及家属参加有关肺癌知识的讲座,帮助病人和家属认识肺癌的早期征象,以便能够早期发现、早期治疗肺癌,提高肺癌的治愈率及存活率。

3. 为肺癌老年病人建立医疗档案,定期随访,了解病人病情转归、治疗效果、心理反应,提供相应的医疗咨询、新的科技信息,及时对病人及家属给予适当的支持,协助病人渡过难关。

4. 改善社区环境,防止空气污染,积极宣传吸烟对人体健康的危害性,提供戒烟的有效措施。

(三)健康教育

1. 向肺癌病人及家属介绍肺癌防治的有关知识,提倡戒烟,越早越好。肺癌手术病人恢复期,应继续进行呼吸运动和全身运动的康复锻炼。

2. 教导病人保持个人卫生,常漱口,以去除痰臭及血腥味。注意病室的整洁及身体清洁,病弱者给予床上擦澡,常换内衣。

3. 给予营养丰富的饮食,少量多餐,摄取足够水分。

4. 积极防治肺部慢性疾患,预防呼吸道感染,一旦出现呼吸道感染的早期征兆,应立即返院就医。

5. 告诉病人及家属何时返院复诊及定期检查的时间。让病人和家属学会评估肺癌复发或病情恶化的征象,以便病人能得到及时救治。

第五节 呼吸衰竭

一、疾病概要

呼吸衰竭(简称呼衰)是呼吸系统或其他疾病、创伤、药物中毒等导致的通气以及换气功能障碍,引起缺氧或合并二氧化碳潴留,进而引起机体一系列生理功能和代谢紊乱的临床综合征。静息条件下呼吸大气压空气时,动脉血氧分压(PaO_2)低于 8.0 kPa(60 mmHg)和(或)动脉血二氧化碳分压($PaCO_2$)高于 6.65 kPa(50 mmHg)即为呼吸衰竭。

呼吸衰竭的分类:按动脉血气分析分为Ⅰ型呼衰(即缺氧性呼衰),Ⅱ型呼衰(即缺氧伴高碳酸血症型);按发病急缓分为急性呼衰和慢性呼衰(包括慢性呼衰急性加重);按发病机制分通气性呼衰和换气性呼衰,也可分为泵衰竭和肺衰竭。呼吸衰竭的患病率和病死率均随年龄增长而升高,据不完全统计,重症监护病房中,大约有50%以上的呼吸衰竭患者年龄大于60岁,而且有20%~30%的患者需长期或间歇机械通气。

(一)发病机制

老年人呼吸衰竭的病因构成比与非老年人不尽相同,主要原因是引起老年人呼吸衰竭的基础疾病患病率不同。如肺炎,占老年人呼衰病因的构成比为54.2%,占中青年人Ⅱ型呼衰病因的构成比为27.6%。老年人中因急性肺栓塞、肺水肿、肺不张引起Ⅰ型呼衰也较中青年人多见。相反,老年人呼衰因急性呼吸窘迫综合征引起的较中青年人少。引起老年人Ⅰ型呼衰的其他病因有:间质性肺疾病、哮喘持续状态、严重急性呼吸综合征(SARS)等。慢性阻塞性肺病是老年人Ⅱ型呼衰最常见、最重要的原因,占Ⅱ型呼衰病因的构成比为80%以上,占中青年人Ⅱ型呼衰病因的构成比为47.8%。此外,老年人Ⅱ型呼衰由Ⅰ型呼衰发展而来的也占一定比例,而非老年人则少见。引起老年人Ⅱ型呼衰的其他病因有脑血管意外导致中枢性呼吸泵衰竭,肺结核、呼吸系统肿瘤导致气道阻塞及胸腔积液等,也较非老年人多见。呼吸肌疲劳易发生于慢性呼吸负荷增加和能量供给不足的老年病人,是通气障碍加重从而使呼衰加重的重要原因。呼吸道感染是老年人呼吸衰竭最常见的诱因,其他的诱因有麻醉药、镇静药、利尿药使用不当,呼吸道分泌物积滞及高浓度吸氧所致肺损伤等因素。

(二)诊断要点

老年人呼吸衰竭的临床表现与非老年人无本质的差别,但在临床表现主次、程度上各有特点,主要原因是老年人脑、心、肺、血管、肝、肾对缺氧更敏感。归纳其特点有:①Ⅱ型呼衰多见;②主诉呼吸困难较少;③咳嗽较轻,精神神经症状出现较早;④并发症多见,如肺性脑病、混合性水电解质酸碱平衡紊乱、心律失常、心功能衰竭、肾功能衰竭、消化道出血等;⑤与呼衰无直接关系的其他疾病的表现多见,如高血压、冠心病、糖尿病、脑梗死、前列腺增生等。

出现下列情况可考虑呼衰的诊断:

1. 存在导致呼吸衰竭的病因、基础疾患或诱因。

2. 出现低氧血症、高碳酸血症影响各器官系统的表现,重要器官功能障碍及水电解质酸碱失衡表现,基础疾病表现。

3. 血气分析 动脉血氧分压 PaO_2<8.0 kPa(60 mmHg),动脉血二氧化碳分压 $PaCO_2$>6.7 kPa(50 mmHg),并排除心内解剖分流或原发性心排血量降低时,呼衰诊断即可成立。

（三）治疗原则

1. 保持气道通畅 主要方法是解除支气管痉挛和消除积痰,如给予氨茶碱、痰咳净等。

2. 合理氧疗 Ⅱ型呼吸衰竭给低流量持续吸氧(吸氧浓度在 25%～29%)。Ⅰ型呼吸衰竭给高浓度吸氧(吸氧浓度在 25%～50%之间调节),但不宜长时间使用,根据氧分压调节。

3. 控制感染 选择敏感的抗生素如青霉素、头孢菌素等。

4. 增加通气,消除或减少二氧化碳潴留。在气道通畅,应用氧疗同时,可应用呼吸兴奋剂(如尼可刹米)。

5. 纠正水电解质酸碱紊乱 如呼吸性酸中毒可用吸氧的方法纠正,严重呼吸性酸中毒合并代谢性酸中毒可使用 5%碳酸氢钠溶液或三羟甲基氨基甲烷(THAM)静脉滴注。

6. 防治并发症 用利尿药、强心药治疗心功能不全,用 20%甘露醇快速滴注治疗脑水肿。

7. 营养支持。

二、护理评估

（一）健康史评估

1. 询问老人有无胸闷、发憋、呼吸费力、喘息,部分呼衰老人表现为胸闷、憋气、无力呼吸或需大力呼吸而仍觉憋气,而他人不一定能看出有明显的呼吸困难。了解有无咳嗽、咳脓痰,痰量如何。了解有无上腹不适、恶心、黑便等。询问家属,老人有无精神紊乱、表情淡漠、睡眠昼夜倒错、注意力不集中、反应迟钝、躁狂、抽搐等精神神经症状。了解尿量、尿的颜色有无异常。

2. 了解老人既往疾病史,此次病情加重的诱因。有无慢性阻塞性肺病、支气管哮喘、肺结核、肺不张、间质性肺病、肺炎等,有无高血压、冠心病、糖尿病、前列腺增生、肾功能不全、脑梗死等,有无呼吸道感染、使用麻醉药及镇静药、利尿药史、手术创伤史等诱因。

3. 询问老人和家属对呼吸衰竭的了解程度及个人担心的问题,有无焦虑、忧郁、悲观失望等情绪反应。了解病人家庭经济状况、老人生活习惯如何,日常生活能否自理。

（二）身体评估

1. 视诊 面容表情、神志、营养发育、皮肤黏膜、瞳孔、眼球、胸廓及呼吸运动等。有无血压升高或下降。有无呼吸频率、节律和幅度的变化,如点头样呼吸、提肩样呼吸、潮式呼吸、间停呼吸。有无意识模糊、表情淡漠、注意力不集中、反应迟钝,甚至昏迷、抽搐。有无口唇、指甲、四肢发绀。有无急性或慢性病容。有无营养不良、消瘦乏力。有无皮肤潮红、多汗、球结膜水肿征象。重症患者有无瞳孔变化。有无原发病因引起的胸廓改变,如桶状胸、患侧膨隆或凹陷等。有无呼吸运动的减弱或增强,两侧是否对称。腹式呼吸有无增强,腹部有无膨隆。

2. 触诊　脉搏有无异常,皮肤是否温暖潮湿,双侧胸部语颤有无增强或减弱。

3. 叩诊　胸部有无异常叩诊音,如浊音、实音、过清音、鼓音。

4. 听诊　双侧肺部有无呼吸音的改变,如呼吸音减弱、呼气延长等。有无干湿啰音。有无心音改变和心律失常。

（三）辅助检查评估

1. 血液检查　红细胞和血红蛋白在慢性肺部病变时表现为增多,白细胞在合并细菌感染时增多;可有尿素氮、肌酐增高;血清丙氨酸氨基转移酶增高。

2. 尿液检查　可有蛋白尿、红细胞尿。

3. 粪便检查　可有隐血试验阳性。

4. 血气分析　$PaO_2 < 8.0$ kPa(60 mmHg)和(或)$PaCO_2 > 6.7$ kPa(50 mmHg)。pH值可降低、增高或正常。

5. 肺功能检查　视原发病不同可出现阻塞性、限制性或混合性通气障碍。

三、护理技术

（一）护理措施

1. 评估病情变化　了解有否新出现的不适,以及个人担心的问题。观察呼吸、血压、脉搏、意识状态、尿量,检查有无球结膜水肿,皮肤、黏膜有无发绀、出血点,胸部的呼吸运动及肺部呼吸音、啰音有无改变,心音、心律有无异常,腹外形、肠鸣音有无变化。昏迷者应检查瞳孔、反射有无改变。了解血气分析、pH值、电解质的检查结果。

2. 给氧时的护理　选择适当的给氧方法,如Ⅰ型呼吸衰竭病人,可用面罩给氧以提高氧浓度,一般吸氧流量为4～6 L/min以上,以后根据血气分析调整氧流量。Ⅱ型呼吸衰竭病人,以低浓度持续给氧为原则,可用鼻导管或鼻塞法给氧,氧流量从0.5～2 L/min开始,给氧开始后15～30分钟时,血气分析显示$PaCO_2$上升1.3 kPa(10 mmHg)以上时,可使用呼吸兴奋药,严重者应使用机械呼吸机。给氧时观察病人的呼吸形态、面色、血压、脉搏、呼吸数等,病情好转的指标是:血气值(PaO_2、$PaCO_2$)的改善,呼吸数正常,用力呼吸消失,脉搏正常,血压恢复正常,发绀、冷汗、痛苦表情消失。给氧时要注意:反复检查病人的动脉血气,调节氧流量和氧浓度,给氧用具应每日更换一次,对通气不足、气道阻塞的病人应保持气道通畅,给氧时对干燥的氧气应通过温水瓶适当加湿,给氧时注意安全。

3. 保持呼吸道通畅　经体位引流、胸部震动、雾化吸入、指导患者有效咳嗽、机械吸痰等物理疗法,可预防痰液潴留,促进其排泄,防止肺部并发症并改善肺通气功能。需机械吸痰的病人可经鼻腔、气管插管或气管切开吸痰,但吸痰前后应给氧,注意不要损伤口腔黏膜,注意实行无菌操作,预防继发感染。每次吸痰时间不超过15秒钟,两次抽吸间隔时间一般在3分钟以上。

4. 饮食护理　有心力衰竭的病人应限制其水和钠的摄入量。尿量少而有水肿者,给少量利尿剂的同时给高蛋白饮食。使用机械呼吸机的病人,可经鼻饲管补给营养,给高蛋白、高脂肪、低碳水化合物、多种维生素、微量元素饮食,必要时给予静脉高营养治疗。

5. 药物治疗及护理　根据医嘱使用抗生素、呼吸兴奋剂、对肾上腺皮质激素、电解质等。抗生素药液应在要求的时间内滴入,用药后密切观察药物疗效及副作用。呼吸兴奋剂使用时要保持呼吸道通畅,点滴速度不宜过快,注意呼吸频率、幅度及神志的变化,若出现恶心、呕吐、烦躁、面肌抽搐应及时通知医生,严重面肌抽搐应及时停药。对肾上腺皮质激素的使用,要警惕细菌和真菌的双重感染,定期检查口腔黏膜有无鹅口疮,并给予及时处理。使用氯化钾时要严格按照医嘱用药,核实药物浓度及静脉点滴速度,并及时了解血钾、心电图检查的结果。酸中毒病人使用碱性药物时,要防止药液外渗,点滴速度不宜过快,应注意低血压、低血糖、呼吸抑制等副作用。

6. 心理护理　了解病人患病后的心理反应及日常生活活动能力,守护在其身旁,及时给以精神安慰和心理支持,避免因情绪不好而影响呼吸功能。进行各种操作时要向病人解释说明,以取得其配合。评估其家属、朋友对病人支持的情况,鼓励其家属或朋友在旁陪伴,予以心理支持,减轻病人心理负担,帮助病人自我护理。

7. 密切观察病情变化　及时发现休克、上消化道出血、DIC、心律失常等并发症,通知医生给予相应处理。

8. 机械通气的护理　熟悉各型呼吸机的性能和特点,观察其机械部件运转情况,注意节奏或音响有无异常。注意呼吸机与病人人工气道连接处是否紧密、合适。密切观察病人使用呼吸机后的情况,如血压、脉搏、血气分析、肾功能等,根据病情和血气分析监测结果调整呼吸机的工作参数(潮气量、压力、呼吸频率、呼与吸时间比例)和吸氧浓度。了解通气量是否合适,即吸气时看到胸廓起伏,两肺呼吸音清晰,病人自主呼吸与呼吸机合拍,生命体征恢复正常并稳定,神志清楚。如发现通气不足(血压上升、心率加快、出汗、烦躁、外周表浅静脉充盈)或通气过度(血压骤降、心律失常、谵妄、昏迷、抽搐),应立即复查血气分析,并及时与医生联系,给予处理。

(二)社区护理

1. 组织呼吸衰竭病情好转的老年病人和家属参加社区关于呼吸衰竭知识的讲座,让病人和家属知道如何及时、恰当地处理呼衰,促进完全康复。慢性呼衰病人渡过危重期后,关键是预防和及时处理呼吸道感染等诱因,以减少急性发作,尽可能延缓肺功能恶化的进程。

2. 组织呼吸衰竭康复期老人参加社区文体活动,学会生活自理的各种技能,保持愉快心情,提高生活质量。

3. 为呼吸衰竭老年病人建立社区医疗档案,定期随访病情,评估老人的疾病状况、营养、休息、生活自理等情况,发现异常及时指导纠正。

4. 为呼吸衰竭复发病人提供医疗就诊信息,帮助病人选择能够尽快得到救治的途径和医院。

(三)健康教育

1. 介绍呼吸衰竭疾病知识,树立病人和家属战胜疾病的信心,为病人及家属提供更多、更有效的心理支持。

2. 鼓励老人进行耐寒锻炼和呼吸功能锻炼,增强体质,预防感冒,感冒流行季节少去公共场所,并注意居室通风、消毒。

3. 学习自我保健的技能,如家庭氧疗、蒸气吸入湿化气道的方法。家庭氧疗多采用鼻导管给氧,流量为 2 L/min,每天氧疗时间至少 15 小时,尤其睡眠时吸氧不可中断,用携带式氧气袋可方便病人生活自理。蒸气吸入法是在机器中加入生理盐水,加温至 49℃,吸入时可给予病人的喉头一种"温暖"的刺激，促进分泌物的引流。

4．避免刺激性气体的吸入，吸烟者应戒烟，防止过度劳累。

5．合理膳食，增进营养，摄入高蛋白、高脂肪、低碳水化合物、维生素丰富、易消化、产气少的食物。

6．如出现咳嗽、咳痰加重，痰液为脓性或伴有发热，应及时就医，控制呼吸道感染。

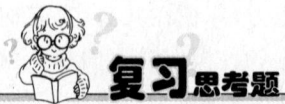

1．试述老年人呼吸系统生理变化及病理改变的特点。
2．试述老年人肺结核的临床特点和治疗原则。如何对肺结核老人进行健康教育？
3．试述对老年肺气肿病人如何护理？
4．老年人肺癌的护理措施有哪些？
5．试述老年人呼吸衰竭给氧时的护理措施。

（吴惠珍）

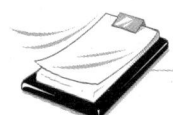

第六章 老年泌尿生殖系统疾病病人的护理技术

泌尿系统主要由肾脏、输尿管、膀胱、尿道组成。男性生殖系统主要由睾丸、前列腺等组成。女性生殖系统主要由卵巢、子宫、阴道等组成。老年泌尿生殖系统疾病症状往往不典型,易被误诊、漏诊,且不少老年人同时又患有多种疾病,病情较重,预后较差。若能及时识别老年人泌尿生殖系统生理变化及常见病症,对做好老年人身心护理,促进老年人健康十分有益。

第一节 老年人泌尿生殖系统生理变化及病理改变特点

一、生理变化特点

(一)肾脏

1. 老年人肾功能降低 老年人肾小球滤过功能、肾小管浓缩和稀释功能、水电解质调节功能、酸碱平衡功能降低,血中肾素-血管紧张素-醛固酮水平也低。50岁以后肾小管重吸收和分泌能力随增龄而减退。

2. 老年人易发生药物蓄积中毒 老年人常接受多种药物治疗,随着肾小球滤过率下降,肾脏对药物的排泄速度减慢,老年人极易发生药物蓄积中毒。

3. 老年人肾代偿功能下降 进入老年期后,虽然肾功能有所减退,但仍能满足机体正常活动的需要。但对各种病理性紧张刺激反应性降低,如水、电解质失衡、大手术、感染或应用肾毒性药物后,均可使肾功能迅速恶化,甚至发生肾功能衰竭。

(二)膀胱

老年人支配膀胱的自主神经功能障碍,中枢神经系统各级排尿中枢萎缩,导致排尿功能异常,常出现尿频、夜尿、尿外溢的情况。膀胱残余尿量增多,膀胱容量减少。一般成年人膀胱尿液超过其容量的1/2时便产生尿意,而老年人只有尿液充满了膀胱才有尿意。老年人充满尿液的膀胱常频繁发生微弱的自主性收缩,是老年性尿失禁的主要原因。上述老年人膀胱功能性的变化,易导致泌尿道感染。

(三)尿道

老年人尿道内尿流速度减慢、排尿无力、排尿困难。老年女性尿道较短,为3~4 cm,尿道腺体分泌黏液减少,尿道抗菌能力较弱,使尿道感染发生率明显增加。老年男性尿道较长,为16~22 cm,由于尿道纤维化变硬,常出现尿频、尿急或排尿不畅。

(四)前列腺

通常在40~60岁时前列腺出现退行性变化,前列腺液分泌量减少。

(五)睾丸

40岁前睾丸中90%的精曲小管有正常的生精能力,50岁下降到50%,80岁后明显下降。老年人精液质量的降低主要表现为精液量减少,精子活力下降及精浆果糖浓度降低,精子形态明显异常,可能与老年人雄激素分泌减少有关。

(六)附睾和精囊

附睾在精子成熟过程起重要作用,老年人精子质量的下降也与附睾有关。精囊液的分泌量随年龄增加而减少,可由青壮年期的5 ml左右降至60岁的2.25 ml左右。

(七)子宫

老年女性宫颈黏液分泌减少,宫颈管缺乏黏液保护,易致上行感染。

(八)卵巢

绝经后期,卵巢分泌功能几乎完全消失,血中雌激素水平日益下降。

(九)阴道

老年人阴道杆菌减少,应用糖原产生乳酸的能力减弱,阴道pH值下降,阴道防御功能减弱;阴道分泌物减少,阴道干燥,阴道弹性蛋白减少,阴道伸展性较差,阴道皮下组织弹性纤维易断裂。

(十)外阴

外阴和阴唇萎缩,阴蒂缩小,神经末梢退化,感觉迟钝。

二、病理改变特点

(一)肾脏

1. 体积重量 随着年龄增长,肾脏逐渐萎缩,80岁时肾脏大小约减少1/4,肾小球数量约减少1/2,肾脏重量约减少70 g。

2. 滤过率 老年人肾小球特征性组织学变化是肾小球毛细血管内皮细胞退化及系膜细胞增生,致使肾小球基底膜增厚,有效滤过面积减少,肾小球滤过率下降。

3. 肾小球 老年人普遍存在肾血管硬化情况,主要表现为肾小球入球小动脉硬化、管腔狭窄甚至闭锁,造成肾小囊因缺血而塌陷,随之发生透明变性肾小球硬化。80岁时硬化的肾小球高达30%左右,肾血流量仅为青壮年人的53%。

4. 肾小管 老年人肾小管退行性变主要是长度的缩短和体积的减小,以近曲小管最为显著。这种肾小管退行性变最多见于髓旁肾单位处,是老年人尿稀释和浓缩功能减低的主要原因。此外,老年人肾小管基膜增厚,部分小管可见憩室形成,尿中残留物与细菌易堆积于此,也是老年人肾脏感染的重要原因之一。

(二)膀胱

老年人膀胱组织学改变表现为膀胱多层移行上皮之间出现散在的未分化的单层上皮细胞。60岁以后单层立方上皮细胞的数量迅速增加,使得老年人膀胱组织易于接触尿中的致癌物质,成为老年人膀胱癌发病率高的原因之一。老年人膀胱肌肉萎缩,肌层变薄,纤维组织增生,使膀胱肌肉收缩无力,容量减少。膀胱造影显示老年人膀胱内常有小梁和憩室形成,可导致膀胱流出道梗阻。

（三）尿道

老年人尿道肌肉萎缩,纤维化变硬,尿道括约肌萎缩、松弛。尿道口充血肥大,尿道黏膜出现皱褶,尿道狭窄。

（四）前列腺

60岁后腺管分泌活性下降,此时最明显的变化是前列腺结节形成。此种增生结节既可出现于腺管,也可在间质形成,且随增龄在数量上增多,体积也加大,而且从尿道周围向中叶扩展,导致前列腺体积增大,压迫尿道。

（五）睾丸

60岁以后睾丸明显缩小,70岁时睾丸仅为青春期的一半。老年人睾丸退行性变化还包括曲细精管基底膜增厚,管腔狭窄,生精上皮退化,滋养细胞数目减少,管周结缔组织增生等。

（六）附睾和精囊

有关老年人附睾改变的研究报道较少。组织学检查可见精囊腺管上皮细胞萎缩,黏膜皱襞消失,平滑肌萎缩,结缔组织增生。此外,精囊小叶明显缩小,管壁分泌细胞可见色素沉着及淀粉样变性。

（七）阴茎

40岁后阴茎发生退行性改变,初期退行性变化为阴茎海绵体局部纤维化,随后扩展至整个海绵体。常伴有阴茎动脉和静脉硬化,其中后者的硬化与老年性阳痿密切相关。

（八）子宫

1. 子宫颈　绝经后宫颈肌肉组织退化,结缔组织增加;宫颈阴道部和穹隆皆渐萎缩,宫颈变短变硬,穹隆变浅,直至宫颈变为扁平,穹隆完全消失;宫颈黏膜萎缩,腺体数目减少。

2. 子宫体　老年妇女子宫体积缩小,重量减轻。宫体肌肉组织萎缩,结缔组织增生,宫壁变薄变硬。

3. 子宫内膜　老年人子宫内膜萎缩,腺体分泌减少。

4. 子宫韧带　老年人子宫韧带往往松弛,易发生子宫脱垂。

（九）卵巢

老年人卵巢体积逐渐缩小,重量逐渐减轻,从成熟期的9~10 g,降至60~70岁时的4 g。组织学检查发现卵泡萎缩、消失,黄体全部转化成白体,皮质变薄,常表现为弥漫性或结节性间质细胞增生,具有产生激素的活性,使内膜增生过长,甚至癌变。

（十）阴道

老年妇女阴道上皮细胞因失去了雌激素的支持,黏膜皱襞减少,黏膜萎缩、变薄。黏膜上皮细胞呈扁平状,苍白。阴道长度缩短而狭窄。黏膜下组织弹力纤维断裂,阴道壁弹性下降。

（十一）输卵管

60岁后输卵管上皮细胞变薄，分泌活性下降，黏膜细胞上的微绒毛消失。

（十二）乳腺

35岁后乳腺脂肪组织增生，逐渐取代腺体。绝经后雌激素缺乏，导致腺体及腺导管退化，脂肪组织减少，乳房体积缩小，乳房皮肤松弛，整个乳房下垂。

第二节 尿路感染

一、疾病概要

尿路感染是致病菌侵入泌尿道而引起的炎症。老年人尿路感染主要是肾盂肾炎和膀胱炎。尿路感染位居老年人感染性疾病的第二位。据调查，70岁以上老年人尿路感染发病率高达20%以上，且随年龄增加而增加。当处于慢性衰弱状态或长期住院时，老年人尿路感染发病率甚至可高达50%。老年女性较老年男性发病率更高。此外，老年人尿路感染的复发率及再感染率高，且不易治愈，是诱发老年人慢性肾衰的重要原因之一。老年人尿路感染极易并发菌血症、败血症及中毒性休克。

（一）发病机制

任何细菌都可以引起老年人尿路感染，其中老年妇女多为大肠杆菌感染，老年男性多为变形杆菌感染。随着抗生素的广泛应用，近年来真菌导致老年人尿路感染的发病率也有明显上升的趋势。体质衰弱或长期卧床的老年人还可由各种非尿路致病菌或条件致病菌而诱发尿路感染。引起老年人尿路感染的主要原因及机理为：

1. 局部抵抗力下降　当老年人泌尿道黏膜发生退行性变时，其IgA及有机酸分泌减少，阻止细菌黏附的能力下降，局部抗菌力减退。老年妇女因雌激素减少，阴道pH值相对升高，更难以抑制局部细菌生长。

2. 排尿不畅　老年人因神经、肌肉功能减退，导致排尿反射不敏感，排尿无力，尿液排出不畅。前列腺增生、尿路结石、泌尿系统肿瘤等病因也会导致尿液排出不畅。排尿不畅使老年人膀胱内残余尿增多，细菌容易生长繁殖，加上尿路上皮细胞局部抗菌力减弱，易发生尿路感染。

3. 尿量减少　老年人生理性渴感减退，常饮水不足，尿量减少，尿液对尿路的冲洗作用减弱，细菌易在尿路内繁殖，导致尿路感染。

4. 慢性疾病影响　老年人往往患有多种慢性疾病，如高血压、糖尿病等，并常由此导致偏瘫、长期卧床、尿失禁、营养不良、机体抵抗力下降、会阴部清洁卫生较差等情况，使泌尿系统容易感染。老年人糖尿病发病率较高，糖尿病病人尿中糖分较多，是细菌的良好培养基，也易并发尿路感染。慢性阴道炎、盆腔炎也是导致尿路感染的诱因之一。

5. 免疫力下降　由于老年人的体液免疫和细胞免疫功能均明显减退，老年人全身及局部的免疫反应下降，对感染的抵抗力下降。同时，老年人肾脏及膀胱黏膜已处于相对缺血的状态，而骨盆肌肉松弛、习惯性便秘又进一步加重了黏膜的血液循环障碍，致使黏膜抵抗力下降。此外，老年男性前列腺液分泌减少，老年人远曲小管和集合管的憩室或囊肿形成等，也是黏膜抵抗力下降的原因之一。

6. 留置导尿　尿失禁、尿潴留的老年人，需通过留置导尿缓解症状。留置导尿时细菌沿导尿管上行，特别容易导致老年人尿路感染。

(二)诊断要点

1. 急性肾盂肾炎　典型表现有寒战、高热、乏力、食欲减退、恶心、呕吐、尿频、尿急、尿痛、腰背痛、肾区叩击痛等。

2. 慢性肾盂肾炎　反复发作，迁延不愈，病程达半年以上，有肾盂肾盏变形、缩窄，两肾大小不等，外形凹凸不平等。可以伴有发热、尿频、尿急、尿痛等症状。老年病人大多数症状不典型，常以无症状性菌尿为多见。

3. 血、尿检查　急性发作时血中白细胞增多。尿检查可发现大量白细胞、脓细胞、细菌和（或）红细胞。

(三)治疗原则

1. 病因治疗　①积极治疗尿路梗阻性疾病（结石、尿道狭窄、肿瘤等）。②给老年妇女适当补充雌激素。③积极治疗糖尿病。④长期卧床、尿失禁的老年人要保持会阴部清洁、干燥。⑤尽量不采用留置导尿法。

2. 抗菌治疗　原则上根据药敏试验结果选择抗生素。为避免老年人药物蓄积中毒，应选用对肾脏损害小、半衰期短的抗生素。也可根据肾功能情况，相应减少用药剂量，适当延长给药时间。

二、护理评估

(一)健康史评估

了解老年人有无绝经史，有无尿路感染史，有无前列腺增生、尿路结石、泌尿系统肿瘤等易导致尿路梗阻的病史，有无偏瘫、长期卧床、尿失禁、营养不良、留置导尿管等易导致尿路感染的病史。在评估中要注意，由于感觉迟钝，老年人尿路感染症状往往不典型。有些老年人尿路感染后无发热表现，膀胱刺激征也不明显，仅表现为乏力、精神萎靡、下腹不适、腰骶酸痛、食欲下降、夜尿增多、尿失禁等非典型症状。

(二)身体评估

注意老年人有无疲乏无力、精神萎靡、下腹不适、腰骶酸痛、食欲下降、夜尿增多、尿失禁等症状。了解上述症状是在何种情况下出现的，持续时间及其程度。测量体温，观察尿液颜色、量、次数、气味等。

(三)辅助检查评估

注意尿常规、尿细菌培养结果，尿培养是确诊的关键。老年人尿路感染的诊断，不能完全依靠临床症状和体征，主要依靠尿液检查，特别是尿液细菌学检查。凡是有真性细菌尿者，基本上可诊断为尿路感染，同时还要了解肾功能、静脉肾盂造影、肾B超检查情况。

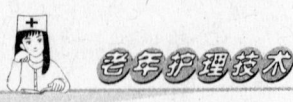

三、护理技术

（一）护理措施

1. 观察　注意老年人精神状况、食欲情况、腰骶酸痛程度，密切观察并记录体温、尿量、尿色、尿味、排尿次数等，注意有无尿频、尿急、尿痛等膀胱刺激征，发现异常立即向医生反映，及时做尿常规检查，必要时做尿培养。注意有无肾功能损害的表现。

2. 休息　老年人发热或不适症状较重时要绝对卧床休息，症状较轻时可适当活动，但应避免劳累。

3. 饮水　鼓励白天多饮水，在不影响其他疾病的情况下，保证每天饮水2 000～3 000 ml，以增加尿量，达到冲洗尿路的目的。

4. 饮食　提供高蛋白、高维生素等营养丰富的清淡易消化饮食。

5. 排尿　多饮水、勤排尿（每2～3小时排尿一次）是最实用和有效的防治尿路感染的方法。要保持尿液引流通畅，避免导尿管折叠、受压。鼓励老年人不但要勤排尿，还要排尽尿。

6. 清洁　向老年人讲清楚会阴部清洁护理的重要性。指导老年人每日用1∶5 000高锰酸钾溶液坐浴消毒2～4次。老年男性包皮过长者，应注意清洗包皮褶皱处污垢。大小便后清洗会阴，勤换内裤。保持床单清洁、干燥。

7. 配合治疗　有些老年人对治疗方案不能理解，护理人员要及时做好解释工作，使这些老年人了解用药目的，自觉地按医嘱坚持用药。用药前注意做好留取尿培养标本的工作，用药后严密观察药后反应。

8. 对症护理　若体温在38.5℃以上，可用物理降温或遵医嘱给予降温药物。若膀胱刺激症状明显，可遵医嘱服用碳酸氢钠碱化尿液，减轻膀胱刺激症状。

9. 慎用器械　尽量避免在尿路内使用器械，若必须留置导尿管，要严格遵守无菌技术原则，注意保持导管通畅，预防逆行感染。

10. 采集尿标本　由于老年人理解力、记忆力、动手能力均有所下降，护理人员要亲自协助老年人采集尿培养标本，以免尿标本污染，影响检查结果。

11. 心理护理　鼓励老年人保持乐观情绪，树立战胜疾病的信心。

（二）社区护理

1. 健康指导　向老年人及其家属进行预防、护理尿路感染的健康指导。

2. 经常督查　经常了解老年人是否存在尿路感染的危险因素，是否有尿路感染的早期症状，并给予相应护理。

（三）健康教育

根据病情鼓励老年人适当活动，增强机体抵抗力。提供富含优质蛋白质、易消化的饮食，鼓励老年人多食新鲜蔬菜水果、多饮水。提醒老年人白天要及时排尿，并尽量排尽尿液。大便后及时清洗肛门，每日常规清洗外阴2次，勤换内裤，保持床单清洁、干燥。当老年人出现乏力、精神萎靡、腰骶不适、食欲下降等症状时，应及时到医院就诊，做尿培养检查，警惕尿路感染。

第三节 前列腺增生症

一、疾病概要

前列腺增生又称前列腺肥大,实际上它并不是细胞肥大,而是指前列腺体良性增生。一般男性35岁以上均有不同程度的前列腺增生,50岁以后出现临床症状,称为前列腺增生症。随着年龄增长前列腺逐渐增生,有的可增生至鸡蛋大小,甚至更大。增大的前列腺挤压尿道可以导致尿道梗阻症状(排尿困难、尿失禁、尿潴留等),刺激尿道引起尿道刺激症状(尿频、夜尿增多等)。前列腺增生症是老年男性常见疾病之一,其发病率与年龄呈正相关,60岁以上发病率超过50%,70~80岁为57.1%,80岁以上几乎达到90%,且随着生活水平的提高还有继续上升的趋势。前列腺增生不仅使老年人排尿痛苦,还使其精神压力较大,影响老年人的生活质量。

(一)发病机制

1. **双氢睾酮增多** 是老年人前列腺增生的重要原因。睾丸间质细胞分泌睾酮并不直接作用于前列腺,而是通过其还原代谢产物5α-双氢睾酮产生作用。随着年龄的增加,睾丸间质细胞分泌睾酮增加,导致5α-双氢睾酮增加,并不断刺激前列腺腺体,使之增生。如果用5α-还原酶抑制剂,阻断睾酮转变为5α-双氢睾酮的通路,睾酮水平虽高但不易发生前列腺增生。

2. **睾丸的存在** 现已明确,在青春期前睾丸切除的人不发生前列腺增生,睾丸的存在是发生前列腺增生的先决条件。

3. **与性生活有关** 性生活过度使前列腺组织长期处于充血状态,以致40岁以后前列腺体逐渐增生,症状逐渐加重。绝对禁欲使前列腺产生的大量分泌液得不到宣泄,久之也可能会促进前列腺增生肥大。

4. **慢性炎症刺激** 盆腔炎、尿道炎、睾丸炎等产生的有害物质和病菌长期刺激前列腺组织,逐渐导致前列腺增生。

5. **不良饮食习惯** 喜食辛辣、高脂肪、高胆固醇食物及长期饮酒、饮咖啡、浓茶等刺激性饮品,均可导致前列腺淤血、增生。

6. **局部作用** 前列腺局部受凉,影响血液循环;便秘压迫静脉,阻碍回流;长时间行走摩擦前列腺,导致局部充血;久坐及缺乏运动,使前列腺血液供应较差,也可促使前列腺增生。

(二)诊断要点

1. **梗阻性症状** 由于增大的前列腺挤压尿道引起前列腺部尿道梗阻,表现为排尿等待、尿线变细、尿流无力、排尿间断、尿末滴沥、尿潴留、下腹部坠胀、充溢性尿失禁等。

2. **刺激性症状** 是增生的前列腺使支配前列腺内交感神经的肌肉肌张力增加所致,表现为尿频、尿急、急迫性尿失禁、尿不尽感、夜尿次数增多等。刺激症状常是前列腺增生病人的早期症状和初次就诊的原因。

3. **直肠指检** 可触及腺体超过正常大小的2倍,表面光滑,质稍硬,中央沟变浅或消失。若前列腺中叶增生,直肠指检可无异常,但尿路梗阻症状比较明显。

4. 残余尿测定　若有尿潴留,残余尿通常大于 50 ml。

5. B 超检查　前列腺腺体大于正常。

6. 尿动力学检查　最大尿流率小于 15 ml/s,相对排尿阻力大于 2.2。

(三)治疗原则

1. 药物治疗　常用 α 受体阻滞剂、5α-还原酶抑制剂、黄酮哌酯、中药制剂等。

2. 物理治疗　老年人适用微波治疗、射频治疗、激光治疗、前列腺支架等物理疗法。

3. 手术治疗　经药物治疗及物理治疗无效者应考虑手术治疗。

二、护理评估

(一)健康史评估

了解老年人既往有无进行性排尿困难、尿频、夜尿增多、尿线变细、尿流中断史,了解其持续时间及程度。询问老年人现在尿频、尿急、夜尿增多、排尿困难、尿失禁、尿潴留、血尿、尿路刺激征情况及其程度。

(二)身体评估

检查有无尿潴留体征。通过直肠指检了解前列腺大小、光滑度、质韧度、中间沟情况。

(三)辅助检查评估

通过 B 超了解前列腺大小及膀胱内残余尿量。

三、护理技术

(一)护理措施

1. 熟悉老年人前列腺增生的特点

(1)易误诊:部分患前列腺增生症的老年人,尿道梗阻症状、尿道刺激症状发生得很缓慢,症状不明显,常因被误认为是老年生理现象而延误治疗。

(2)易漏诊:当老年前列腺增生症者同时患有膀胱炎、膀胱结石或肾功能不全时,前列腺增生症状易被忽视。

(3)病情与增生程度关系不大:老年人前列腺增生症的症状轻重程度与前列腺本身增生程度的关系不大,主要决定于病变发展速度、尿道梗阻程度以及是否合并感染和结石。

(4)易发生急性尿潴留:老年前列腺增生症者在受凉、劳累、饮酒、摄入大量水分以及使用阿托品类药物后,较年轻人更易发生急性尿潴留。

2. 护理观察　观察老年人排尿情况,注意是否有尿道梗阻症状或尿道刺激症状及其程度。

3. 饮食、嗜好　安排老年人规律、适量饮食。多食高蛋白食物、蔬菜、水果、大豆及粗粮,给予低脂低胆固醇饮食,少食甜、酸、产气、辛辣食物,戒烟酒,避免浓茶、咖啡等刺激性饮料。

4. 休息与活动　鼓励老年人适量活动,睡眠充足,劳逸结合。坚持锻炼身体,但避免做长时间、剧烈的运动,以防劳累。

5. 排尿护理 提醒前列腺增生症的老年人及时排尿,不要憋尿,避免膀胱过度充盈导致尿潴留。为排尿困难的老年人安排适当的排尿体位和安静、隐蔽的排尿环境,使其轻松自然排尿。对于有尿道刺激症状的老年人,要注意入厕安全,防止跌倒,最好床旁放置尿壶,以便床边排尿。

6. 排便护理 保持大便通畅,定时排便,必要时遵医嘱用开塞露通便。但也要防治腹泻,以免刺激会阴部,使前列腺充血加重、增大,加重临床症状。

7. 会阴护理 不宜久坐和长时间骑自行车,以免摩擦、挤压会阴部,使前列腺血液循环不良。避免会阴受凉,保持局部清洁。

8. 心理护理 耐心倾听老年人的主诉,给予心理安慰,减轻其紧张、焦虑情绪。指导老年前列腺增生症者生活轻松、规律,心情愉快,保持积极乐观的情绪。

9. 用药护理

(1)α受体阻滞药(特拉唑嗪、哌唑嗪、哈乐等):能阻断前列腺及膀胱颈部的α受体,松弛前列腺及膀胱颈平滑肌,解除尿道梗阻症状。α受体阻滞药起效快,但副作用较多,如头痛、心悸、体位性低血压等,所以用药后要加强观察,注意安全方面的护理。

(2)5α-还原酶抑制药(保列治等):能有效抑制5α-还原酶,减少双氢睾酮生成,使增生的前列腺体积逐渐缩小,从而减轻临床症状。此药安全性高,副作用小,但因停药后前列腺易恢复原增生状态,需终身服用。要注意做好用药的解释工作,鼓励老年人坚持服药。

(3)黄酮哌酯(泌尿灵等):能选择性松弛泌尿系统平滑肌,达到解痉效果,改善尿频、尿急症状。但有可能会使眼压升高,患有青光眼的老年人慎用。

(4)中药制剂(前列康、尿通等):能改善前列腺症状,但作用轻微,对中、重度前列腺增生症很难奏效。

(5)谨慎用药:老年前列腺增生症者慎用阿托品类药、抗精神病药、抗抑郁药、平喘药、心脑血管病药、胃肠止痛药、强效利尿药、抗过敏药、预防感冒药等,以免引起排尿困难,诱发急性尿潴留。

10. 术前准备及护理

(1)了解手术对老年人的影响:手术切除前列腺的增生部分是治疗前列腺增生症的理想方法。目前常实施的手术有两种:①经膀胱摘除前列腺。适用于前列腺较大、身体状况较好的老年人。该手术优点是手术难度不大,摘除彻底,远期效果较好。缺点是创伤大、恢复慢、住院时间长。②经尿道摘除前列腺。该手术优点是创伤不大,适用于前列腺不太大、体弱的老年人。缺点是手术切除前列腺不够彻底,且容易并发尿失禁。

(2)心理护理:耐心解释手术的目的、手术的方法及术前病人应注意的事项,以取得老年病人的理解与合作,消除恐惧心理。

(3)预防感冒:注意保暖,适当活动,增强体力。

(4)治疗原有其他疾病:约60%以上的老年人合并有心、肺疾病及糖尿病等病症,要配合医生积极治疗这些病症,以便使老年人尽早接受前列腺手术治疗。

(5)解除尿潴留:若老年人有尿潴留,应先留置导尿管,解除尿潴留后再行手术。

(6)训练床上排大、小便。

11. 术后护理

(1)细心观察:老年人往往患有多种疾病,承受麻醉和手术的能力较差,前列腺手术后易诱发或加重原有疾病。故术后要严密观察生命体征、意识变化情况,保持呼吸道通畅。

(2)膀胱冲洗:①膀胱造瘘者,将导尿管接生理盐水密闭式冲洗装置,将膀胱造瘘管接引流袋进行持续冲洗,以利于血块排出。②无膀胱造瘘者,立即将三腔导尿管接生理盐水密闭式冲洗装置,进行持续膀胱冲洗。

持续膀胱冲洗开始速度宜快,一般100滴/分左右,以后根据冲洗引流液颜色调整冲洗速度,即冲洗引流液为深红色或有血块时,加快冲洗速度,冲洗引流液为无色或为淡红色时,可减慢冲洗速度。保持术后膀胱冲洗引流通畅是预防老年人前列腺术后并发症的关键。

(3)注意保暖:老年人基础体温较低,且前列腺手术中需用大量液体冲洗创面,手术后又要用大量液体冲洗膀胱,使老年人体温更低,所以要特别注意术后保暖,注意冲洗液预热温度保持在36℃左右。

(4)保持大便通畅:不少老年人平时就有便秘症状,术后活动减少及伤口疼痛更加重了便秘。术后要常规应用缓泻剂,保持大便通畅。术后5天内不宜灌肠,并嘱咐老年人大便时勿过度用力,以免创面出血。

(5)伤口出血的护理:①持续出血,表现为膀胱冲洗液为深红色伴有血块。应固定气囊导尿管于持续牵引状态,同时生理盐水持续冲洗膀胱,加强生命体征的观察。②突然出血,表现为尿液由清突然转红,继而尿管不通。应立即用50 ml注射器反复冲洗膀胱至血块全部冲出后,持续膀胱冲洗,并适当牵拉气囊导尿管压迫止血,同时加强生命体征的观察。

12. 臀、肛肌锻炼 此法简单易行,不受条件限制,但要持续练习。方法:①仰卧,两手置头后,两腿稍分开,用力收缩臀部肌肉,同时肛门收缩上提,屏气3~6秒后放松,自然呼吸,重复3~5次。②仰卧,两手置头后,两腿屈膝,两脚踩住床面,用力将背、腰、臀部向上挺起,同时收缩会阴部、提肛,屏气3~6秒后放松,自然呼吸,重复3~5次。注意有心、脑、肺疾病的老年人酌情练习。臀、肛肌锻炼既能促进前列腺血液循环,预防或减轻前列腺局部症状,又能预防拔管后可能出现的尿失禁和尿频症状,一般于术后2~3天开始,指导病人练习,持续3~6个月。

(二)社区护理

1. 健康指导 向老年人及家属进行有关治疗、护理老年前列腺增生症的健康指导。

2. 定期检查 提醒老年男性坚持每年做一次直肠指诊、前列腺B超,了解前列腺增生情况。50岁以上男性有尿频、夜尿次数增多、排尿困难时,首先考虑有前列腺增生的可能,需指导其及时就诊。

(三)健康教育

1. 调节生活 指导老年人心情愉快,生活规律,睡眠充足,注意保暖。给予高营养、高维生素、低脂、低胆固醇饮食,避免刺激、辛辣食品及饮料,戒烟、酒,避免过多饮水。

2. 加强锻炼 适度的体育锻炼能促进老年人前列腺血液循环,避免或减轻前列腺增生。可采取步行、慢跑、打太极拳等活动方式,切忌剧烈运动,以不感到疲劳为宜。避免久坐、骑自行车等挤压、摩擦、牵拉会阴部的活动。坚持臀肌、肛肌锻炼。

3. 排泄指导 提醒老年人及时排尿,避免膀胱过度充盈。排尿环境要轻松舒适,注意入厕安全。保持大便通畅。

4. 遵医嘱坚持用药,注意副作用。

5. **温水坐浴** 水温以老年人能耐受为宜,每天 1~2 次,每次 10~20 分钟,坐浴时要放松肛门括约肌,配合用手指在水中按摩肛门及肛门周围的会阴部,以改善前列腺血液循环。

6. **适度性生活** 若老年人前列腺增生不严重,无排尿不畅等症状,身体条件和性功能允许,可以过性生活,以每月一次为宜。若前列腺增生严重,伴有排尿困难或房事后发生尿潴留,且用药后仍难以控制症状,则不宜过性生活。

第四节 泌尿道肿瘤

老年人泌尿道肿瘤主要包括肾脏肿瘤、输尿管肿瘤、膀胱肿瘤。

一、疾病概要

(一)肾癌

肾癌一般分为三种:①肾细胞癌是老年人最常见的肾癌,占肾脏恶性肿瘤的 80% 左右。发病率随年龄的增长而增加,60~65 岁老年人发病率最高。流行病学研究发现,城市居民的发病率高于乡村。男性多于女性,男女发病率之比为 2∶1。②肾盂癌很少发生在 40 岁以前,男性发病率高于女性。多为移行上皮癌,预后较好;少数为鳞癌,容易浸润,很少能活到 5 年,预后较差;肾盂腺癌很少见。肾盂癌多与结石、感染有密切关系。③肾母细胞瘤,老年人少见。

1. **发病机制** 肾癌的病因尚不清楚。肥胖可能是肾癌发生的危险因素。有报道表明吸烟可增加肾癌发生的机会,服用利尿药及抗高血压药可能会使肾癌发生的机会增加。

2. **诊断要点** 肾癌往往缺乏早期临床表现。血尿、疼痛、腹部包块构成的"肾癌三联征"均是病变发展到较晚期的症状。值得注意的是,越来越多的肾癌是在常规体检或检查"肾外表现"时被"无意发现"的。B 超、CT、MRI 有助于肾癌诊断。

3. **治疗原则** 手术被公认为是治疗原发性肾癌最主要的方法。化疗、放疗和免疫治疗在治疗肾癌方面临床效果不佳。对于已发生转移、扩散或复发的晚期肾癌尚无有效的治疗方法。

(二)膀胱癌

膀胱癌是我国泌尿外科最常见的肿瘤,也是老年人常见的泌尿系统恶性肿瘤之一,其死亡率占泌尿外科肿瘤的首位。膀胱肿瘤的发病率随年龄的增长而增加,60~69 岁老年人发病率最高。我国膀胱癌的发病率和死亡率都低于欧美国家。男女发病率之比为 3∶1。从病理组织学上分类为:①移行上皮细胞癌最多见,占 92%;②鳞状上皮癌占 6%~7%;③腺癌很少见。鳞状上皮癌和腺癌恶性程度大,病程短,预后差,5 年生存率低于 20%。

1. **发病机制** 发病原因包括遗传因素和环境因素,对于膀胱癌来说可能外界环境因素更为重要。其具体病因为:①染色体和基因改变。②化学物质作用,如:染料、纺织、橡胶、油漆、石油化工等物质作用。化学致癌物主要成分为芳香胺和亚硝胺。③长期、大量吸烟。吸烟者发生膀胱癌的机会要比不吸烟者高 4 倍左右。④嗜饮咖啡。⑤大量服用止痛药。⑥食入过量人造甜味品。⑦患有慢性膀胱炎、尿潴留。⑧过度盆腔照射。⑨长期使用环磷酰胺。

2. 诊断要点

(1)血尿。

(2)膀胱刺激症状。

(3)尿中"腐肉"。

(4)腹部包块。

(5)排尿困难、尿潴留。

3. 治疗原则 手术治疗是基本治疗方法。放疗、化疗、免疫治疗等居辅助地位。原则上表浅膀胱肿瘤行保留膀胱手术,浸润性肿瘤行膀胱全切除术。保留膀胱的各种手术治疗,2年内50%以上复发,故大多数学者主张手术后采用定期膀胱灌注化疗方法。

二、护理评估

(一)健康史评估

1. 了解老年病人有无肾癌的表现 如"肾癌三联征"、"肾外表现",全身、局部转移表现等。

2. 了解老年病人有无膀胱癌的表现 如血尿、膀胱刺激症状、尿中"腐肉"、排尿困难、尿潴留等症状。

(二)身体评估

1. 评估老年人有无肾癌的体征 间歇性全程无痛肉眼血尿;腹部包块位于上腹部肋弓下,可随呼吸而上下运动;精索静脉曲张等。

2. 评估老年人有无膀胱癌的体征 间歇性全程无痛肉眼血尿,也可表现为初始或终末血尿;膀胱部位出现腹部肿块等。

(三)辅助检查评估

1. 肾癌

(1)B超检查简便易行、无痛苦,对发现肾脏肿瘤的敏感性较高,可以作为首选的检查方法。

(2)CT对肾癌的定位准确率可达100%,并且能显示病变的范围及邻近器官有无受累,是目前诊断肾癌的最可靠的影像学方法。

(3)MRI对肾癌诊断的敏感度及准确性与CT相仿,在显示肾静脉或下腔静脉受累、周围器官受侵犯及与良性肿瘤或囊肿占位鉴别等方面优于CT。

(4)X线平片和尿路造影对于肾癌诊断的价值不大,尤其平片的作用有限。

2. 膀胱癌

(1)尿细胞学检查对分化不好的肿瘤或原位癌阳性检出率较高,尿中可找到肿瘤细胞。

(2)膀胱镜检查是膀胱癌诊断的基本检查方法,可以了解肿瘤大小、位置、数目、形态,并可行活组织检查。

(3)泌尿系统造影。

(4)B超检查可作为膀胱癌的最初筛选,可以发现0.5~1 cm的肿瘤。

(5)CT主要用于浸润性癌的诊断,可以了解肿瘤对膀胱壁的浸润深度,膀胱壁有无增厚变形,并可能发现盆腔转移淋巴结,有助于浸润性癌的分期。CT对憩室内癌和膀胱壁内肿瘤的诊断有特殊重要性。

(6) MRI 主要用于膀胱癌的分期。

三、护理技术

(一)护理措施

1. 心理护理　针对老年人的情绪变化,进行安慰、解释、鼓励,增加他们生存的勇气,保持稳定和乐观的情绪。对心理承受能力较差的老年人,可以适当隐瞒病情,保持其情绪稳定,以防意外发生。对心理承受能力较强的老年人,应介绍治疗护理的目的、方法及注意事项等,使老年人心中有数,积极主动地配合治疗护理。

2. 护理观察　每日观察并记录尿量及性质,注意血尿情况。观察腹痛部位、性质,腹部包块的大小,有无膀胱刺激征及程度。

3. 饮食、嗜好　多食新鲜蔬菜、水果,因为丰富的维生素和微量元素可以分解体内的亚硝胺等致癌物质;尽快戒烟,因为烟中含有尼古丁、焦油、烟草等多种毒性致癌物质,大量吸烟的人尿中致癌物质的浓度较高。

4. 增加尿量　增加饮水量,增加尿量,降低致癌物质在肾脏、膀胱内的浓度。

5. 标本采集　尿细胞学检查必须是新鲜尿,因为尿液放置几个小时后尿细胞可能变形破坏,难以辨认。

6. 化疗的护理

(1)用药前解释:向老年人及家属解释化疗的目的、方法、注意事项。

(2)配药时护理:配药前仔细阅读用药说明,反复核对,严格按医嘱准时、准量按顺序配药。配药时带厚口罩和手套。废弃化疗药瓶放入带盖容器内。

(3)注射化疗药物的护理:①选择粗、直、弹性好、非关节处血管注射化疗药。②熟练穿刺血管,避免反复在同一部位穿刺。③先注射生理盐水,确定注射针头在血管内后,再注射化疗药物。④注射两种化疗药物时,两药之间要用生理盐水间隔开。⑤输注化疗药物期间,要常检查注射部位,判断有无红肿、疼痛、血管阻力大、静脉无回血等药物外渗现象。疑有外渗时,立即更换注射静脉,外渗处冷敷、25%硫酸镁湿敷、1%普鲁卡因局部封闭。⑥停止注射前先注射生理盐水,再拔出针头,局部压迫5分钟左右。

(4)严密观察血常规:多数化疗药易引起骨髓抑制,抑制最低点在化疗开始后的7~14天。每周查1~2次血常规。预防感染、出血,观察贫血程度,并做好相应护理。

(5)消化道护理:化疗期间少食多餐,避免辛辣刺激饮食,给予高热量、高维生素、易消化饮食。化疗前、后2小时禁食。呕吐频繁时,遵医嘱减慢化疗速度,必要时遵医嘱使用康泉等止吐药。

7. 膀胱灌注护理

(1)保护阴茎处皮肤,避免化疗药刺激。

(2)一般膀胱灌注在早晨进行。灌注前应排尽尿液。药物注入膀胱后应变换各种体位,如平卧位、俯卧位、左侧卧位、右侧卧位等,使药物与膀胱内壁各个部位充分接触,提高疗效。灌注后让尿液在膀胱内保留2小时,然后自然排出。

(3)观察有无血尿、局部压痛、膀胱刺激征等毒副作用。

（二）社区护理

经常以各种形式对老年人进行有关防治、护理泌尿系统肿瘤的保健常识宣传。

（三）健康教育

1. 避免接触致癌物质　告诉老年人尽量避免接触烟、染料、橡胶、塑料、油漆、洗涤剂等致癌物质。

2. 会阴护理　保持会阴清洁，预防尿路感染，以避免细菌滋生，刺激和损害膀胱黏膜，导致膀胱癌。

3. 对任何行保留膀胱手术的病人都应严密随诊，每3个月做1次肾脏B超、膀胱镜检查、尿液检查。一年无复发者酌情延长复查时间。告知老年人应把这种复查看作是治疗的一部分。

4. 对长期血液透析的病人要经常进行有关泌尿系统肿瘤的检查，以便早期发现，早期治疗。

第五节　绝经后阴道出血

一、疾病概要

老年人绝经后阴道出血是指绝经1年以后又出现阴道流血。绝经后阴道出血是老年妇女常见的症状。此种出血一般不是月经回潮，绝大多数为癌症或炎症引起，应引起高度重视。

（一）发病机制

1. 生殖器癌症　以子宫内膜癌和子宫颈癌较常见，阴道癌、卵巢癌较少见。癌组织生长较快，易坏死脱落，导致营养血管断裂，引起阴道出血。下生殖道癌肿可在性交时被阴茎冲击、摩擦，引起癌灶血管断裂出血。卵巢癌产生大量雌激素，可引起月经样出血。

2. 生殖器炎症　以老年阴道炎、子宫积脓、子宫息肉最常见。组织发炎时可渗出淡红色血液。若炎症组织坏死脱落，亦可使血管断裂出血。性交时摩擦息肉或炎症组织，可引起出血。

3. 内膜萎缩　因绝经后雌激素水平降低，子宫内膜萎缩，对外界抵抗力低，血管壁脆弱易破裂，引起出血及感染。

4. 药物性　绝经后服用雌激素或阴道塞雌激素，可使子宫内膜"苏醒"而增生，停药后引起撤药性阴道出血。

5. 创伤性　绝经多年，久不性交，使阴道过度萎缩、狭窄、变短，一旦恢复性交，可引起阴道撕裂，引起创伤性出血。常发生于丧偶再婚的老年妇女。

（二）诊断要点

1. 年龄　已绝经1年以上的老年妇女。

2. 阴道出血。

3. 发热、腹痛　多见于子宫积脓性出血。持续加重的腹痛或顽固性腰骶部酸痛，多为晚期癌肿

4. 白带增多　血水样、恶臭白带多为癌肿；脓血性白带多见于子宫积脓；淡黄或淡红色白带多见于老年性阴道炎。

5. 返老还春征　多见于卵巢癌，雌激素增多所致阴道出血。

(三)治疗原则

针对出血的病因进行治疗。癌症要根据病期行手术治疗、化疗或放疗。炎症可用消炎药。服雌激素引起者可停服雌激素一段时期。

二、护理评估

(一)健康史评估

了解月经史、婚育史，全身有无慢性疾病史如肝病、血液病等。了解发病经过，如发病时间、目前流血情况、流血前已停经多长时间等等。绝经后 5 年之内发生出血，多为非器质性疾病。年龄较大，距绝经年限较长的出血，多考虑恶性肿瘤。

(二)身体评估

评估有无发热、腹痛、白带增多等异常体征。

(三)辅助检查评估

查白带性质，查卵巢、子宫情况，妇科检查、实验室检查均可有原发病体征和相应实验室检查异常结果。

三、护理技术

(一)护理措施

1. 详细记录出血情况　包括阴道出血发生时间、出血量、出血性质等。服雌激素引起的出血，常发生于停药 1 周前后；创伤性出血常发生于性交后；癌症早期出血量较少，晚期则较多，常为鲜红色血性液体；炎症者出血量较少，常为淡红色或脓血性液体。

2. 保持会阴部的清洁、干燥　每日用温开水清洗会阴部并更换内裤。若阴道流血量不多时可用消毒护垫，若阴道流血量较多时可用消毒卫生巾。出血期间洗澡禁止用盆浴，应用淋浴，以防上行性感染。

3. 避免刺激会阴部　内裤以棉织品为好，忌用碱性肥皂。

4. 增加营养　长期阴道出血会导致缺铁性贫血，使老年人感到全身乏力，机体抵抗力下降。此时应增加营养，给予高蛋白、高热量、高铁、富含维生素的饮食。出血期忌辛辣、刺激性饮食，忌酒。

5. 适当休息、活动　平时生活要有规律，注意锻炼身体，避免过分紧张和疲劳。

6. 暂停性生活　出血期暂停性生活，以防继发感染和出血加重。

7. 心理护理　一旦发生绝经后阴道出血，既不可轻视，也不可悲观失望、恐惧不安，应面对现实，积极治疗，保持情绪稳定。

(二)社区护理

经常以各种形式对老年妇女进行有关老年妇女保健常识宣传。

（三）健康教育

绝经后妇女要认真对待绝经后阴道出血情况，随着年龄的增长，老年妇女每年要去医院做一次防癌检查。一旦发现阴道出血，应尽快去妇科就诊，力争在出血停止前，让医生检查，以便找出病因。一时查不出，也不能放松警惕，要定期复查，不可中途停止。

第六节　性生活与性功能障碍

一、老年人性生活的意义

性生活是健康人生活中的一个重要组成部分。人到老年，正常的生理功能均会有不同程度的衰退，老年人性功能必然也会发生相应改变。

现代医学认为，衰老并不意味性欲的完全减退，性生活仍是老年夫妇的生活内容之一。老年夫妻之间适当的性生活有利于身心健康，有利于增进老年夫妻的恩爱。老年人正常持久的性功能，是健康长寿的好预兆，是老年人精力充沛、精神愉快的一个重要表现，对保持老年人记忆力和智力也有好处。有调查资料表明，一些恩爱的老年夫妻，性生活仍能保持到70～80岁，个别男性到90岁仍有精子生成。

性激素的旺盛是延缓衰老的物质基础。适当和谐的性生活，有助于防止脑老化，避免生殖器官废用性萎缩。因为性生活能刺激卵巢排出较多的雌激素，从而使妇女的皮肤更柔嫩润滑，精神开朗、愉快，有助于减轻阴道干涩等不适。反之，有性功能的老人如果长期处于性压抑状态，不仅会使身体免疫能力降低，易患疾病，还容易给老年人在精神上造成压力，出现焦虑、紧张、抑郁、自责等心理问题。

越老越需要爱是老年人的一个重要的心理特征。据调查，世界上百岁以上的老年夫妻，几乎都是恩爱夫妻。同龄人中，单身比婚配者、丧偶比白头偕老者、离婚比婚姻稳定者死亡率高，男性尤为明显，这可能与老年人失去了性爱伴侣，正常生理需求得不到满足，且易产生孤独、寂寞感有关。老年夫妻亲密无比的关系和性爱，是其他亲人所替代不了的。

二、老年人性生理变化

老年男性性唤起所需的时间随年龄增加而增加，并需要对阴茎有更直接的刺激才能维持坚实的勃起。老年男性性高潮时生殖区肌肉收缩程度降低、次数减少，快感时间缩短，体验到的性高潮也不很强烈。

由于卵巢停止排卵，以及雌激素分泌水平降低，老年女性的性生理改变，一般在更年期即出现。许多老年女性性唤起后阴道分泌液减少，润滑速度和水平降低。由于润滑作用和弹性作用不足，使阴道敏感性增加，性生活有可能引起不适感或疼痛。然而老年女性并没有丧失达到性高潮的潜能，多重性高潮的能力并不随年龄增加而下降。

此外，闭经并不标志着女性从此就应减少或停止性生活。无论老年男性还是女性，尚无一个生理上的年限导致他们性功能丧失殆尽。

三、老年人性心理问题

老年人的性享受与青年人一样，都是为了分享爱情，给予和接受愉快的情绪，释放紧张感。大多数老年人希望能像以往那样过性生活,这种心理是有利于老年人的身心健康的。若老年人受传统观念影响,认为性生活对于他们来说是丢人之事,当他们体验到性欲望或从事性活动时,就会因内疚和羞愧而自行压抑性欲,导致身心疾病。

由于传统看法认为良好勃起和有强烈性高潮是男性性功能健康的标志,使不少老年人对自己的性能力感到忧虑、担心、缺乏信心、失望。这些不良心态反而进一步导致老年人勃起失败。

单调的日常生活是影响老年人性生活的另一个心理因素。离退休后老年夫妻每天长时间的接触,会导致彼此间的性欲减弱。

部分老年人担心老年人性生活会影响身体健康,而不敢过性生活。其实老年人性生活就像吃饭一样,是一种生理需求,适当进行性生活有利于身心健康。

和谐的夫妻关系从心理上为双方享受满意的性生活奠定了基础,保持老年人性生活又对维持老年人美满婚姻提供了保障。通过性生活可以促进老年夫妻感情交流,增进夫妻亲密程度,有利于排遣老年人的孤独、忧郁心理。

四、老年人性生理问题

(一)性欲低下

性欲低下是指在接受心理上、生理上的性刺激后,缺乏应有的性兴奋现象。其病因可能是器质性或精神、社会性的,两者可以单独发生,也可以同时并存。器质性指老年人的慢性疾病和泌尿生殖系统的萎缩等导致性欲低下;精神、社会性指受传统观念约束、家庭关系不和、退休后失落感、过度劳累及精神压力的影响,性欲低下。

(二)性交疼痛

性交疼痛是指性交引起的外阴、阴道和盆腔深部疼痛,可能与老年妇女体内雌激素匮乏导致阴道萎缩、分泌物减少,比较难以进入性兴奋状态等因素有关。

(三)勃起功能障碍

勃起功能障碍是指阴茎从勃起到硬而坚的时间延长,可能与老年人精神压抑、妻子配合不够、慢性疾病、长期中断性生活等原因有关。

五、老年人性功能障碍护理技术

(一)护理措施

1. 老年人性交频率 60~64岁平均每周0.7次,65~74岁平均每周0.4次。应指导老年人保持适当频率的性生活。

2. 老年人性交时间 老年人每次性交时间不宜维持过长。切忌在情绪激动、天气变化较大、饱餐、沐浴后性交。

3. 减少体力消耗 性交时心率明显加快,血压明显升高,加重了老年人的循环负荷。所以老年人性交最好安排在清晨,性交时采取侧卧位或坐位,并注意控制情绪。此外,老年人性交时不一定都采取性器官直接接触的方式,采用相互亲昵、爱抚的方式,同样可以达到性的满足,且不消耗体力和精力。

4. 不宜操之过急 老年人达到性高潮时间较长,性交时应循循善诱,相互配合,避免性交不快。可建议老年人有意识地增加性交前的准备时间,根据个人的喜好,对身体的性感带施以适宜的刺激,老年女性往往需要更多的生殖器以外的身体爱抚来达到性唤起。不要在双方不情愿时勉强进行性交。

5. 润滑阴道　更年期后老年妇女阴道分泌物渗出缓慢、减少,阴道干燥,性交疼痛。若在性交前使用润滑剂(如石蜡油),或较长时间爱抚,待阴道分泌物较多时再性交,就可以减轻性交疼痛等不快感觉。

6. 老年慢性病与性生活　有慢性病的老年人若有适当满意的性生活,可以使情绪稳定、乐观,促进身体健康。若性生活不当,则反而加重病情。有慢性病的老年人性交时除注意可采取前述减少体力消耗的方法外,还需注意以下问题:

(1)心绞痛老年人:性交前 30 分钟,宜服用长效硝酸甘油或麝香保心丸来预防心绞痛发作。

(2)心肌梗死老年人:患过心肌梗死的老年人如果能步行上两层楼,那么他就完全能够承受性交所需的活动量。但心肌梗死发病 2 个月内,禁止性生活。进行性生活前不要饱餐、饮酒、洗澡。性交前 30 分钟,宜服用长效硝酸甘油或麝香保心丸。性交中若出现胸闷、胸痛和不舒服感觉,应停止性交。

(3)高血压老年人:性交最好在清晨进行。应控制性生活频率和持续时间,避免性生活过度,避免在抽烟、饮酒、饱餐后性交。若精神紧张,性交前应少量服用镇静剂。若舒张压高于 16.0 kPa(120 mmHg),或血压不稳时,不应进行性交。不要在有头痛、头昏、眼花症状时进行性交。

(4)心力衰竭老年人:若心力衰竭未被纠正,应禁止过性生活。治疗后若能步行上两层楼,并不感觉难受,则可恢复性生活。性生活前可口服强心药。

(5)二尖瓣疾病伴呼吸困难老年人:不能过性生活,以免进一步影响心功能。

(6)慢性支气管炎发作期老年人:不宜进行性交,可以用爱抚、亲昵等性活动来满足性需要。

(7)糖尿病老年人:男性糖尿病老年人大约有 50% 会发生阳痿,其最好的防治方法是增加营养、心理治疗、控制病情等。

(8)外阴白色病变老年人:因奇痒难忍影响性欲,阴道口萎缩变窄引起性交疼痛。性交时男方动作要轻柔,尽量避免直接刺激病变区域。

(9)老年阴道炎老年人:一般对性的影响是轻微的,只在炎症急性期才需要停止性生活。

(10)前列腺炎老年人:往往性交时剧烈疼痛与性高潮同步,而导致性生活中断或阳痿。治疗前列腺炎是减轻上述症状的唯一恰当的办法。

(11)阳痿老年人:需进行心理治疗、对症治疗,也可通过非性交的方式满足双方的性需要。

(12)用药老年人:某些药物,如抗高血压药、抗精神病药、抗抑郁药、抗焦虑药、镇静安眠药等,对老年人性功能具有较大影响,但停药后即可消除影响。

(二) 社区护理

通过各种形式对老年人进行性教育,增强其自我保护意识,达到促进老年人身心健康的目的。

（三）健康教育

1. 宣传影响老年人性功能的因素及防治措施

（1）长期中断性生活：若一旦再度性交，常会出现性功能衰退。但经一段时间实践后，性功能能够逐渐恢复。

（2）与年轻时性功能有关：年轻时性功能较强者，年老时往往性功能衰退不明显，持续时间也较长。

（3）体力情况：体弱多病者性功能下降，但若体力恢复，疾病得到治疗和控制时，性功能仍可恢复正常。

2. 纠正吸烟过度、酗酒、长期劳累、焦虑、急躁等不良习惯。

3. 告诉老年人保持性生活的要素

（1）对配偶保持兴趣。

（2）有规律的性生活。

（3）健康的身体。

（4）良好的精神状态等。

晚年能继续保持性生活的人，生活会更加充实幸福。

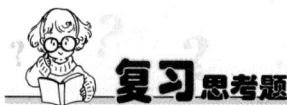

1. 老年人尿路感染的特点是什么？
2. 郭先生，92岁，临床诊断为"前列腺增生症"，因其高龄，暂行非手术疗法，请问你将怎样护理郭先生？
3. 简述老年人泌尿道肿瘤的化疗及膀胱灌注护理措施。
4. 请问老年人绝经后阴道出血的病因主要有哪些？
5. 谈谈老年人性生活的意义。

（张小来）

第七章 老年循环系统疾病病人的护理技术

进入老年期后循环系统老化比较明显,易在老化的基础上诱发心血管疾病,其发病率及死亡率均居首位。老年心血管疾病最常见的是原发性高血压、冠心病,其次是肺源性心脏病、心律失常、心脏瓣膜病等。这些心血管疾病严重威胁老年人的健康和生命。

第一节 老年人循环系统生理变化及病理改变特点

一、生理变化特点

（一）心肌

在老化过程中,心肌肥大,心肌细胞脂褐素沉积使衰老的心肌呈棕色,细胞内蛋白质合成障碍,减少心肌细胞内收缩蛋白的补充,心肌收缩力降低。老年心肌间质容易发生结缔组织增生、脂肪浸润及淀粉样变等改变。心肌间的胶原纤维和弹力纤维增生,心脏脂肪浸润可发生于任何部位,几乎波及心脏全层,使心肌收缩和舒张功能受损。因而在应激时容易发生心衰和心肌缺血。

（二）心脏传导组织

随着年龄增加,心脏传导系统细胞成分减少,纤维组织增多、脂肪组织浸润。老年后窦房结的结缔组织增生和脂肪浸润妨碍窦性冲动的形成和传导,常引起病态窦房结综合征发生。房室结老化、房室瓣环钙化和房室束纤维化、钙化,均可引起房室传导阻滞和室内传导阻滞。

（三）瓣膜与心包

心脏瓣膜因老化及纤维化变得僵硬、瓣膜关闭不全及引起血液反流。心包的弹性纤维随年龄而增生,使心包增厚与变硬,导致左心室舒张期顺应性降低。

（四）血管

老年人血管中的弹力纤维逐渐变得僵直、脆弱,甚至发生断裂,导致动脉的弹性减弱,主动脉等大血管发生增宽、迂曲、延长等改变。弹力型动脉钙质沉着以及胶质蛋白增加削弱了血管的扩张性,动脉弹性降低导致收缩压升高,舒张压不升高,脉压差增大,使老年人常表现为单纯收缩期高血压或以收缩压升高为主的高血压。

随着年龄增加,冠状动脉硬化逐渐明显,平滑肌变性、脂质沉着、管腔变窄,个别小分支可出现阻塞引起心肌梗死和不稳定性心绞痛发生。

二、病理改变特点

(一)心脏

从组织学上来看,随着年龄的增长,心脏大小及重量略有增加,心脏内纤维组织增多,心室壁的厚度及心腔也稍有增加。老年人心脏的心包膜下脂肪量增多,由于纤维化和钙化,老年人的心脏瓣膜增厚变硬,甚至引起瓣叶粘连、瓣膜畸形及瓣膜环扩大。这些变化主要见于主动脉瓣和二尖瓣,可以引起心脏杂音,但一般不产生严重的血液动力学后果。

(二)血管

老年人的动脉血管壁随年龄增加而变得僵硬。主动脉及其他大动脉中层弹力组织减少、胶原纤维增多,导致动脉弹性减退、变得僵硬,而且动脉延长伸展。另一特征性变化为动脉中层钙盐沉积。在老年人一些较小的动脉,包括冠状动脉,常有内膜增厚,从而使管腔狭窄,血流减少。随着年龄增长,动脉硬化的发病率及严重程度增加。

第二节 高血压

一、疾病概要

老年人高血压的患病率逐年增加,血压随年龄增加而增高,60~65岁老年人患病率达30%,65~80岁老年人患病率达50%,80岁以上患病率达65%,其中半数以上为单纯收缩期高血压。

(一)发病机制

绝大多数老年人高血压的病因不明,但其发病与下列危险因素有关:

1. 遗传　高血压具有明显的家族聚集性,父母若均有高血压,子女患高血压的概率高达46%。约60%的高血压病人可询问到家族史。

2. 膳食高盐　研究表明,膳食中每日摄入食盐量与高血压患病率显著相关,摄盐越多,血压水平和患病率越高。

3. 精神因素　从事精神紧张度高的职业者发生高血压的可能性较大。长期生活在噪音环境中听力敏感性减退者高血压也较多。

4. 体重　超重或肥胖是血压升高的重要危险因素。高血压患者中约1/3有不同程度的肥胖。血压与体重指数呈显著正相关。

5. 阻塞性睡眠呼吸暂停综合征(OSAS)　OSAS是指睡眠期间反复发作性呼吸暂停,常伴重度打鼾。OSAS病人50%有高血压。

老年人高血压的发病除与肾素-血管紧张素系统兴奋、中枢和交感神经系统功能失调、血管内皮细胞功能异常等机制外,还与老年人大动脉粥样硬化、肾脏排钠能力减退、交感神经系统α受体功能亢进以及血小板释放功能增强有关。

(二)诊断要点

老年人高血压大多数起病缓慢,一般早期没有临床症状,约有1/5的患者仅在偶然体检时发现。有症状的患者主要表现为头痛、头晕、失眠,血压升高明显时可有眩晕、视物模糊、肢体麻木、鼻出血及球结膜出血。

长期而持久的血压升高,常能造成心、脑、肾等重要脏器损害。老年人合并肥胖、高脂血症、糖尿病时病情进展较快,且出现相应临床表现。老年人高血压急症常表现为高血压危象和高血压脑病。

在未使用抗高血压药物的情况下,老年人血压持续或非同日三次以上收缩压(SBP)≥18.7 kPa(140 mmHg)和(或)舒张压≥12.0 kPa(90 mmHg),即为老年人高血压。老年人既往有高血压史,目前正在使用抗高血压药物,现血压虽未达到上述水平,亦应诊断为老年人高血压。

(三)治疗原则

1. 高血压的非药物治疗　包括精神、心理调节,适当运动,合理膳食,控制体重,戒除烟酒等。

2. 老年人高血压的选药原则

(1)多数人主张首选利尿药,但糖尿病、高尿酸血症和低钾血症者慎用;老年人对利尿药失钾敏感,所以合用保钾利尿药或同时补钾可能较为安全。近年来,学者们主张老年人高血压尤其是单纯收缩期高血压患者宜选钙离子拮抗剂或血管紧张素转换酶抑制剂。

(2)老年人易发生直立性低血压,故应避免选用可引起直立性低血压的药物,如哌唑嗪等。

(3)老年人易发生抑郁症,故应避免选用可引起抑郁症的降压药,如利血平等。

(4)根据病情合理选择降压药:①单纯收缩期高血压,降压药物首选长效钙拮抗药,对单纯收缩期高血压效果较好。其次为血管紧张素转换酶抑制药(ACEI)或血管紧张素Ⅱ受体拮抗药,利尿药(或合用β受体阻断药)也有较好的疗效。②高血压合并冠心病心肌梗死首选β受体阻滞药和ACEI。③高血压伴有心力衰竭治疗宜选用利尿药合ACEI。④高血压合并肾脏病变,所有钙拮抗药和ACEI都有保护肾脏作用,可作为首选药物。⑤高血压合并脑血管病,一般认为早期缺血性脑血管病应暂停降压药,直至病情稳定;出血性脑血管病血压明显增高时应紧急降压。⑥高血压合并痛风,首选氯沙坦,不选用利尿剂。

总之,老年人降压药的选择应根据治疗对象的个体情况、药物的作用及不良反应来选择。

二、护理评估

(一)健康史评估

1. 仔细询问患者的早期表现,有无头痛、头昏、睡眠障碍伴有记忆力下降、注意力不集中、耳鸣等症状。高血压头痛最为常见,多位于前额部或枕后部,呈搏动性跳痛或胀痛。

2. 询问病人有无心悸、气短、胸闷及下肢水肿等高血压心脏损害的症状,有无心律失常、心肌缺血表现。

3. 了解患者有无感到剧烈头痛、头昏、视力模糊、烦躁不安或舌头失灵、言语不清、半身麻木等脑血管并发症状。

(二)身体评估

1. 血压测量　老年人常伴有动脉硬化及血管压力感受器敏感性减退,使血压的波动性变大,血压的波动往往会影响对患者的血压总体水平的评估,从而影响对其诊断和治疗,故对老年人更应该注意血压的多次测量,必要时可考虑作动态血压监测。

2. 心脏检查 了解房室及室壁、主动脉瓣区第二心音是否亢进,瓣膜区有无杂音。

(三)辅助检查评估

常规检查心电图、动态心电图、超声心动图、肾功能、血清电解质、血脂、血糖、血黏度和蛋白尿、血尿等。

三、护理技术

(一)护理措施

1. 监测病人的血压和各种危险因素,了解病情及重要脏器的功能状态。

2. 高血压的非药物治疗 改善生活方式是防治高血压的基本手段。消除不利于心理和身体健康的行为和习惯,达到减少高血压以及其他心血管病的发病危险因素的目的。最近世界卫生组织总结出高血压防治的16字箴言:合理膳食、适当运动、戒烟限酒、心理平衡。采用这种健康的生活方式,高血压的发病率可下降55%,并使人群平均寿命延长10年。

(1)合理膳食:减少钠盐摄入,每人每日食盐量以不超过6 g为宜。补充钙盐和钾盐,每人每日吃新鲜蔬菜400～500 g、牛奶500 ml,可以相当于补钾1 000 mg、补钙400 mg。减少脂肪摄入量,膳食中脂肪量应控制在总热量的25%以下。

(2)适当运动:运动有利于减轻体重、提高老年人心血管调节能力,稳定血压水平。适合老年人的较好运动方式是慢跑或步行,运动强度以运动后心率(每分钟心跳次数)+年龄=170次/分为宜。一般每周运动3～5次,每次30～60分钟。

(3)戒烟限酒:吸烟必须完全解除。酒限量饮用,建议每日白酒少于30 ml、葡萄酒少于200 ml、啤酒少于500 ml。

(4)控制体重:中国人群平均体重指数(BMI):中年男性为21～24.5 kg/m^2,女性为21～25 kg/m^2。体重指数每增加1 kg/m^2,5年内发生高血压的危险性增加9%。高血压患者应将体重指数控制在25以下,体重降低对改善胰岛素抵抗、糖尿病、高脂血症和左心室肥厚均有益。

(5)心理调节:气功和其他生物疗法均可。气功是我国传统的医疗保健方法,通过意念的诱导和气息的调整,发挥自我调整和自我控制的作用,以达到心静、体松、气和,而有利于血压调节。与气功相似的方法有默想、松弛和生物反馈等。

3. 协助药物治疗 老年高血压属于终身疾病,凡血压超过正常范围,均需终身配合药物治疗。老年人记忆力差,用药品种、次数应尽量减少,优选长效、缓释片制剂,每日服药一次,易为老年病人接受。老年人高血压常合并心、脑、肾、血管病变,使用降压药不仅是为了控制血压,更重要的是保护心、脑、肾等重要脏器的功能,提高病人的生存率和生活质量。老年人血压波动大,易发生体位性低血压,使用降压药时应定期测量血压,变换体位时动作要缓慢,如有晕厥、恶心、呕吐等脑供血不足的表现,应立即平卧或取头低足高位。服药2小时内,避免站立太久,会使腿部血管扩张,血液淤滞在下股,影响脑部血液供应。有条件的病人可实施24小时动态血压监测,根据血压的波动规律,在血压高峰前半小时至1小时服药。

4. 及早发现并发症先兆表现 如发现患者血压急剧升高,同时出现头痛、呕吐、意识变化等症状时,应考虑发生高血压危象或高血压脑病等严重情况,立即通知医生同时协助抢救。让患者卧床、吸氧,准备快速降压药物、脱水药等,如患者抽搐、躁动,则应注意安全。

(二)社区护理

1. 加强社区健康人群健康教育　普及高血压病常识,对有家族史的高危人群定期进行血压检测,早期发现病人。

2. 加强社区高血压病病人管理　定期给病人测量血压并记录血压的变化情况,以利于医生对降压药的调整。将血压控制在适当的、稳定的水平,以减少对靶器官的损害。

3. 让患者和家属参与计划　由于高血压治疗的长期性,患者的治疗依从性十分重要,要保持与病人的良好沟通,让患者和家属参加制订治疗计划,教会患者或家属在家中自测血压。病人如果掌握了正确的血压测量方法,在家中测量血压值会比在医院测量得准确。

(三)健康教育

1. 提高老年人对高血压的知晓率。老年人高血压多为无症状高血压,老年人对持续性高血压有较长时间适应,故大多数患者无任何症状,容易造成患者及其家属疏忽,因此导致并发症的发生和病情进展。

2. 改变不良的生活方式,戒烟、限酒,适当活动,保证充分的睡眠。

3. 告诉病人及家属有关常用降压药的药名、剂量、服药的时间及不良反应的观察,督促病人长期服药,不可随意增减药量或撤换药物。

4. 定期随访,长期的高血压会导致心、脑、肾等重要脏器的损害,应定期检查了解重要脏器的功能情况。

5. 学会自我心理调节,保持乐观的情绪。

第三节　慢性心力衰竭

一、疾病概要

随着人类社会老龄化,老年人心力衰竭发病率逐渐增高。据统计,年龄每增加 10 岁,心力衰竭的发病率就增加 1 倍。老年人心力衰竭已成为老年人主要死亡原因之一。

(一)发病机制

引起老年人心力衰竭的原因很多,但基本病因以冠心病、高血压、肺源性心脏病、钙化性瓣膜病和心肌病为多见。

老年人心力衰竭的诱因很多,以呼吸道感染、急性心肌缺血和心律失常最多见,也可见于输液过多过快、摄入钠盐过多、劳累、情绪激动、严重贫血、甲状腺功能亢进、血压增高和排便困难等。

由于老年阶段心脏生理功能减退,在各种病因的作用下心肌收缩蛋白破坏,心肌纤维结缔组织增生而心肌纤维减少,心肌收缩力降低。老年人心肌顺应性降低,造成心肌舒张功能障碍。同时老年人心肌能量代谢障碍也加重心力衰竭的发生。

(二)诊断要点

心力衰竭分为左、右心衰竭,两者同时存在称为全心衰竭。

1. 左心衰竭 主要表现为肺淤血症状,以呼吸困难为其主要表现。最先发生于体力活动时,休息即可缓解,称为劳力性呼吸困难。有时患者在夜间熟睡后突然出现胸闷、气急而被迫坐起后才能缓解,称为阵发性夜间呼吸困难。以后呼吸困难逐渐加重,病人常采取半卧或坐位以减轻症状,称为端坐呼吸。严重时伴有咳嗽、咳痰、喘息,称为心源性哮喘。特别严重时可同时咳粉红色泡沫痰,为急性肺水肿表现。

2. 右心衰竭 以全身体循环瘀血为主要表现。病人早期表现为两下肢对称性水肿,发绀,上腹部饱胀,恶心、呕吐等胃肠道淤血症状。病情加重时水肿逐渐向上蔓延,可伴有胸腔积液、腹水,使病人活动受限。

3. 全心衰竭 当双侧心室同时受累时可发生全心衰竭,也可由于长期左侧心力衰竭的肺动脉高压影响右心而发生全心衰竭,是左侧和右侧心力衰竭临床表现的综合。此时右侧心力衰竭的表现比左侧心力衰竭明显,左心衰竭的肺淤血的临床表现可因右心衰的发生而减轻。

老年人由于反应迟钝,加上老年阶段的并发症及并发存在的疾病较多使心力衰竭的症状和体征不典型,病情更加复杂。根据心力衰竭的临床表现及其特点,加上基本心脏病的症状和体征,一般不难做出诊断。完整诊断必须包括基本疾病病因、病理解剖、病理生理诊断及心功能分级。

(三)治疗原则

1. 病因和诱因的防治 积极治疗高血压、冠心病以及肺源性心脏病等原发疾病,对于有呼吸道感染、心律失常、贫血、电解质紊乱等诱因亦应及时控制。

2. 减轻心脏负荷 给氧;休息;限制钠盐摄入;利尿药的应用,老年人应用利尿药时剂量应偏小,因老年人体液总量和血钾含量比年轻人低,易产生血容量降低和电解质紊乱等不良反应,合并有糖尿病和痛风者忌用噻嗪类利尿药;血管扩张剂的应用,常用硝酸异山梨醇酯和血管紧张素转化酶抑制药。

3. 增强心肌收缩力 主要使用洋地黄类药物。但由于老年人常伴有肝肾功能不良,低钾血症、低氧血症、肺功能不全和心肌缺血,对洋地黄类药物较敏感,容易发生洋地黄中毒,因此,老年人在应用洋地黄类药物时剂量应减量。必要时监测血浆地高辛浓度,还应注意纠正低钾血症。

二、护理评估

(一)健康史评估

1. 了解疾病的病因和诱因 详细询问有无冠心病、高血压、肺源性心脏病等病史。老年人心力衰竭大多数有诱因可查,呼吸道感染是老年人心力衰竭最常见的诱因,尤其是在寒冷季节易发生肺部感染;其次是心律失常,特别是心房颤动较为多见;过度的体力活动、精神紧张、情绪过度激动、洋地黄类药物使用不当和过快的静脉输液、贫血等都可诱发心力衰竭。此外心肌梗死也是心力衰竭的重要诱因。

2. 评估主要症状及其特点 如有无活动后心悸、气促;夜间能否平卧,睡眠中有无憋闷;有无咳嗽、咳痰或痰中带血、咳粉红色泡沫痰;了解病人有无食欲不振、腹胀、体重增加及身体下垂部位水肿等不适。老年人心力衰竭临床症状不典型,易造成漏诊,如早期可能只有疲乏无力或恶心、食欲不振,并无心悸气促;有时以精神改变为首发症状,如精神紊乱、烦躁不安、表情淡漠、嗜睡、注意力不集中等表现。

3. 评估老人心功能状态　Ⅰ级:体力活动不受限制,日常活动不会引起心功能不全的表现;Ⅱ级:体力活动稍受限,一般活动可引起乏力、心悸和呼吸困难等症状;Ⅲ级:体力活动明显受限,轻度活动即引起上述症状;Ⅳ级:体力活动严重受限,安静休息甚至卧床也有上述症状。

(二)身体评估

1. 测量生命体征　体温、脉搏(脉率、强弱、交替脉)、呼吸、血压的测量。
2. 全身一般状态检查　口唇有无发绀,颈静脉有无怒张,四肢浅表静脉有无显露,下肢有无水肿;有无肝脏肿大及肝颈静脉反流征等。
3. 心肺检查　听心率、心律、心音、杂音及有无舒张期奔马律;肺部有无湿啰音、哮鸣音等。体检时需注意老年人常有窦房结功能不全、窦性心动过缓,所以心衰时心率可以不快,这点也是老年人心力衰竭体检时应注意的。

(三)辅助检查评估

1. X线检查　有肺水肿及心脏扩大的X线表现。
2. 心电图　有心肌受损的ST-T变化,心脏肥大或心律失常等改变。
3. 超声心动图　比X线检查更能准确地反映各心腔大小变化及心脏瓣膜结构情况,还可评估心脏功能,射血分数(EF值)可反映心脏收缩功能。超声彩色多普勒检查是临床上最实用的判断心脏舒张功能的方法。
4. 创伤性血液动力学检查　目前常采用漂浮导管在床边进行,多用于重症患者的监护。经静脉插管至肺小动脉,可测定各部位压力和血液氧含量,计算心脏指数(CI)及肺小动脉楔压(PCWP),可反映左心功能。

三、护理技术

(一)护理措施

1. 监护　危重病人应住CCU病房,严密监护生命体征、心电图变化、血气分析及电解质等情况。
2. 环境　保持病室内安静、空气流通,冬天应注意保暖。
3. 体位　一般病人可取平卧位或高枕卧位,对严重心功能不全病人应采取半卧位或坐位。可在床上采取靠背,其头后放枕头,使胸部完全扩张;也可坐在床边,两腿下垂,以脚凳支持。患者前方可放一床上用的小桌,以支持其上胸部、手臂和头部。
4. 日常生活护理　根据老年病人心功能不全的程度安排日常的活动:①心功能Ⅰ级病人,日常生活可自理,并适当进行户外散步,但应避免登高、负重等体力活动;②心功能Ⅱ级病人,可行一些较轻的日常活动,注意休息,限制活动量;③心功能Ⅲ级病人,应限制日常活动,由家人和护理人员协助日常生活,大多数时间以卧床休息为主;④心功能Ⅳ级的病人应绝对卧床休息,为防止长期卧床造成静脉血栓形成,可在床上作被动运动,待病情好转后可逐渐增加活动量。
5. 饮食护理　控制食物中钠盐的摄入尤为重要,一般轻症病人控制在每日5g以下,严重病人应控制在每日1.0 g以下。由于胃肠道淤血及老年病人消化功能减低，宜给予清淡的半流质饮食。适当限制水的摄入量，注意纤维素及维生素的补充。

6. 给氧　有呼吸困难、发绀症状的可给低流量、持续吸氧，2～4 L/min，症状重者亦可高流量间歇给氧。

7. 皮肤护理　长期卧床患者易发生低垂部位水肿，老年人皮肤脆弱，容易破损、感染，应加强皮肤护理。

8. 药物不良反应的观察　遵照医嘱给利尿药、血管扩张药及洋地黄类药物。对于使用利尿剂的患者，应密切观察尿量及电解质的变化。使用血管扩张药的病人可伴有血管扩张性的头痛、面部充血、心动过速等不良反应。老年人由于肝肾功能减退，特别容易发生洋地黄中毒，对于使用洋地黄的病人给药前询问病人有无恶心呕吐、乏力、色视等，注意观察心律、脉搏，一旦出现有心律不齐、期前收缩、二联律等现象应立即和医生联系并采取措施。

（二）社区护理

1. 老年人由于长期患病，丧失活动能力，会产生孤独感，应加强与家属、社区人群的沟通，建立感情交流，给老人以心理上的支持、精神上的抚慰。

2. 对恢复期病人，根据病人的心功能，制订康复计划，帮助老年人逐步恢复日常生活能力，提高生活质量。

3. 开展对慢性心功能不全病人的教育管理，正确指导患者使用药物及认识到坚持长期治疗的重要性。

（三）健康教育

1. 生活中注意预防易致心力衰竭的诱因，生活要有规律，注意休息，尤其是避免呼吸道感染。

2. 积极治疗原发病，如控制高血压、心绞痛、心肌梗死，做到早发现、早治疗。

3. 病人教育，学会自我管理。自我管理内容见表7-1：

表7-1　老年人慢性心力衰竭自我管理内容

饮食	低盐、清淡、每餐不宜过饱
运动	限制活动量，尽量减少活动中的疲劳
情感	克服孤独、焦虑
检测体重	每日体重变化少于0.5 kg
症状	了解疾病早期的表现，如活动后心慌气急、夜间憋闷、下肢水肿等，均是早期心力衰竭的症状，要及时就医
合理治疗	执行医生的治疗方案，坚持长期用药

（张元元）

第四节　冠状动脉粥样硬化性心脏病

冠状动脉粥样硬化性心脏病简称冠心病，是指由于冠状动脉粥样硬化所致的心脏冠状动脉狭窄或闭塞引起心肌缺血、缺氧或坏死而导致的心脏病。冠心病是导致老年人病残和死亡的常见心脏病。引起冠心病的危险因素可能是多方面的,除包括不可控因素如年龄、男性及遗传因素外,还包括可控因素即个体通过改变生活方式或习惯能够使之控制的因素如高血压、高血糖、肥胖、缺乏体育锻炼、高脂饮食、A型性格、服用避孕药等。冠心病根据临床特征分为五型,即隐匿型冠心病、心绞痛型冠心病、心肌梗死型冠心病、心力衰竭和心律失常型冠心病及猝死型冠心病。老年人冠心病,由于老年人存在老化的生理病理变化,使得冠心病临床表现不典型,治疗护理颇具其特点,因此做好该病的防治、护理工作具有重要意义。本节主要介绍老年人心绞痛和老年人急性心肌梗死的护理技术。

心绞痛

一、疾病概要

心绞痛是一种因冠状动脉供血不足,心肌急剧、暂时缺血缺氧所引起的临床综合征。临床上以阵发性胸骨后疼痛和胸部不适为主要表现,是老年人最常见的冠心病类型。

(一)发病机制

老年人心绞痛最常见的病因是由冠状动脉粥样硬化引起供应心肌血液的动脉管腔狭窄和(或)痉挛。情绪激动、劳累、寒冷高温、饱餐、吸烟等为常见诱因。

(二)诊断要点

老年人典型心绞痛发作,根据突然出现胸骨后压榨性胸痛和胸部不适,硝酸甘油含服后有效缓解,心电图可有明显的呈现缺血性的 ST-T 改变,结合老年人存在冠心病的易患因素,排除其他原因所致的心绞痛,诊断一般不难。不典型心绞痛诊断有困难者,结合放射性核素检查和选择性冠状动脉造影检查可以确诊。

(三)治疗原则

1. 急性期治疗
(1)立即停止活动,取平卧或半卧位,解开衣扣,保持呼吸道通畅。
(2)选用作用快、疗效好的硝酸酯类药物治疗,如舌下含服硝酸甘油等,也可配合使用镇静药。
2. 缓解期治疗
(1)祛除病因。
(2)选择长效抗心绞痛药物。
(3)冠状动脉介入术。
(4)冠状动脉搭桥术。

二、护理评估

(一)健康史评估

1. 询问病人对于疾病及危险因素的认知情况,因老年人心绞痛多见于临床特征不典型,应注意详细询问老年人心绞痛不典型发作的临床特征:
(1)痛疼部位可不典型,表现为咽喉部紧缩感、牙痛、腹痛、肩痛,罕见者以下肢足背阵发性疼痛而就诊,也可表现为短暂性脑缺血发作。

(2)痛疼性质常表现为气急或憋闷,有糖尿病的病人由于植物神经病变,心绞痛常表现为无痛型。

(3)老年人出现呼吸困难,极度疲劳,甚至晕厥,常提示不典型心绞痛发作。

2. 了解病人既往是否有高血压、糖尿病或其他疾病,血脂是否偏高。

3. 了解病人是否吸烟、喜欢进食高胆固醇食物,了解体重是否超过标准。

4. 了解病人是否有情绪紧张和其他心理压力。由于老年人记忆不好,容易忘记和紧张、意识不清,必要时还需向患者家属和其他知情人询问清楚。

(二)身体评估

老年人心绞痛的体征多无特殊征象。注意观察发作时病人有无面色苍白、冷汗、气短,有时可出现血压波动或心律、心率的改变。

(三)辅助检查评估

对心绞痛发作者在有条件情况下应进行心电监护;无条件时,应检测心电图、心电图运动试验、动态心电图,观察其改变,而冠状动脉造影是诊断心绞痛的黄金标准。

三、护理技术

(一)护理措施

1. 一般护理

(1)休息:心绞痛发作时应立即就地休息,停止活动,保持安静,解开衣领和过紧的衣物,并张口作深大呼吸,全身放松至疼痛消失。

(2)饮食:给予高维生素、低热量、低动物脂肪、低胆固醇、适量蛋白质、易消化的清淡饮食,少量多餐,避免过饱及刺激性食物与饮料,禁烟酒,多吃蔬菜、水果。

(3)生活护理:老年病人心绞痛发作,更需要护理人员协助进食、排便、搞好个人卫生等,以满足病人的生活需要。

2. 心理护理 由于担心健康状态恶化,以及检查治疗存在风险的不确定性,病人常会感到焦虑不安。因此,护理人员要加强心理护理,在病人面前应保持冷静和耐心,多与病人交流,适时给予心理支持。心绞痛发作时需专人守护,增加病人的安全感,必要时可遵医嘱给予镇静药。

3. 对症护理

(1)疼痛:老年病人心绞痛发作者,应即刻休息,停止活动,给予舌下含服硝酸甘油,必要时可给予吸氧及适量镇静药,如地西泮等。密切观察疼痛变化特点,一旦发现疼痛发作或加重,要及时报告医生,警惕心肌梗死。

(2)活动无耐力:加强生活护理,协助病人进食、大小便、个人卫生等,以满足病人的生活需要。合理安排活动和休息,观察、了解心绞痛发作的特点,找出诱发疼痛的体力活动类型和活动量,进而指导病人参加适当的体力劳动和体育锻炼,活动间隙给予充分的休息时间,活动量要逐步增加,最大活动量以不引起不适为佳;避免重体力劳动、竞赛性运动和屏气用力动作,如推、拉、抬、举等,避免用力排便,避免精神紧张和情绪激动,以免诱发心绞痛;如有预期活动,有心绞痛发生可能,则需在活动前含服硝酸甘油预防发作。

4. 用药护理 硝酸甘油是控制心绞痛发作的常用药,可含服、静脉滴注或制成喷雾剂、软膏贴剂。使用硝酸甘油应注意:

(1)心绞痛发作时立即舌下含服硝酸甘油0.3~0.6 mg,药物1~3分钟内起效,以后每隔5分钟含服同等剂量的药物,直至痛疼缓解。如果疼痛在15~30分钟后未缓解,应立即报告医生,警惕急性心肌梗死的发生。

(2)老年人因代谢减慢,肾功能低下,药物的半衰期延长,因此心绞痛药物的治疗剂量要小,需遵守个体化原则。硝酸甘油服用需从小剂量开始,剂量过大有头疼、头晕、面部潮红及低血压等副作用。含服硝酸甘油后最好平卧,静脉滴注要掌握好用药浓度和输液速度,以预防低血压发生。

(3)外出时应随身携带常用药物以应付急需。

(4)硝酸甘油的有效期短,要定期更换,确保疗效。

5. 协助治疗 老年心绞痛患者进行介入疗法,效果肯定。术前应认真做好各项术前准备,并向病人介绍治疗的方法、注意事项;术中应密切观察心绞痛发作情况和是否出现心律失常等并发症;术后严密观察伤口有无出血、感染、栓塞等。

(二)社区护理

1. 加强冠心病心绞痛知识宣传,充分认识其危险性,积极预防其发作。

2. 深入家庭社区,开展健康检查或筛选检查,早期发现病人、治疗病人,使病人得到及时有效的护理。

3. 建立个人档案,加强追踪,定期复查。一旦发现心绞痛发作较以往频繁、性质较剧、持续较久、硝酸甘油疗效差、诱因不明、有急性心肌梗死先兆者,要及时转送医院救治。

(三)健康教育

1. 合理安排生活,选择低盐、低脂、低热量、高纤维素饮食,忌烟酒,忌饱餐,忌过劳,忌激动,忌风寒,保持大便通畅,以防止意外。

2. 按医嘱服药,自我监测药物的副作用。

3. 学会正确使用和保管硝酸甘油。

4. 定期复查,积极治疗高血压、高血脂、糖尿病。如心绞痛一旦发作,要立即就诊。

急性心肌梗死

一、疾病概要

急性心肌梗死是由于冠状动脉供血急性减少或中断,引起相应心肌出现急性缺血性坏死,是冠心病的严重类型。老年人急性心肌梗死起病急,发病率高,60~64岁的老年人较一般成人发病率高出4.4倍;病死率也高,60岁以下死亡率为12%,80岁以上为50%。典型急性心肌梗死临床上表现为:持久性的胸骨后疼痛,血清酶增高,心电图进行性改变,常并发心衰、休克和心律失常,是心脏猝死的主要病因。老年人急性心肌梗死症状常不典型,容易造成漏诊和误诊。

(一)发病机制

老年人发生心肌梗死的病因是多方面的。

1. 基本病因是冠状动脉粥样硬化。当病人冠状动脉粥样硬化,管腔严重狭窄超过75%,狭窄部血管粥样斑块增大、溃破、出血,血栓形成或血管持续痉挛,使管腔完全闭塞,而侧支循环没有完全建立,血液供应减少、中断以至心肌严重而持久地缺血达1小时以上,即可发生心肌梗死。

2. 原发性高血压、糖尿病、吸烟等高危因素也与心肌梗死的发作密切相关。

(二)诊断要点

老年急性心肌梗死临床分为典型与不典型两类,诊断要点如下:

1. 典型急性心肌梗死

(1)发作时胸痛多无明显诱因,且常发生于安静时,程度较重,持续时间较长,可达数小时或数天,休息和含服硝酸甘油多不能缓解。

(2)急性心肌梗死后血清酶学检查显示肌酸磷酸激酶(CPK)、乳酸脱氢酶(LDH)和门冬氨酸氨基转移酶(AST)等血清酶升高,同工酶CPK-mB和LDH_1对本病的诊断具有高度特异性和敏感性。

(3)老年人急性心肌梗死心电图检查可有动态性改变,表现为冠状T波、弓背向上呈单向曲线的ST段抬高和病理性Q波。

2. 不典型急性心肌梗死 急性心肌梗死临床表现与心肌梗塞的大小、部位、侧支循环的建立密切相关。老年人易发生心肌梗死,但由于老年人反应迟钝,自我感觉不敏锐,痛阈值高以及并发其他疾病等原因,临床表现常不典型。

(1)先兆症状明显:如频繁发作心绞痛。

(2)无痛性心肌梗死:80岁以上老年人多见,患有糖尿病的老年人无痛性心肌梗死发病率可高达30%~46%。

(3)首发症状多样:可表现为突然发生的反复发作的恶心、呕吐和腹痛,或突然胸闷,呼吸困难,或出现急性意识障碍、精神行为异常等。

(4)并发症多且不典型:如突然出现心律失常、充血性心力衰竭、心源性休克、心脏破裂、猝死等。

(5)心内膜下心肌梗死:心电图显示T波明显倒置、ST段明显缺血性压低。

(三)治疗原则

治疗原则为降低心肌耗氧,尽可能恢复冠状动脉灌注,增强氧供以挽救濒死心肌,缩小梗死面积,缓解痛疼,及时处理并发症。

1. 一般治疗

(1)卧床休息,停止一切活动。

(2)吸氧。

(3)进CCU病房,实行监护。

2. 止痛 尽快解除痛苦,常用药物有吗啡、哌替啶、硝酸甘油等。

3. 溶栓治疗 争取尽快溶栓使冠脉再通,恢复心肌血供。常用药物有尿激酶、链激酶、组织型纤溶酶原激活药。

4. 抗凝疗法 预防血栓形成,防止心肌梗死再次复发。常用药物有肝素、低分子肝素、阿司匹林、华法林、抵克力得。

5. 治疗并发症　积极治疗心律失常、心力衰竭、心源性休克等并发症,拯救病人的生命。
6. 介入疗法　冠状动脉成形术及冠状动脉内支架植入(PTCA)。
7. 手术治疗　冠状动脉搭桥术。

二、护理评估

(一)健康史

1. 询问病人有无胸痛,评估胸痛发作的特点,与心绞痛比较,其部位、持续时间、疼痛程度有无区别,有无发热、恶心呕吐、腹痛等伴随症状,胸痛发作前有无情绪激动、劳累、饱餐等诱发因素。要特别注意老年人不典型心肌梗死发作的表现。
2. 询问有无气急、憋气、濒死感;是否感到虚弱、乏力、眩晕;是否有心律失常、休克、心力衰竭等。
3. 询问病人是否有高血压、糖尿病;是否进行过系统的治疗和用药情况。
4. 了解病人抽烟、饮食、运动和生活能否自理等情况。
5. 询问老年病人心理状况:老年病人病情重,害怕死亡,加之活动耐力降低和自理能力缺乏,使病人易产生焦虑;病人初入监护病房,不能适应一系列检查和治疗措施,可进一步增加病人的焦虑或恐惧;老年病人的家庭亲情状况也要了解清楚。

(二)身体评估

主要检查生命体征、心律、心率、心音变化,有无心脏奔马律、杂音及肺部啰音等。

(三)辅助检查评估

连续监测心梗急性期心电图变化,注意观察有无心律失常,由于老年人原有心脏病存在,心肌梗死的心电图表现亦可不典型,阳性率低,给观察带来困难。定期抽血检查心肌酶谱以了解心肌坏死程度和病情进展。冠状动脉造影术和心肌显像检查为最可靠的诊断方法。

三、护理技术

(一)护理措施

1. 一般护理

(1)心电监护:严密监测并记录病人的症状和生命体征,及时发现心律失常、休克、心力衰竭等并发症,开通静脉途径,备好各种急救物品和器材,配合医生进行抢救。

(2)休息和活动:老年病人强调休息和生活护理,发病第1~3天绝对卧床休息,护理人员协助病人洗漱、进食、大小便。无并发症者3天后可在床上坐起,每天数次,每次10~15分钟,一周后可在床边、室内走动,再过渡到室外活动,活动量以不出现症状为限。对于病情稳定者,主张早期活动,以有利于减少并发症,促进早期恢复。

(3)排便护理:老年病人由于长期卧床活动量少、进食量少、不习惯床上排便、胃肠蠕动慢等原因,病人易发生便秘。因此应适量进食水果、蔬菜,常规给予缓泻剂。每天顺肠蠕动方向按摩腹部数次,增加肠蠕动,促进排便。嘱咐病人排便时切勿用力,以免加重心肌缺血缺氧,甚至发生猝死。男性伴有前列腺肥大者,尽可能让患者站或坐在床边小便,尽量避免插导尿管。

2. 饮食护理　疼痛剧烈时禁食。最初几天以流质饮食为主,以后逐渐过渡至半流质、软食和普食。选择易消化的食物,少食多餐,避免过饱。

3. 心理护理　老年患者入院后常存在紧张、焦虑、急躁、忧郁、恐惧、悲观、失望、思恋、孤独等心理表现,护士在配合医生抢救的同时,应做好病人和家属的安慰工作,对患者生活上细致入微地照顾,抢救工作要有条不紊,不在病人面前讨论病情,使病人能够获得信任感和安全感,并用积极的态度和语言开导病人,帮助其树立战胜疾病的信心。

4. 对症护理

(1)疼痛:老年人急性心肌梗死若以疼痛为主要症状,迅速止痛极为重要,因为疼痛可使交感神经兴奋,心肌缺氧加重,促使梗死范围扩大,易发生休克和心律失常。①吗啡是解除急性心梗疼痛的最有效的药物,但老年人由于常伴有低血压、慢性阻塞性肺气肿、心动过缓等病症,要慎用吗啡,以免发生意外。②吸氧多采用鼻导管给氧,氧流量和浓度需监测调整。③止痛药物还可用度冷丁、硝酸甘油等。④指导病人采用放松术,如深呼吸、全身肌肉放松。

(2)心律失常:持续监测心电示波情况,出现频发、成对、多源、R-on-T室性期前收缩或短阵室速时要警惕室颤或心脏骤停发生,应立即通知医生,备好急救药品。

5. 用药护理　目前治疗急性心梗缩小梗死面积、提高生存率最有效的方法是尽快使阻塞的冠状动脉再通。静脉溶栓为急性心梗再灌注治疗的首选方法,老年病人虽已不属禁忌,但是并发症多,病情变化快,因此治疗前后的护理工作十分重要。

(1)向家属询问是否存在溶栓禁忌,取得病人合作。

(2)尽快建立静脉通道,避免反复穿刺。

(3)用药时要严格遵医嘱,准确调整输液滴速。

(4)用药后注意观察溶栓效果、溶栓并发症和有无药物过敏反应,老年人极易出现出血并发症,应严密观察。

(二)社区护理

1. 建立个人档案,开展健康教育,控制危险因素,充分发挥家庭、社区资源,为老年患者提供尽可能的保健支持和轻松愉快的外部环境。对高危人群定期体检筛查,早期发现,早期干预。筛查内容有血压、血脂、血糖、心肌酶谱、心电图等。干预措施包括:降低血压、血脂、控制血糖、戒烟、减肥等。

2. 积极采取康复治疗、支持疗法、护理咨询等手段控制和减少心肌梗死的复发,最大限度地改善病人的生存质量。

3. 一旦老年病人出现心绞痛频繁发作,时间延长,程度加重,含硝酸甘油无效者,可能是心肌梗死先兆,应指导家属做好家庭救护:

(1)让病人就地平卧休息,放松安静。

(2)尽快向急救中心呼救,尽快舌下含服硝酸甘油,待心率、血压等稍稳定后,就近送入医院救治。

(三)健康教育

1. 生活保健　老年人要避免过度疲劳,避免观看刺激、暴力性电影、电视、球赛;洗澡水温要适宜,时间不要过长;饮食上限制钠盐摄入,每天食盐量约 5 g,不暴食暴饮,戒烟、酒、浓茶、咖啡;选择低胆固醇、低脂肪、低热量、低糖饮食,多食新鲜蔬菜、水果,保持大便通畅。

2. 康复锻炼 恢复期逐步增加活动量,待急性心肌梗死缓解第6周后,每天可步行锻炼、打太极拳等,第8~12周后,可开始较大活动量的锻炼,但以不出现胸痛、呼吸困难、心悸、头晕为限。

3. 预防复发 积极治疗高血压、糖尿病、高血脂、控制体重;遵循医嘱坚持服药,定期复查;随身携带保健盒。家属也应熟知急救药放置地点,以备急用。

(贺 强)

第五节 心律失常

一、疾病概要

心律失常是指心电的起源、传导障碍导致心跳频率、节律的异常。老年人罹患心律失常较为多见,不仅因为老年人较多患有器质性心脏病,同时由于老化的进程也可以影响神经系统和心脏传导系统,随着年龄的增长,窦房结细胞的数量减少,束支传导纤维减少,代之以脂肪组织和纤维组织增多,结果老年人窦房结功能低下、房室传导阻滞等在心律失常中表现多见。自主神经功能也随年龄变化,交感神经反应性低,β受体数目减少或间接地影响心律。

(一)窦性心动过缓

窦性心动过缓是指窦性心律每分钟在60次以下。老年人出现无症状的窦性心动过缓绝大多数是生理性的。病理情况可见于全身性疾病,如颅内高压、甲状腺功能低下、阻塞性黄疸和服用β受体阻滞药、胺碘酮类药物。心脏疾病如冠心病、心肌病等造成窦房结功能障碍的则表现为持续性窦性心动过缓。

无症状的窦性心动过缓不需要特殊治疗,原则上以治疗原发疾病为主。严重的病人则同病态窦房结综合征治疗。

(二)病态窦房结综合征

病态窦房结综合征是由于窦房结及其周围组织的器质性病变导致窦房结起搏或传导功能障碍,从而产生多种心律失常的综合表现。

老年人常见的病因多见于冠状动脉粥样硬化性心脏病所造成的窦房结缺血。此外老年人心肌纤维化、脂肪浸润、硬化等退行性变亦可损害窦房结。

临床主要表现为持续性窦性心动过缓,常伴有窦性停搏、窦房阻滞、房室阻滞等。当伴有快速性房性心律失常时(如阵发性房性心动过速、心房颤动)称为心动过缓-心动过速综合征或称快-慢综合征。轻者有发作性眩晕、头痛、乏力、黑矇、心绞痛等心脑供血不足的临床表现,重者可出现阿-斯综合征。

症状轻者不需特殊治疗,以治疗原发病为主。提高心率的药物远期疗效均不满意,安装永久型起搏器为目前唯一可靠的治疗方法。

(三)期前收缩

期前收缩是临床上最常见的心律失常。由于窦房结以外的异位起搏点提前发出冲动,控制心脏收缩所致。根据起搏点的部位不同,可将期前收缩分为房性、房室交界性、室性三类,其中老年人以室性期前收缩最多见。

老年病人期前收缩可以发生在劳累、情绪紧张、过多吸烟、饮酒或浓茶时,但在伴有冠心病、肺心病和心肌病时属病理性。药物、电解质紊乱亦可引起各种类型的期前收缩。

偶发的期前收缩一般无明显症状,部分病人可有漏搏的感觉。当期前收缩频繁或连续出现时可有心悸、乏力、胸闷、心绞痛、晕厥等症状。心脏听诊心律不规则,提前的搏动后出现长的间歇,提前搏动的第一心音常增强,而第二心音则相对减弱甚至消失。脉搏伴有脱漏现象。

对偶发的期前收缩,病人无不适感,可不需用药物治疗。如期前收缩频繁或引起心悸及脏器供血不足症状时,除针对原发病进行治疗外,可根据不同类型的期前收缩选择不同的抗心律失常药,如β受体阻滞药、普罗帕酮、胺碘酮、异搏定等。

（四）心房颤动

心房颤动亦是老年人常见的一种心律失常。老年人中心房颤动最多见于冠心病、高血压、二尖瓣脱垂或钙化、心肌病、急性心肌梗死等,全身性疾病见于甲亢、酒精中毒、使用胆碱能药物、手术后,少数找不到病因的心房颤动成为老年孤立性心房颤动。由于老年病人心房心肌组织退行性病变,心房体积增大,心房顺应性降低,或伴有冠状动脉硬化存在,这些因素可能是老年人常发生心房颤动潜在的原因。

心室率不快的房颤,病人常无明显的自觉症状。当心室率达每分钟120次以上时,病人可出现心悸、气促、心绞痛及心力衰竭等。心房颤动时心房失去正常收缩力,使心室充盈及心排血量减少,血压下降。脉搏搏动次数可较心脏搏动次数为少,呈"脉搏短促"现象。病程中可发生血栓栓塞,脑梗死即为最常见的严重并发症。

控制心室率过快的房颤首选洋地黄类药物,静脉注射毛花苷丙可减慢心室率,减轻症状。亦可根据病情选用普鲁卡因胺、胺碘酮、普罗帕酮等转复窦性心律,转复后继续用上述药物维持或用洋地黄等以防复发。有血流动力学不稳定时,立即同步电复律为最佳选择。对不能转复的慢性心房颤动的病人,主张长期服用抗凝剂阿司匹林,以防心房内血栓形成。

（五）束支传导阻滞

束支传导阻滞是指希氏束分支以下部位的传导阻滞,又称室内传导阻滞。室内传导系统由三个部分组成:右束支、左束支及其前、后分支。室内传导系统的病变可波及单支、双束支或三支传导束。

右束支传导阻滞在老年人常可见到,多由于动脉粥样硬化引起,也可由于风湿病、肺心病、心肌病等原因引起。左束支阻滞常发生于充血性心力衰竭、急性心肌梗死、高血压性心脏病与梅毒性心脏病。左前分支阻滞较为常见,左后分支阻滞则较少见。

单支、双束支传导阻滞通常可无临床症状,间可听到第一、二心音分裂。完全性三分支阻滞的临床表现与完全性房室阻滞相同,由于替代起搏点在分支以下,起搏频率更慢且不稳定,预后极差。

治疗主要是针对原发病治疗,如有双束支或三束支传导阻滞是安装永久性起搏器的指征。

二、护理评估

（一）健康史评估

1. 了解病人发病的病因及诱因。

2. 评估病人的主要症状特点,了解发作时心悸、胸闷的程度,有无重要脏器供血不足的表现,如头昏、眩晕、心绞痛和阿-斯综合征等。

(二)身体评估

1. 生命体征　查体温、脉搏(频率、节律、强度)、呼吸、血压和神志等。
2. 心脏检查　注意检查心率、心律、心音(强弱不等、大炮音)。

(三)辅助检查评估

1. 心电图检查　是诊断心律失常最重要的方法。
2. 动态心电图　能记录24小时心电图变化,不影响日常生活,且不受身体状况限制,尤其适用于老年患者。
3. 心脏电生理检查　多为创伤性检查,不适合老年人。

三、护理技术

(一)护理措施

1. 病情观察,定期监测病人的脉搏、心率及心律。一旦发现病人有严重类型的心律失常应进行心电监护。
2. 有明显心悸、胸闷不适的病人应卧床休息,稳定病人情绪。
3. 伴有气促、发绀等缺氧表现的给予持续吸氧。
4. 严格按医嘱给抗心律失常药物,用药过程中注意观察脉搏、血压、心率、心律及心电图变化,注意及早发现常见抗心律失常药的不良反应,并给予相应处理。
5. 发现严重的心律失常如频发、多源性、成对或呈 R-on-T 现象的室性期前收缩、室性阵发性心动过速、高度房室传导阻滞等应立即报告医生,及时处理。
6. 准备心电除颤、临时起搏器等急救设施,做好护理配合。

(二)社区护理

1. 社区建立高危病人的健康档案,普及急救常识,对突发严重心律失常的病人采取及时处理。
2. 社区护士指导病人及家属检测脉搏的方法,有利于病情的自我监测。
3. 对反复发生严重心律失常的病人可采用动态心电图监护。

(三)健康教育

1. 向病人及家属讲解老年人心律失常的常见病因、诱因及防治知识。
2. 老年病人应注意保证充分的休息和睡眠,家庭生活要有规律,保持乐观、稳定的情绪。
3. 戒除烟酒嗜好,避免刺激性食物如咖啡、浓茶等,避免情绪激动、感染和过度劳累,以免诱发心律失常的发生。
4. 饮食避免过饱,多食纤维素丰富的食物,保持大便通畅。心动过缓病人避免排便时屏气时间过长,兴奋迷走神经而加重症状。
5. 指导病人家属观察抗心律失常药的疗效和不良反应,一旦发现异常,需及时就诊。
6. 有晕厥史的老年病人不宜单独外出,以免发生意外。

第六节 慢性肺源性心脏病

一、疾病概要

慢性肺源性心脏病是肺、胸廓或肺血管慢性病变引起的以肺循环阻力增加、肺动脉高压、右心肥大甚至右心衰竭为特征的一类疾病。发病年龄多在40岁以上,且随着年龄增加患病率增高。

(一)发病机制

病因以慢性支气管炎和阻塞性肺气肿最常见,其次为支气管哮喘、支气管扩张、肺结核、肺间质纤维化等疾病。胸廓运动障碍性疾病和肺血管病变较少见。

在慢性支气管炎和肺部疾病的基础上,导致肺毛细血管床破坏。长期缺氧和二氧化碳的潴留使肺小动脉痉挛和缺氧所致的血黏稠度增加等综合因素引起肺动脉高压,右心负荷增加致右心肥大、右心衰竭。

(二)诊断要点

慢性肺心病进展缓慢,从原发疾病到心脏受累需要几年甚至几十年的时间。在原支气管和肺部疾病的基础上,逐渐出现肺、心功能不全和其他器官受累的表现。临床上急性发作与缓解期交替出现,急性发作次数越多,肺、心功能损害越严重。出现下列表现可考虑慢性肺源性心脏病的诊断:

1. 病人有慢性支气管炎、肺气肿、其他肺部疾病或肺血管、胸廓疾病病史。
2. 合并有肺动脉高压、右心室增大或右心功能不全,如出现颈静脉怒张、肝肿大压痛、肝颈静脉返流征阳性、下肢水肿、肺动脉瓣第二音亢进等体征。
3. 心电图、X线胸片、超声心动图有右心肥大的征象。

(三)治疗要点

1. 控制呼吸道感染 呼吸道感染是肺心病急性加重的最常见的原因,可使缺氧与二氧化碳潴留加重,肺动脉压力增高,促使心肺功能衰竭,因此有效地控制呼吸道感染是治疗的关键。因为绝大多数为细菌感染,应立即应用抗生素,同时做痰培养分离致病菌和药物敏感试验,以便指导抗生素的调整。老年人肺心病,肺部血液循环较差,气道多有阻塞,分泌物不易排出,病情较重,而且肺和支气管局部难达到较高的抗生素浓度,所以抗生素剂量要足够,在急性期多采取静脉给药,治疗持续的时间应长些(一般10~14天)。恢复期或轻症应考虑口服或肌注给药。老年人药物毒性反应明显高于年轻人,特别是使用具有肾毒性的抗生素应十分慎重。

2. 保持呼吸道通畅 可使用解痉、祛痰的药物,必要时进行气道湿化,以便分泌物易于排出体外。对于分泌物过多、发生明显气道阻塞者,则需建立人工气道,包括口咽导管、气管插管和气管切开。

3. 纠正缺氧和二氧化碳潴留 进行合理氧疗。

4. 纠正酸碱平衡失调和电解质紊乱 积极纠正酸中毒是使用抗生素和解痉药疗效的保证。

5. 控制心力衰竭 首选利尿药,对于有中等度以上的水肿,可选择作用温和的利尿药如氢氯噻嗪类,小剂量、间歇性给药,防止出现严重的水电解质紊乱,注意补充氯化钾。血管扩张药具有扩张肺小动脉,降低右心负荷,增加心排血量作用。强心药应慎重使用,老年病人因长期缺氧、低钾性碱中毒等原因,对洋地黄类药物的耐受性差,容易发生洋地黄中毒。

二、护理评估

(一)健康史评估

1. 了解疾病的病因和诱因 详细询问有无慢性支气管炎、支气管哮喘及肺气肿等病史。大多数有诱因可查,呼吸道感染是最常见的诱因,尤其是在寒冷季节易发生肺部感染。其次过度的体力活动、劳累、精神紧张、情绪过度激动等也是重要诱因。

2. 评估主要症状及其特点 有无活动后心悸、气促,夜间能否平卧、睡眠中有无憋闷,有无咳嗽、咳痰,痰液的量和性质;了解病人有无食欲不振、腹胀、体重增加及身体下垂部位水肿等右心衰竭的临床症状。如早期可只有疲乏无力或恶心、食欲不振,并无心悸气促。在合并有肺性脑病等并发症时以精神改变为主要症状,如精神紊乱、烦躁不安、表情淡漠、睡眠规律改变、嗜睡、注意力不集中等表现。

(二)身体评估

1. 生命体征 观测体温、脉搏、呼吸、神志,有无缺氧和二氧化碳潴留的表现。

2. 一般状况检查 了解颈静脉有无怒张,四肢浅表静脉有无显露,下肢有无水肿,有无肝脏肿大及肝颈静脉反流征。

3. 心肺检查 听心率、心律、心音、杂音及有无舒张期奔马律;有无桶状胸,肺部有无湿性啰音、哮鸣音等。体检时需注意剑突下心脏搏动是老年人肺心病的重要特征。

(三)辅助检查评估

1. X线检查 观察有无肺气肿、肺动脉段突出及右心扩大的X线表现。

2. 心电图 观察有无"肺性P波",右心室肥大,ST-T波变化以及心律失常等改变。

3. 超声心动图 比X线检查更能准确地反映各心腔大小变化及心脏瓣膜结构情况。肺心病主要表现为右心室肥大,右室流出道增宽等改变。

三、护理技术

(一)护理措施

1. 观察病情 监护病人的呼吸、脉搏、血压及神志状况,定时监测血气分析、24小时液体出入量、电解质变化,如有异常情况及时通知医生并协助抢救。

2. 提供安静舒适的环境 保持空气新鲜,病人在肺、心功能失代偿期应绝对卧床休息,协助老年病人定时翻身。

3. 饮食护理 给予清淡易消化饮食,有心衰的病人适当限制钠盐和水的摄入。营养支持对肺心病患者的康复治疗十分重要,60%~80%肺心病病人体重低于理想体重,其中多数属于"成人干瘦型"营养不良(血清蛋白仍在正常水平),少数属于"混合型"营养不良。营养不良可造成免疫功能低下,病人出现反复感染,呼吸肌萎缩和无力,呼吸道上皮修复功能减弱。原则上应给予高热量、高蛋白及较低碳水化合物的营养支持。临床补充时要注意循序渐进,从少量开始,逐渐增加到所需的能量。

4. 合理给氧　一般为低流量(1~2L/min)、低浓度(25%~29%)、持续给氧,氧疗期间注意保持气道通畅,观察氧疗效果,监测氧流量及血气分析指标。

5. 保持气道通畅　清除呼吸道痰液,定时更换体位,叩击背部帮助病人排痰。昏迷病人可进行机械吸痰。如严重通气不足,痰液黏稠阻塞呼吸道者,应及时建立人工气道。

6. 用药护理　老年人肺心病患者长期缺氧,对洋地黄耐受性差,应密切观察。在使用呼吸兴奋剂过程中应密切观察神志、呼吸频率和节律的变化,注意保持气道通畅。

7. 肺性脑病的护理　严重的缺氧和二氧化碳潴留可引起失眠、精神错乱、狂躁或神志恍惚、嗜睡、昏迷等肺性脑病的表现,应及时报告医生并协助抢救。严密观察和记录病人的体温、脉搏、呼吸、血压、尿量和血气分析变化。对于烦躁的病人加床档或约束肢体。合理用氧,一般持续低流量、低浓度给氧,防止高浓度吸氧抑制呼吸,加重肺性脑病。注意保持气道通畅,遵医嘱应用呼吸兴奋药,观察药物疗效。如发现药物过量引起的心悸、呕吐、震颤甚至惊厥,应立即通知医生采取相应的处理措施。

(二)社区护理

1. 开展呼吸道疾病预防知识普及宣传,控制社区呼吸系统疾病的流行。

2. 在呼吸道传染病高发季节,进行流感等疫苗接种,提高人群免疫力。

3. 指导病人持之以恒地进行有效的腹式呼吸、缩唇呼吸等呼吸肌运动锻炼,改善呼吸功能。

4. 家庭支持,指导病人家属了解康复治疗的重要性,给予病人心理、经济支持。

(三)健康教育

1. 积极防治呼吸道感染,避免各种诱因,减少急性发作,延缓疾病进展。

2. 积极地进行营养支持,改善全身状况。老年人常伴有不同程度的营养不良,根据老人的特点,一般给予要素饮食,补充各种维生素和足够的热量。

3. 鼓励病人戒除烟酒,根据病人心肺功能状况指导其进行适当的体力活动,如散步、慢跑、打太极拳等,以增加体质,改善肺、心功能。

4. 调节免疫功能,可用核酸酪素注射液、疫苗增加抵抗力。

5. 家庭氧疗可改善心肺功能,提高生活质量和延长寿命。家庭氧疗注意事项见表7-2:

表7-2　家庭吸氧注意事项

注意事项	具体内容
注意安全	供氧装置周围严禁烟火
防止感染	导管每天更换、清洁、消毒
监测氧流量	1~2L/min(氧浓度25%~29%)
吸氧时间	每天10~15小时
装置	一般化学法制氧、氧气枕达不到效果,氧气筒放在家不安全,有条件时最好购置制氧机

1. 阐述老年高血压病的特点及非药物治疗的措施有哪些。
2. 老年高血压病人接受降压药物治疗要注意观察什么?
3. 如何评估老年人心功能状态?根据心功能的情况可采取的护理措施有哪些?
4. 老年人应用洋地黄类药物应注意哪些事项?
5. 社区如何指导慢性心力衰竭病人自我管理?
6. 如何询问心绞痛的病史?典型心绞痛与不典型心绞痛有何临床特征?
7. 硝酸甘油用药护理应注意哪些事项?
8. 老年心肌梗死评估有哪些临床特点?出现哪些情况要考虑有不典型急性心肌梗死?
9. 男性患者,73岁,午夜熟睡时,突感上腹部压榨性闷痛,出冷汗,烦躁不安,有濒死感,被家人急送入医院。测 T 37.2℃,BP 12.0/7.3 kPa(90/55 mmHg),心率 60 次/分,律齐,心音低钝,两肺无特殊,腹平软,上腹压之不适,肝脾未及。心电图示:Ⅱ、Ⅲ、aVF 导联 S-T 段明显抬高,有深 Q 波。临床拟诊急性下壁心肌梗死。

讨论:
(1)说出该病人的病史特点,并讨论如何做好进一步护理评估?
(2)如何对病人进行急诊护理?
(3)病情好转后如何进行健康教育?
(4)病人出院后如何进行社区护理?

10. 哪些心律失常会导致老年人发生晕厥?应采取哪些护理及自救措施?
11. 患者,男,68岁,有慢性咳喘病史32年,反复发作,近期症状加重,胸闷,呼吸困难,咳嗽伴有大量脓痰。体格检查:T 38.5℃,P 100 次/分,R 24 次/分,口唇发绀,两肺底湿性啰音,下肢凹陷性水肿。昨夜间,病人神志恍惚,烦躁不安,胡言乱语,呼吸困难加重。

讨论:
(1)患者现存有哪些护理问题?
(2)应采取哪些护理措施?

(张元元)

第八章 老年感觉器官疾病病人的护理技术

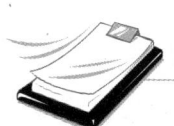

感觉器官是机体产生感觉和知觉的重要器官,感觉器官和其他器官一样,随着年龄的增长会不断老化,引发某些疾病。由于感觉系统的老化以及疾病的影响,使得老年人对接受内外环境刺激的反应能力降低,不仅给老年人的生活带来不便,而且对老年人的个人安全、身心健康和社会交往也会造成不同程度的影响,对家庭和社会也可产生消极影响。因此,重视和开展老年人感觉系统的保健护理工作是非常重要的。

第一节 老年人感觉器官生理变化及病理改变特点

一、生理变化特点

(一)视觉的变化

1. 角膜 角膜为一透明体,随着老化,角膜表面的微绒毛显著减少,加上由于泪腺萎缩、泪液减少,导致角膜上皮干燥和角膜透明度减低,角膜知觉下降,角膜反射迟钝。角膜变平,导致屈光的改变,形成远视,即"老花眼"。如年轻时有近视,老年时反而成为正视。此外,角膜老化,边缘可形成灰白色环状类脂沉积,称老年环。

2. 结膜 由于血管硬化变脆,老年人容易发生结膜下出血。

3. 虹膜 弹性减退,变硬,导致瞳孔变小,对光反应不灵敏。

4. 晶体 晶体原为富有弹性的透明体,随着老化,晶体体积增大,弹性明显降低,使晶体调节和聚集功能逐渐减退,视近物或细小物体发生困难,产生老视,俗称"老花眼"。

5. 玻璃体 老年人玻璃体由于老化,透明度降低,常常出现飞蚊症。或因玻璃体浓缩而致玻璃体脱离,在暗处,偶然发现闪光感。由于老年期瞳孔括约肌张力相对增强,使瞳孔始终处于缩小状态,对光线的利用率下降。而60岁后的视野明显缩小,因小瞳孔使进入眼内的光线减少,老人可能诉说视物不甚明亮,当来到室外时往往感觉耀眼,或从明亮处转入暗处时,感觉视物有困难。

6. 视网膜 因老化而致眼底动脉硬化,脉络膜变厚,视网膜变薄,其外周部分出现萎缩。伴有高血压或糖尿病的老年人,易引起出血或血管阻塞。

7. 泪器 老年人的泪腺萎缩,使眼泪减少,眼睛干、痒。但也有不少老人常有迎风流泪现象,这是因老年人泪管周围的肌肉萎缩、皮肤弹性减弱,收缩力减小,不能将泪液很好地收入泪管所致。

8. 色觉 不能对所有的颜色有同样的色觉,对红、橙、黄色的色觉较好,对蓝、绿、紫色的分辨力较差。

9. 其他　老年人对分辨远近物体的相对距离的能力降低,对深浅度的估计和判断也较易扭曲,导致不能正确判断台阶的准确高度或地面障碍物的远近、高低,故老年人上下楼梯、遇有地砖时易摔倒。

(二)听觉的变化

1. 传音性耳聋　老年人的听力随着年龄增长而减退,中耳的任何部位可能变硬或萎缩造成传音性耳聋。

2. 老年性重听　鼓膜和卵圆窗上的膜变厚、变硬,失去弹性。耳蜗管萎缩,内淋巴畸形,螺旋神经节萎缩,以致老年人对高频音的听力衰退,造成老年人在沟通时的困难,渐渐的一些中低频率的声音也会受到影响,此称老年性重听,在50岁以后变得较明显。

3. 辨音能力减弱　老年人听觉高级中枢对音信号的分析减慢,反应迟钝。由于耳郭弹性减弱和表面皱裂变平,导致辨别声音的方向能力减弱,定位功能减退,造成在噪音环境听力障碍大,故老年人有喜静、喜听说话慢的特点,该过程发展较慢。

4. 传导性听力障碍　老年人的耳垢稠厚,含有高角质素,不宜软化,堆积在中耳,形成中耳耳垢嵌塞,造成传导性听力逐渐丧失。老年人听力下降的早期自己难以觉察。

(三)味觉的变化

1. 味觉迟钝　随着年龄的增长,味蕾逐步萎缩且数量减少,功能亦减退。老年人的味蕾较年轻人减少约2/3,对味道辨识的敏感度降低,其中对于甜和咸的感受影响最大,常常觉得食而无味,往往在烹饪时增加糖或盐的用量。

2. 唾液腺功能低下　老年人口腔黏膜细胞和唾液腺逐渐萎缩,再加上长期吸烟、维生素D缺乏、使用假牙或长期使用某些药物的影响,使唾液腺分泌减少,且活动能力低下,可造成老年人食欲下降,进食量减少。

(四)嗅觉的变化

嗅神经随年龄增长而数量减少、萎缩和变性。50岁以后,嗅觉敏感度开始降低,对气味的辨识力下降,男性老人尤其明显,对老人的食欲造成一定影响。此外,嗅觉的迟钝使老年人辨识有害气体、变质食物等敏感度降低,可造成老年人难以辨别危险的处境。

(五)本体觉的变化

1. 触觉的变化　40岁以后触觉小体数量减少,60岁以后触觉小体和表皮的连接松懈,使触觉敏感性下降,阈值升高。对受压的敏感度减低,易造成皮肤破损而不自知。

2. 温觉、痛觉的变化　由于神经细胞缺失,神经传导速度变慢,对温觉、痛觉的敏感性降低,对伤害性刺激反应不敏感,对烫伤、冻伤、刺伤、内脏病变所引起的疼痛反应迟钝。

3. 位置觉的变化　老年人脊髓神经感觉根有神经纤维明显减少,大脑皮层的躯体感觉皮质变薄,神经细胞缺失,外周和中枢感觉通路的突触呈衰老改变,对躯体部分的认知能力、主体判断能力下降,使位置觉的分辨力也下降,会影响到老年人的平衡觉,在行走中,对路况及台阶深浅不能精确判断,易跌倒、撞伤。此外,还可造成一些需多器官协调的精细动作困难,如系鞋带、拨电话号码等。

二、病理改变特点

(一)视觉的变化

1. 因晶状体失去了弹性、玻璃体浓缩透明度降低及角膜屈光度的改变,使老年人看不清物体或分辨物体细节的能力降低,迅速调节远、近视力的能力下降,分辨远、近物体相对距离(深度视觉)的能力下降。

2. 因晶状体变大、变硬,位置前移,影响房水回流,致眼压升高,使老年人视神经逐渐萎缩,形成老年性青光眼。

3. 晶状体的透明度随着年龄的增加而逐渐浑浊,易导致老年性白内障。

4. 由于老年人的动脉硬化、凝血机制和血黏度增加及全身性疾病的影响,易发生老年性视网膜病变。

(二)听觉的变化

衰老使内耳的感受器、耳蜗管萎缩、毛细胞数锐减、内淋巴畸形及螺旋神经节萎缩,使老年人听力逐渐衰减,加之稠厚耳垢的阻塞,造成老年性耳聋。

(三)味觉和嗅觉的变化

老年人因味觉迟钝,唾液腺功能低下,以及嗅觉的不敏感,一方面因食欲下降使进食量减少,营养状况低下;另一方面因对食物消化能力减弱,不利营养吸收,加重了老年人的体质消瘦、营养不良。又因老年人对变质食物、有害气体识别力下降,易造成食物中毒、煤气中毒等。

(四)本体感觉的变化

知觉功能的老化对本体感觉的影响主要表现在对温度、压力、疼痛等感受力的减弱。一个使年轻人感到很痛的感觉程度,对老年人而言可能只感觉到有点痛而已,因此,严重干扰了对某些疾病的诊断,延误了治疗。对受压的迟钝,易造成有了压疮还浑然不知。对温度的不敏感极易造成老年人的烫伤、冻伤。

老年人由于视觉、听觉及本体感觉功能因衰老而致的减弱及损害,均减少了传入神经系统的信息,从而影响了大脑的准确分析、判断能力,因此,老年人极易跌倒。

第二节 远 视

远视简称老视,又称老花,是指随着年龄增长,晶状体逐渐变硬及睫状肌力量减弱,致使调节能力下降,视近物困难的现象。

一、疾病概要

(一)发病机制

老年人远视属于正常的生理性老化现象,多发生于 40~45 岁以上。随年龄增长,晶状体失去原有的弹性,因而调节能力变小,近视力愈来愈低。这是一种由于年龄所致的生理调节功能减弱现象。

(二) 诊断要点

1. 见于 40 岁以上、视近不清者。
2. 喜在强光下阅读,并常将阅读或工作距离移远以求清晰。
3. 难以坚持近距离工作和阅读,易发生视疲劳。
4. 可用相应凸透镜片矫正。

(三) 治疗原则

1. **戴镜矫正** 通过验光检查配戴适度的凸透镜。
2. **手术治疗** 近年也有通过准分子激光多焦点切削方式来矫治老视的。

二、护理评估

(一) 健康史评估

1. 询问老年人是否要将注视目标放得远些才能看清,及在光线弱时视力更差。有无印刷物小字体无法看清现象。
2. 询问是否难以坚持近距离工作和阅读,易发生眼部疲劳。
3. 既往是否经常在强光下看书、工作,是否长时间看电视、读书。

(二) 身体评估

观察眼部是否有红肿、疼痛等。

(三) 辅助检查评估

视力检测。

三、护理技术

(一) 护理措施

1. **配镜指导**

(1) 戴老花镜前检查远视力、近视力及屈光状态,如有屈光异常,先矫正好远视力,根据矫正度数,再配戴适度老花镜,配镜度数应为原有屈光不正度数加老视度数。如果老年人近视为+4.00 D,可不戴老花镜。告知老人不宜过度矫正,一般正视眼 45 岁左右需+1.00 D,50 岁左右约需+2.00 D,60 岁左右约需+3.00 D。

(2) 还应根据不同工作性质和平时用眼的习惯距离,适度调整眼镜度数。

2. **戴镜指导**

(1) 老视眼镜矫正后,先试用一段时间,无不适才可配戴。

(2) 应在看 35~45 cm 以内的物体或看书时戴。

(3) 戴眼镜工作或读书一般应在 1 小时左右取下眼镜,在窗前远眺,消除眼的疲劳,避免老视加重。

(4) 戴镜后如出现头痛、头晕、视物不清等,可能与戴镜时间过长或度数不当有关。

3. 建议口服中成药杞菊地黄丸或明目地黄丸,可延缓老视。

(二) 社区护理

1. 指导并配合社区做好老年人视力普查工作,建立老年人视力情况档案。

2. 向社区护理机构提供老年人视力保护宣传资料,并指导其做好相关的咨询及宣传工作。

(三)健康教育

1. 要在医院眼科或正规商店验光、配镜。
2. 注意用眼卫生
(1)读书选择字体较大的书;
(2)读书、工作时应选择适当的自然光或灯光;
(3)不在强光下或昏暗处读书和做精细工作;
(4)坐车时不读书、看报;
(5)视近物用眼时间控制在1小时以内。

3. 生活应有规律,劳逸结合,充分睡眠,定时做眼保健操或眼部按摩能改善眼部的血液循环,消除眼部疲劳。注意饮食营养、锻炼身体,防止早衰。

第三节 青光眼

青光眼是由于眼内压升高而引起视神经萎缩和视野缺损的一种眼病,是老年人常见的重要的致盲性眼病之一。

一、疾病概要

(一)发病机制

青光眼按其病因不同分为原发性、继发性、先天性三大类。原发性青光眼又分为急性闭角型、慢性闭角型及开角型青光眼。老年人多见急性闭角型青光眼。老年人随着年龄增加,晶状体变大、变硬,位置前移,弹性降低变硬,使前房角狭窄或关闭,影响房水回流,致眼压升高,使视神经逐渐发生萎缩和视野缺损,与家族遗传、情绪激动、精神创伤、过度劳累、气候突变以及暴食暴饮等诸多因素有关系。

(二)诊断要点

1. 急性闭角型青光眼多见于50岁以上的老年人,女性更常见,男女发病率之比为1∶2。典型症状为突发性眼压急剧升高,剧烈眼痛,伴同侧头痛、恶心、呕吐,有虹视现象,视力明显下降。

2. 急性发作期可见眼球充血、水肿,前房浅,房角完全关闭,瞳孔散大及眼压升高,指测眼球坚硬如石。

3. 发病与家族史、精神创伤、过度劳累、气候突变、暴食暴饮及情绪波动有关。

4. 眼压多在6.7 kPa(50 mmHg)以上;裂隙灯及房角镜检查可见角膜水肿、前房变浅等,有时可见青光眼斑及房角关闭;眼底检查可见视杯有明显的病理性改变。

(三)治疗原则

1. 基本原则是早确诊、早治疗。
2. 急性发作期宜积极降眼压,待眼压控制、炎症反应消退后,尽早手术治疗。
3. 降眼压,以缩瞳药滴眼、高渗脱水剂快速静滴及碳酸酐酶抑制药减少房水形成为主。

4. 慢性期可行滤过性手术。

5. 绝对期、剧烈疼痛者,可行睫状体冷冻或光凝术,必要时摘除眼球。

二、护理评估

(一)健康史评估

1. 询问有无遗传及家族史。

2. 询问老人或家属发作之前是否有情绪激动、精神创伤、过度劳累、气候突变及暴饮暴食等诱因。

3. 询问老人是否有剧烈眼痛并伴同侧头痛、恶心、呕吐等。

(二)身体评估

观察眼部有无眼球充血、红肿,瞳孔扩大;检查视力。

(三)辅助检查评估

1. 检测眼压。

2. 裂隙灯及房角镜检查。

3. 眼底检查。

三、护理技术

(一)护理措施

1. 降低眼压

(1)常用毛果芸香碱及毒扁豆碱等缩瞳药开放房角,改善房水循环,降低眼压。要依据眼压及瞳孔情况决定滴眼次数,严格遵照医嘱用药,并注意缩瞳药的中毒反应。

(2)碳酸酐酶抑制药可抑制房水产生,从而降低眼压。常用药为醋氮酰胺,一般首次剂量为 500 mg,以后每次 250 mg,每天 2～3 次,使用中注意其不良反应。

(3)高渗剂可使血液渗透压增高,将眼内液体引出眼球外而迅速降低眼压。常用甘露醇静脉滴注。对于体弱或有心血管疾病者,应注意脉搏、呼吸变化,以防发生意外。

2. 一般护理　给予易消化的半流质饮食,忌食辛、辣、刺激饮食;禁烟、酒、浓茶;保持大便通畅,避免眼压升高的诱因。

3. 手术前后的护理

(1)手术前护理:①手术前向病人讲解手术的必要性、安全性,手术过程及术前、术中、术后应注意配合的事项。②做好术前准备,如检查视功能状况,排除眼底疾病。③掌握全身重要脏器的情况,特别注意眼压、血压、血糖是否正常,有无呼吸道感染等。④对自理缺陷的病人给予生活护理,病房应保持安静、整洁、通风,营造一个舒适的休养环境。⑤加强心理护理,使病人保持乐观的情绪;由于老年青光眼病人的年龄大及视力差,行动非常不便,给病人带来社交及心理障碍,故对病人应给予细致的关怀及心理护理。

(2)手术后护理:①术后应卧床休息,取平卧位或健侧卧位,术后第 2 天可在床上活动。②对双眼视力均低下、自理缺陷的病人给予生活护理。③密切观察病情,注意有无头痛、眼胀、眼痛、恶心、呕吐等症状,并特别关注眼压的动态变化。④发现异常情况及时向医生报告并配合其处理;⑤做好眼部护理,告知病人及家属不可在眼上摩擦和施压,定时用消毒棉签和温开水清洁眼睛,避免眼内压升高的行为如咳嗽、用力排便、剧烈活动等。

4. 心理护理　向患者及家属讲解急性发作期眼痛的原因以及心情紧张、情绪不稳定等可升高眼压,要求病人注意自控。对病人耐心护理,态度要和蔼,使病人坚定信心,配合医生治疗。

(二)社区护理

1. 指导家属督促老人按时使用所需药物及正确使用眼药水。
2. 教会家属观察眼睛的动态变化并及时作出准确判断及相应处理。
3. 指导社区护理机构对所辖区域老人进行青光眼高发人群的普查及预防工作的开展。

(三)健康教育

1. 指导病人及家属正确使用眼药水　用示指和拇指分开眼睑,嘱病人眼睛向上看,将眼药水滴在下穹隆内。滴药后须用手指轻轻按住眼角数分钟,防止眼药水进入泪小管而被吸收后影响循环和呼吸系统。使用缩瞳药后会出现视物模糊,宜晚上临睡前点滴。患有哮喘和慢性阻塞性肺部疾患及心率少于 60 次/分的开角型青光眼病人不宜使用 β 受体阻滞药。每种眼药水使用前均要了解其性能、维持时间、适应证和禁忌证,并检查有无浑浊、沉淀、过期。平时多备一瓶,以便遗失时使用。

2. 控制眼压　向病人及家属说明避免眼压升高的方法:
(1)保持充足的睡眠,避免亲属长时间探视和交谈,尤其避免谈不愉快的事情。
(2)避免暴饮暴食和骤冷骤热的刺激,禁饮浓茶、咖啡,一次饮水量少于 300 ml。宜进易消化无刺激的食物。
(3)适当活动锻炼,少用眼,多听音乐,避免长时间在暗室或弱光下逗留。
(4)养成有规律的生活习惯,保持精神愉快,戒烟,限酒。

3. 定期复查　指导病人及家属定期到医院复查,并学会自我监测眼压及视力,出现下列情况时应及时就诊:
(1)视物模糊或视野变窄。
(2)眼球肿痛伴头痛。
(3)有视物模糊的盲点,视灯光时灯旁有彩虹圈及视力明显下降。

第四节　老年性白内障

老年性白内障指中年以上因晶状体老化而逐渐变性、浑浊引起的视功能障碍,是我国目前最常见的致盲眼病之一,通常为双眼先后发病。50~60 岁者发病率为 60%~70%,70 岁以上者可达 80%。

一、疾病概要

(一)发病机制

其发病机制尚不完全明确,一般认为由于晶状体生理性老化、日光中紫外线辐射对晶状体的损伤、维生素及微量元素缺乏以及其他老年性全身疾病使晶状体营养和代谢障碍等因素而引起晶状体逐渐变性、浑浊,最终导致视功能障碍。另外,此病的发生也与遗传因素有关。

(二)诊断要点

1. 渐进性、无痛性视力下降,眼前有固定不动的黑点。依据晶体浑浊的部位不同,可有单眼或双眼复视、多视和屈光改变等等。

2. 突然出现近视或原有近视程度加深,随病情发展最后仅能见眼前光感或手动,直至失明。

3. 眼部检查 可见晶体浑浊。老年性白内障按其晶体浑浊开始形成的部位不同分为皮质型、核型、后囊下型三类,临床上以前两型多见。①老年性皮质型白内障按其发展过程分为四期,即初发期、膨胀期(或未成熟期)、成熟期及过熟期。此型白内障从晶状体周边皮质开始浑浊,早期不影响视力,视力明显减退于膨胀期。②老年性核型白内障发病较早,一般40岁左右开始发病。从晶状体的核开始浑浊,周边透明,故初期对视力影响也不大,当晶状体核硬化时,方可引起视力明显下降。③老年性后囊下型白内障较少见,浑浊多发生在后极部囊下。若浑浊位于视轴区,早期即会影响到视力。

4. 世界卫生组织防盲规定 晶状体浑浊而矫正视力在0.5以下者,才归入白内障诊断范围。

(三)治疗原则

1. 药物治疗 早期口服维生素C、B_2、E等;局部滴眼药水可选用谷胱甘肽眼药水、白内停、法可林、治障宁等;同时口服中药明目地黄丸、石斛夜光丸可推迟失明期。

2. 手术治疗 药物治疗效果不理想,手术是治疗本病的主要方法。

二、护理评估

(一)健康史评估

1. 询问老年人家族发病史。

2. 询问老年人有无视力模糊或视力减弱,视物时是否有复视或多视的现象以及飞蚊症。

3. 询问患者视物时有无颜色变浅、变黄现象及平时用的眼镜是否需要增大度数。

4. 询问老年人工作性质、生活习惯、饮食情况及健康状况,是否患有其他疾病,是否常在强光下用眼,是否经常食用富含维生素C、B_2、E的食物。

(二)身体评估

1. 一般情况评估 如年龄、职业、经济状况等。

2. 全身重要器官状况的评估 是否患有高血压、糖尿病、甲状腺功能减退等。

3. 眼部评估 了解老年人是否属高度近视,是否出现过视物变形、眩光、眼痛等,观察老年人眼部有无红肿疼痛等情况。

(三)辅助检查评估

检测视力、色觉、眼压,必要时进行裂隙灯检查晶状体情况。

三、护理技术

（一）护理措施

1. 生活护理

（1）根据老年人视力障碍情况为老年人提供一个安全的、物品放置固定有序的、物品特征性强的生活环境。

（2）对因失明而致自理缺陷的老人给予周到的生活护理，常用物品放在伸手可及之处。

（3）指导老人建立有规律的、良好的生活习惯，保持精神愉快，避免用眼过度，戒烟限酒。

2. 饮食护理

（1）多食用富含维生素 C、B_2、E 的新鲜蔬菜水果及食物，如西红柿、青菜、洋葱、四季豆、苹果、橘子、梨、谷类等。

（2）适当补充硒、锌等微量元素，可食用瘦肉、鱼、虾、核桃、蘑菇等含硒、锌等微量元素多的食品。

3. 手术前后的护理

（1）手术前向病人及家属讲解手术的必要性、安全性，手术过程及术前、术中、术后应配合的事项。

（2）做好术前准备。如检查视功能状况及全身重要脏器的状况，特别注意眼压、血压、血糖是否正常。

（3）手术后指导病人卧于健侧，不可在眼上按摩和施压。

（4）定时用消毒棉签蘸温开水清洁眼睛，指导病人佩戴眼罩。

（5）避免升高眼内压的动作，如咳嗽、屏气、下蹲、用力排便、举重物等。

（6）保持机体水、电解质代谢平衡，以有利于晶状体蛋白质代谢稳定。

4. 心理护理　由于老年性白内障病人的年龄大及视力差，行动不便，加之手术会给病人带来身心不舒适、社交及心理障碍，故应加强心理护理，对老人更应关怀备至，使老人保持乐观的情绪。

（二）社区护理

1. 指导家属照顾好老人的生活、饮食、用药。
2. 教会家属正确滴眼药水的方法及视力评估的常识。
3. 督促家属多与老人沟通，满足老人的身心需求。
4. 指导社区做好老年性白内障的普查及预防工作，建立辖区内老年人眼部健康档案。

（三）健康教育

1. 指导病人正确使用眼药水（见"青光眼"一节）。

2. 保护眼睛，维持视力　为预防日光中紫外线对眼的损伤，在室外强光下一定要注意保护眼睛，可带有帽檐的帽子、遮阳伞、太阳镜。60岁以上的老年人如带上黄褐色太阳镜就可防止视力进一步减退和预防白内障的发生。

3. 出院指导　口头或书面向病人及家属介绍出院后仍需用药物的使用方法。提醒病人及家属密切监测视力恢复或变化情况，注意多食高维生素及含微量元素的食物，戒烟限酒，防止用眼过度，积极防治其他老年性全身性疾病。定期到医院复诊。

第五节 眼底病变

视网膜、视神经和脉络膜的病变需要用眼底检查法观察,故统称为眼底病。眼底病分为内源性眼病或全身疾病的眼底表现。

老年人常见的眼底病变主要包括视网膜中央动脉阻塞、视网膜中央静脉阻塞、视网膜脱离、糖尿病性视网膜病变和黄斑变性。

一、疾病概要

(一)视网膜中央动脉阻塞

视网膜动脉阻塞是指视网膜中央动脉或其分支阻塞。视网膜中央血管为终末血管,当动脉阻塞之后,该血管供应的视网膜营养中断、血流淤滞,势必迅速引起视网膜的功能障碍。一般为单眼发病,预后极不良。

1. 发病机制　由于老年人动脉硬化、血管痉挛或血管内栓子阻塞所造成,多见于高血压、动脉硬化和心内膜炎的病人。

2. 诊断要点

(1)老年人有动脉硬化、风湿性心内膜炎、颞动脉炎及黑矇病史。

(2)老年人突然无痛性视力丧失,少数发作前有阵发性黑矇。若是视网膜中央动脉分支阻塞时,则可保留部分视力,相应的有视野缺损。

(3)眼底检查见视乳头苍白或轻度浑浊水肿,视网膜动脉细窄呈暗红色线条,压迫眼球无搏动,黄斑部呈樱桃红色。眼底荧光血管造影可显示阻塞部位。病程2周后视网膜水肿消退,动脉呈细线状及白鞘,视乳头苍白色,黄斑部粗糙,中心视力丧失。

3. 治疗原则

(1)扩张血管:急诊时应立即吸入亚硝酸异戊酯或舌下含化硝酸甘油,静脉滴注罂粟碱,也可口服烟酸。

(2)降低眼压:口服醋唑磺胺,按摩眼球。

(3)溶解血栓:酌情选用纤维蛋白溶解酶、尿激酶或链激酶。

(4)手术治疗:必要时行房前穿刺术,放出房水,以降低眼压,也可行球后注射妥拉苏林或阿托品。

(二)视网膜中央静脉阻塞

视网膜静脉阻塞是指视网膜中央静脉或其分支阻塞。视网膜静脉阻塞较视网膜动脉阻塞多见,特征是血流淤滞、出血和水肿,多数患者有严重视力损害,预后多不良。

1. 发病机制　此病多因老年人高血压动脉硬化所引起,也可因凝血机制和血黏度增高导致血流淤滞、血管内壁的损害及血管外的压迫致静脉阻塞,以视网膜静脉高度怒张与广泛性出血为特征,好发于50岁以上的中老年人,常单眼发病。

2. 诊断要点

(1)年龄在50岁以上,多有高血压、糖尿病史。

(2)视力锐减或视野缺损,累及黄斑部则仅有光感,眼睛无疼痛。

(3)眼底检查:早期静脉怒张,呈紫红色,视网膜水肿,有广泛出血斑,以视乳头水肿为中心呈放射状、火焰状或圆形,间或有渗出斑。晚期出血可能被吸收,可有新生血管与结缔组织增生,视乳头则呈继发性萎缩,部分病人可引起增殖性视网膜病变及继发性青光眼。

(4)荧光眼底血管造影检查可显示阻塞静脉及黄斑部病变。

3. 治疗原则

(1)扩张血管:口服地巴唑、烟酰胺,肌注或静滴丹参注射液。

(2)溶解血栓:可用去纤酶或尿激酶静脉点滴。

(3)促进出血吸收:静滴低分子右旋糖酐,口服路丁、碘剂、维生素 B、维生素 C、维生素 E 等。

(4)激光治疗:可防止黄斑水肿及新生毛细血管继发出血。

(三)老年性视网膜脱离

视网膜脱离是指视网膜的神经上皮层与色素上皮层之间的分离。可分为孔裂性、非孔裂性以及牵引性三大类,老年人常见于裂孔性视网膜脱离。

1. 发病机制 当老年人有视网膜变性或玻璃体的牵拉致使视网膜神经上皮发生裂孔时,液化的玻璃体经此裂孔进入视网膜神经上皮与色素上皮之间积存,从而导致视网膜脱离。

2. 诊断要点

(1)多见于中、老年人,多数患者有近视眼。

(2)发病前先感到眼前有小黑点、闪光感,然后视力突然下降,视物变形,部分视野缺损。

(3)眼压低于正常。

(4)眼底检查可见视网膜脱离区及裂孔。

3. 治疗原则

(1)绝对卧床:小范围裂孔在充分的休息下有可能自愈。

(2)手术治疗:绝大多数需手术治疗。

(四)老年糖尿病性视网膜病变

糖尿病性视网膜病变是指糖尿病的病程中引起的视网膜循环障碍,造成一些毛细血管无灌注区的局限性视网膜缺氧症。我国糖尿病患者中约有一半病人发生了视网膜病变,是主要致盲眼病之一。

1. 发病机制 导致视网膜微循环障碍的主要因素是毛细血管的改变,包括基底膜增厚、内皮细胞损害、周细胞消失、管壁的溶纤维蛋白功能下降。由于血浆蛋白的改变造成继发性血黏稠度过高、红细胞黏性异常、血流淤滞所致。

2. 诊断要点

(1)年龄在 50 岁以上,有多年的糖尿病病史。

(2)有不同程度的视力下降,甚至完全失明。

(3)角膜感觉减退、眼球运动神经麻痹。

(4)眼底检查:早期无明显异常,晚期可因糖尿病引起的其他并发症出现异常,如球结膜毛细血管扩张、眼底出血及视网膜脱离、白内障、晶状体屈光度异常等。

3. 治疗原则 早期激光治疗有助于控制失明,并应积极治疗糖尿病。

(五)老年性黄斑变性

老年性黄斑变性又称为年龄相关性黄斑变性,好发于45岁以上的老年人,年龄越大,发病率越高。累及双眼,病变进展缓慢,最终视力受损,是老年人视力丧失的重要原因之一。

1. 发病机制 病因尚不明确,可能与遗传、慢性光损害、营养失调、中毒、免疫性疾病等有关,也可能是多种因素复合作用的结果。

2. 诊断要点

(1)好发于45岁以上中老年人。

(2)视力缓慢下降,视物变形,有时突然发生急骤视力下降至眼前指数,正中部位有黑影挡住,从周围可看到物体。视力下降的主要原因是黄斑部有出血和渗出,并逐渐吸收,形成瘢痕或灰白色机化物。

(3)眼底检查可见黄斑部有黄白、灰白、黑绿等色泽的不规则且隆起的盘状团块,大小不一,黄斑中心光反射消失,其表面出现色素紊乱或少量出血,在隆起区附近出现斑点状渗出,中心视力有不同程度的减退。严重时可引起黄斑部盘状脱离、视网膜下血肿、出血或玻璃体出血等。

3. 治疗原则

(1)全身治疗:如无出血性疾病者可用烟酸、地巴唑等血管扩张药以及肌注胎盘组织液,每日1次,每次2ml,15~30天为1个疗程,或用眼宁注射液。

(2)激光治疗:可用激光光凝封闭新生血管膜,以控制病变发展。最近有报道光动力疗法治疗本病效果良好。

二、护理评估

(一)健康史评估

1. 询问老人有无视力模糊或视力减弱;眼前有无闪光感、黑影飘动、视物变形及水波样红光;眼前正中是否有黑影遮挡而周边可见物体;是否发生了瞬间视力下降或完全失明,目前视力情况如何。

2. 询问是否曾是高度近视,有否眼外伤史,询问工作性质、生活习惯、饮食及健康状况;询问既往是否患有高血压、糖尿病、动脉硬化、脂代谢异常、风湿性心瓣膜病、颞动脉炎及黑矇病;询问有无营养失调、中毒及烟酒嗜好,是否经常食用富含维生素C、E、B_2的食物;询问是否曾在强光下看书、工作、学习以及长时间看电视或看电影;询问既往是否患有免疫性疾病等。

(二)身体评估

1. 一般情况的评估 测血压、脉搏,了解血管壁弹性;观察眼底变化。

2. 全身重要脏器的评估 注意是否有动脉硬化、糖尿病、凝血因子异常、风湿性心瓣膜病等的体征。

(三)辅助检查评估

检查视力和视野,眼底检查可见眼底动脉硬化、动脉阻塞的部位、静脉怒张、视网膜微血管病变、视网膜脱离及裂孔、黄斑区的相应病理性变化等。

三、护理技术

(一)护理措施

1. 一般护理

(1)评估病人视力障碍的程度:根据视力情况为老年人制订相适应的生活计划。

(2)为老年人创建安全、有序的生活环境:老人常用物品应放置在易于拿取、位置固定的地方,配戴度数适宜的眼镜。老人主要活动区的地面应平坦、无障碍物且不宜太滑。室内照明应采用柔和的阳光。视网膜脱离的老人,应卧床休息,避免低头、用力等活动。

(3)建立健康、规律的生活方式:避免直射的灯光及刺眼的强光,避免用眼过度(长时间看电视、看书读报)、情绪激动、过度疲劳、紧张,戒除烟酒、少食辛辣、刺激的食物,多食富含维生素的蔬菜、水果,科学补充钙剂、硒、锌等元素。

2. 对症护理

(1)老年性视网膜中央动脉阻塞

①一旦确诊,立即对患者进行眼球按摩,并教会患者自行按摩眼球,即闭眼后用手指压迫眼球5~10秒,然后立即松开手指5~10秒,重复数次,其目的是降低眼压,使视网膜血管扩张。

②急救处理:立即吸入95%氧气和5%二氧化碳混合气体10分钟,每小时吸氧一次,也可吸入亚硝酸异戊酯或硝酸甘油片舌下含化。球后注射托拉苏林、乙酰胆碱或罂粟碱,扩张血管。

③急救后全身应用扩血管药、维生素及神经营养药。

(2)老年性视网膜中央静脉阻塞

①抗凝溶栓治疗,但必须每日检查凝血酶原时间,以免发生全身性出血的危险。

②手术治疗,应按眼科手术前后护理常规予以护理。

(3)视网膜脱离

①充分散瞳,仔细查明脱离区及裂孔处。

②让患者了解视网膜脱离的防治措施,指导患者卧于使脱离区处于最低位置的卧位。

(4)糖尿病性视网膜病变

①控制血糖。

②需手术治疗时按眼科手术护理常规予以护理。

(5)老年性黄斑变性

①积极治疗或控制老年性的白内障、高血压等疾病。

②避免强光对眼的损伤。

3. 心理护理 消除焦虑、紧张的心情,对情绪低落者做好心理疏导,使老人精神放松、愉快,积极配合治疗与手术。

(二)社区护理

1. 指导老人家属及所属社区关心指导老人的日常起居,尤其对视力障碍、生活自理缺陷的老人更应如此。

2. 指导老人家属及所属社区密切观察老人的视力变化,遇有情况及时处理或协助就医。

3. 帮助老人按时服药及坚持适度锻炼。

4. 为老人创建安全、舒适愉快的生活环境。

（三）健康教育

1. 加强预防及控制全身性疾病如高血压、糖尿病等的知识宣教。

2. 宣传保护眼睛的重要性

（1）避免强光对眼睛的损害，在室外阳光下活动，一定要戴有色眼镜或有帽檐的帽子或使用遮阳伞。

（2）不要长时间进行看电视、看书或写字等用眼的活动。

3. 保持愉快的心情及乐观的情绪。

第六节 耳 聋

随着年龄的增长，听觉器官逐渐老化而引起的听力减退，称之为老年性耳聋，属于感音神经性耳聋。可见于40岁以上者，多见于50岁以上，老年发病率有明显增高的趋势。

一、疾病概要

（一）发病机制

本病病因复杂，其主要病因为听觉器官的退化所致。另外还与全身性老年性疾病如高血压、糖尿病以及其他因素如遗传、饮食、环境、噪音、代谢紊乱、使用耳毒性的药物有关，病变部位主要在耳蜗，亦可涉及听神经、中耳或皮质。随着年龄增大，听觉器官老化，内耳血管的血管壁增厚、管腔缩小引起内耳缺血缺氧，使听力减退。同时，耳蜗底部的高频区螺旋器感觉上皮及其相关的神经萎缩，所以老年人耳聋首先表现为高频音调听力减退。

（二）诊断要点

1. 听力下降 60岁以上出现原因不明的双侧对称性听力缓慢下降。

2. "误听"现象 能听到说话的声音，但内容领会有误。

3. "重听"现象 小声听不见，大声受不了，语言辨别率低下。

4. 头昏、耳鸣 耳鸣为高频性，开始为间断性，逐渐发展成持续性。

（三）治疗原则

1. 血管扩张药 改善内耳循环。

2. 保护听力 禁用对耳有损害的药物。

3. 补充微量元素 特别是锌元素，预防、控制老年性全身性疾病。

4. 配戴助听器 疗效不明显或听力下降影响到正常生活及人际沟通时酌情配戴助听器。

二、护理评估

(一)健康史评估

1. 向老人及家属了解老人近期情况。

(1)有无听力下降:表现为说话习惯改变,倾向于大声说话或希望别人大声说话;经常要求交谈对象重复讲过的话;置身人群中说话减少或不参与说话,显得忽视周围发生的一切;对人们告诉的事常常表示怀疑。

(2)有无沟通困难:询问老人最近有无误解语言含义的情况;有无因说话内容猜测错误导致交谈失误。

(3)有无耳鸣、耳痛、眩晕,发生的部位、时间、持续时间、频率、原因和缓解因素。

(4)听力下降是突发性的还是渐进性的。

2. 询问工作性质、生活习惯、饮食状况及健康状况。有无高血脂、动脉硬化、糖尿病、高血压、甲状腺功能减退、中毒等病史。了解老人居住环境是否嘈杂、休闲活动和嗜好,有无挖耳的习惯。是否用过耳毒性的药物,如氨基糖苷类抗生素、阿司匹林是造成耳鸣、耳聋的常见原因。

(二)身体评估

1. 全身重要脏器状况的评估 尤其注意是否有高血压、心脏病、糖尿病等。

2. 耳部的评估

(1)触按耳部以了解有无触压痛存在。

(2)耳窥镜检查耳道,观察有无明显异常、异物、耳垢栓塞和鼓膜的形状。

(3)听力评估:如老人两耳听力不一致时,先评估听力好的一耳。塞住听力差的耳,站在老人被测耳旁约50 cm处,小声发出两音节的数或词语,让老人复述;然后再测另一耳。

(三)辅助检查评估

纯音听力计检测可明确是传音性或是感音性耳聋。

三、护理技术

(一)护理措施

1. 一般护理 评估老人听力下降程度,指导老人及家属发现听力异常、与别人交谈困难或听电话费力时,应及时到医院就诊,以便早期发现和及时治疗。

2. 用药指导

(1)改善耳内微循环:如他巴唑、双嘧达莫、阿米三嗪、复方丹参片等。

(2)补充维生素及微量元素:如维生素 A、E、B,特别是锌元素。

3. 心理护理 护士应主动与老人沟通,根据老人残存的听力,以适宜的音量安慰老人,使其了解这是老化的正常生理现象,即使听力无法完全恢复,可配戴助听器加以矫正,解除老人的顾虑。

(二)社区护理

1. 指导并配合社区做好辖区内老人的听力普查工作,并建立健康档案。

2. 向社区护理机构提供老年人听力保护的宣传资料,督促指导其做好相关的咨询及健康宣教工作。

3. 定期检查及消除老人居所及其周围环境对老人听力有损害的不良因素。

(三)健康教育

1. 避免影响听力的因素

(1)告知老人及家属避免使用有耳毒性的药物,特别是氨基糖苷类抗生素。

(2)避免接触噪音,特别是避免接触鞭炮、爆炸声,强烈的锣鼓声和激越的音乐声。

2. 延缓老年性耳聋的发生和发展

(1)增强体育锻炼,注意劳逸结合,保持健康的行为及合理的生活节奏等。

(2)积极治疗心血管病、糖尿病,控制食盐、糖的摄入,戒烟限酒。

(3)局部按摩:教会老年人用手掌和手指按压耳朵,用手指环揉耳屏,每日3~4次,以增加耳膜活动,促进局部血液循环,防止听力下降。

3. 指导并帮助老人及家属正确使用助听器

(1)熟悉助听器的性能:指导老人熟悉助听器各种按钮的功能,学会正确开、关的方法,掌握电池的型号、安装及更换电池的方法,音量大小调节的方向等。

(2)训练对话:开始时,在安静环境中一对一地进行,训练者最好是老人的家属或熟悉老人者。训练者要有耐心,对话时注意对方的口型和面部表情,速度适当放慢,语言可重复。当病人能听懂80%时,再用正常语速训练。适应了一对一对话后,可进入较多人的环境中继续练习,直到完全适应后可把助听器放入口袋内与他人对话。

(3)音量装置的调整:试用3个月后,根据老人适应的情况,再对音量进行调整。

复习思考题

1. 从老年人味觉、嗅觉的生理变化,谈谈影响老年人食欲下降、进食量减少、食物吞咽困难的因素。

2. 如何指导病人及家属正确使用眼药水?

3. 如何护理老年性白内障、老年性青光眼手术前后患者?

4. 男性患者,68岁,近日说话声调提高,经常要求别人重复说话的内容,埋怨别人说话声音太小,可大声与他说话时,他又嫌吵,受不了,常常听错别人的话,并诉说头昏、耳鸣。

讨论:

(1)老人目前主要存在的健康问题。

(2)为老人及其照料者制订一份健康教育计划。

(陈素琴)

第九章 老年神经精神系统疾病病人的护理技术

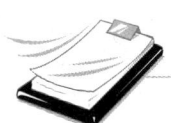

第一节 老年人神经精神系统生理变化及病理改变的特点

一、生理变化特点

(一)神经细胞数量减少

由于神经细胞具有不可再生的特性,随着年龄增加,大脑逐渐萎缩,脑重量减轻,脑细胞数相应减少20%~50%。

(二)神经递质能力下降

主要变化是神经细胞合成和释放的神经递质,如多巴胺、乙酰胆碱、儿茶酚胺、5-羟色胺等,一般都有所下降;与合成递质有关的酶,其含量与活力也有所减少和减低,神经传导速度减慢。

(三)脑动脉硬化,脑血流量减少

老年人常有脑动脉硬化,特别是基底动脉环和颈内动脉虹吸部较易发生,动脉硬化的范围与程度随年龄增加而逐渐明显。通常60岁以上的健康老人较健康中青年脑血流量减少,脑血管阻力增加,脑耗氧量减少。这些变化均随年龄增加而渐显著。

(四)脑的其他退化

包括神经细胞中色素脂褐质的沉淀,血管和细胞中淀粉样物质的沉积,老年斑和神经纤维缠结的出现等。

(五)神经-肌肉活动效能下降

老年人脊髓前角的运动细胞减少,对肌肉的调节功能降低,同时在运动中肌肉的耗氧量也减少,神经-肌肉的不应性增加。

(六)睡眠形态改变

老年人快动眼睡眠和非快动眼睡眠形态紊乱,非快动眼睡眠浅,睡期延长,熟睡期减少,因而出现睡眠时间减少、觉醒次数增多的表现。

老年人脑功能开始衰退的年龄和发展进程的速度有个体差异,这与遗传因素、体质及大脑功能的锻炼等有关。

二、病理改变特点

(一)大脑皮质功能障碍

大脑皮质细胞减少,可导致大脑功能障碍,出现思维记忆、语言沟通、睡眠形态紊乱等问题。

(二)大脑功能障碍

老年人脑的黑质-纹状体多巴胺减少,可导致震颤麻痹;乙酰胆碱减少可表现为近期遗忘;儿茶酚胺减少,导致精神淡漠、情绪抑郁等精神症状;老年斑和神经纤维缠结的出现,则是老年性痴呆的特征性病变。

(三)运动感觉功能障碍

由于脑细胞的减少,神经传导速度的下降以及神经-肌肉的退变,会使老年人反射活动减弱,反应的灵敏度降低,动作迟缓,联合运动和协调动作欠佳,运动的幅度和速度下降,影响老年人的工作、生活及对外界环境的适应能力。

(四)脑血管病变增多

老年人脑动脉硬化、脑动脉血液动力学变化都将是出血性或缺血性脑血管病变增多的病因。

第二节 急性脑血管疾病

一、疾病概述

急性脑血管疾病(又称脑中风、脑卒中、脑血管意外)是指各种病因引起的急性局限性脑血管循环障碍,由缺血或出血导致暂时的或持久性脑损害的疾病。其发病率、病死率、致残率和复发率均高,是老年人的一种常见病。65~70岁年龄段为发病高峰,男性较女性发病率高,冬春季节发病率略高。急性脑血管疾病分为缺血性疾病和出血性疾病,缺血性疾病包括暂时性脑缺血发作、脑梗死;出血性疾病包括脑出血、蛛网膜下隙出血。

(一)发病机制

急性缺血性脑血管疾病,常因动脉硬化、血管壁损害、血液成分变化、血液动力学改变而发生。出血性脑血管疾病多因高血压、脑内血管破裂所致。脑血管疾病的危险因素又与高血脂、高血糖、高血液黏稠度有关。

(二)诊断要点

1. 短暂性脑缺血发作

(1)短暂性脑缺血发作(TIA)指由于脑血管功能障碍所致的一过性、可逆性、局限性神经功能缺陷,一般在 24 小时内恢复,可反复发作。

(2)短暂性脑缺血发作的诊断主要依据临床表现,临床常以发作性感觉障碍、肢体无力和语言障碍为特征。

(3)头颅 CT 和数字减影血管造影可排除与发作症状和体征有关的器质性疾病。

2. 脑梗死

(1)脑梗死又称缺血性脑卒中,包括动脉血栓性脑梗死、心源性脑梗死、腔隙性脑梗死。动脉血栓性脑梗死是在长期动脉粥样硬化引起血管变化的基础上,血管内膜斑块、炎症、损伤及溃疡处血小板黏附聚集,导致局部血栓形成,使血管狭窄、闭塞,供血区脑组织缺血坏死。本病是老年人最常见的急性脑血管疾病,动脉粥样硬化是其最常见的病因。心源性脑梗死是指心脏脱落的栓子经血流进入脑血管,堵塞远端血管而导致的脑组织缺血坏死,临床以风湿性心脏病伴有房颤的老年病人最常见,是各类卒中发病最急骤的。腔隙性脑梗死是指脑深部穿通动脉闭塞引起的缺血性微梗死灶,多见于有多年高血压的老年人。

(2)脑梗死临床表现依阻塞动脉的部位不同而出现局灶性症状和体征。多数病人在安静睡眠时血流缓慢、血压降低的情况下发病,次晨被发现不能讲话,一侧肢体瘫痪,一般不伴有头痛和意识障碍。

(3)头颅 CT 显示脑梗死的特征是闭塞血管分布区出现低密度灶。腔隙性脑梗死可显示最大直径小于 1.5 cm 的小缺血灶。血管闭塞后 1～2 小时 MRI 即可发生异常,6 小时有肯定的变化,MRI 比 CT 显示脑梗死病灶更佳。

3. 脑出血

(1)脑出血是指自发性脑实质内出血。高血压是脑出血的主要原因,最常见的出血部位是壳核-内囊。

(2)常在体力活动、情绪激动、寒冷刺激和便秘等情况下发病。起病急,病情发展快,脑部症状重,最终常死于脑疝,是老年人脑卒中的主要死亡原因。急性期常见的主要表现为:头痛,喷射性呕吐,意识障碍,肢体瘫痪,失语,呼吸深沉带有鼾声,重者则呈潮式呼吸或不规则呼吸。典型临床特征是"三偏征",即偏瘫、偏盲和偏身感觉障碍。

(3)脑出血 6 小时后脑脊液可为血性,压力增高。CT、MRI 是老年脑出血病人的首选检查,影像的特征是出血区密度增高异常信号。

4. 蛛网膜下隙出血

(1)蛛网膜下隙出血指脑表面血管破裂出血进入蛛网膜下隙。老年人蛛网膜下隙出血常见病因为高血压动脉硬化。

(2)老年病人临床表现常不典型,头痛、呕吐、脑膜刺激征均不明显,而突发血压升高、意识障碍和精神障碍表现较重。

(3)脑脊液压力升高,外观呈均匀血性,是最有价值的诊断依据。CT 和 MRI 有助诊断。

(三)治疗原则

1. 缺血性脑血管疾病治疗 治疗目的主要是抢救尚存活的脑组织,防止梗死灶扩大,防止脑水肿和颅内高压,挽救生命,减少并发症和后遗症。

(1)病因治疗:治疗动脉硬化、高血压、心脏病。

(2)抗血小板聚集剂:常用阿司匹林、双嘧达莫、抵克力得。

(3)改善微循环:常用低分子右旋糖酐、维脑路通或尼莫地平、盐酸氟桂嗪。

(4)溶栓治疗:发作频繁者,可选用尿激酶、链激酶、组织型纤溶酶(t-PA)、乙酰化纤溶酶激活剂复合物(APSAC)等药物进行溶栓治疗,使用中应注意出血并发症,监测凝血功能。

(5)外科治疗:可用颅内外血管吻合术、颈内动脉内膜切除术。

2. 出血性脑血管疾病治疗　为达到挽救生命和降低致残率的治疗目的,治疗措施主要包括防止进一步出血,控制血压,减低脑水肿,改善脑缺氧,预防并发症。而控制脑水肿、颅内高压是降低死亡率的关键。临床急救可选用降血压、降低颅内压、止血等药物治疗,必要时可采用手术治疗。

二、护理评估

（一）健康史评估

1. 询问老年病人或家属发病经过,有无明显诱因,了解发病时状态(是安静睡眠时发病,还是活动时发病),发病后病情发展情况如何。

2. 询问有无头痛、呕吐、意识障碍,有无失语、偏瘫等症状,有无脑疝、消化道出血等并发症,了解目前治疗用药情况。

3. 询问有无脑动脉硬化、高血压、高血脂及糖尿病,询问有无风湿性心脏病、房颤等病史。

4. 询问病后老人生活自理情况、家庭关心支持情况等,了解病人和家属对疾病与健康知识的知晓情况,是否存在因经济拮据造成心理压力。

（二）身体评估

1. 检测体温、脉搏、呼吸、血压;观察意识状态,了解对人、物、地点的判断力,观察瞳孔有无变化。

2. 检查有无运动功能失调,肢体有无软弱无力和痉挛现象,检查患肢对冷、热、触、压痛及位置的感觉有无变化、迟钝,甚至完全丧失。

3. 了解病人有无构音困难,有无失语,进一步了解语言沟通能力。

4. 评估老年病人生活自理能力,穿衣、进食、如厕、梳洗、下床、翻身等是否需要人帮助。

5. 评估病人的认知能力,了解其对时间、地点和人物的定向力,以及记忆力、计算力及反应力有无变化。

6. 了解病人及家属是否处于焦虑、紧张和恐惧的精神状态。

（三）辅助检查评估

1. 检查血常规,了解有无白细胞增高,检查血糖、血脂有无增高。

2. 检查脑脊液压力是否增高,是否呈均匀血性变化。

3. CT 和 MRI 检查可提示脑缺血或脑出血的性质、部位、范围等情况。

三、护理技术

（一）护理措施

1. 一般护理

(1)监护:急性期应绝对卧床休息,尤其是发病后 24～48 小时内避免搬动,保持安静。实行重症监护,密切观察意识、瞳孔、血压、呼吸和脉搏变化,如有异常及时报告医生处理。卧床期间定时翻身。

(2)饮食护理:给予丰富、易于消化食物,不能进食者,给予输液或鼻饲流质饮食,防止水电解质平衡紊乱。

(3)控制输液量:过量的液体输入可加重脑水肿,每日输液量以1 000~1 500 ml为度。

(4)保持呼吸道通畅:松解衣领,清除口腔残留物及假牙,经常吸痰,还可在肩部垫一小枕头使头轻度后屈,下颌向前抬高,以免口腔分泌物、呕吐物吸入呼吸道或舌根下坠造成窒息。

(5)降温:通常在头部置冰帽,两颈外、腋、腹股沟等处加置冰袋,以减少脑耗氧,减低脑代谢率,增强脑对缺血缺氧的耐受力。

2. 协助医生治疗

(1)降颅压:急性脑血管疾病无论是缺血性还是出血性都可产生脑水肿,使颅压升高,进而加重脑组织的缺血缺氧,导致脑组织坏死。控制脑水肿、降低颅内压是抢救患者生命最主要的措施。常用的药物为甘露醇、呋塞米、地塞米松等。

(2)控制血压:急性期脑血管疾病病人的血压一般较平时高,当颅内压下降时血压也下降,因此通常不应用降压药。当发现血压过高或过低时可遵医嘱应用降压药或升压药,以达到调整血压的目的。

3. 用药护理 药物治疗时要观察药物疗效和副作用,如抗凝治疗时观察有无出血倾向,定期检查出凝血时间、凝血酶原时间及尿常规;使用改善微循环的药物如低分子右旋糖酐,但要注意可有发热、皮疹等过敏反应;静脉应用扩血管药物时,滴速宜慢并注意血压的变化。

4. 对症护理

(1)昏迷:昏迷病人头偏向一侧,以便口腔唾液或呕吐物流出;床褥保持平整、干燥、清洁,以防压疮;应定时翻身,每2小时翻身拍背一次;如呼吸道分泌物不能自行咳出,需及时给予吸痰,必要时进行气管切开吸痰,防止窒息和继发呼吸道感染。

(2)瘫痪:瘫痪肢体应保持功能体位,定时按摩及被动活动,以防肌肉萎缩、肢体挛缩畸形。可用软枕等方法将手臂维持外展位,肘部微屈,仰卧位时肩关节高过肩部水平,患侧踝关节可用夹板固定十直角屈曲功能位。

(3)抽搐:注意安全,防止坠床意外。可用地西泮10 mg静脉缓慢注入。

(4)脑疝:①发现病人出现剧烈头痛、喷射状呕吐、视乳头水肿、血压升高、脉搏变慢、呼吸不规则、瞳孔改变、意识障碍加重等脑疝先兆,要及时报告医生,配合抢救。②迅速建立静脉通道,遵医嘱快速给予脱水降颅压药物。③为防呕吐物误吸造成窒息,头应偏向一侧。

5. 恢复期护理 脑出血病人病后2~3周,脑血栓病人病后1周左右,意识清楚,生命体征平稳,便进入恢复期,可以进行功能训练。

(1)运动训练:早期运动对于保持病人关节功能,防止肌肉挛缩,促进神经功能恢复具有十分重要的意义。运动训练要遵循由简到繁、由易到难、循序渐进、持之以恒的原则,如按先翻身后坐稳,再站立,最后行走的顺序进行。训练中注意教会病人训练方法和技巧,根据病人情况,可采取主动活动和被动活动相结合,床上活动和下地活动相结合,全身活动和局部活动相结合。还要注重训练病人的平衡和协调能力,保持环境安静,让病人情绪平稳,注意力集中,并加强监护,防范心脑血管疾病复发和摔倒跌伤等意外发生。

(2)言语训练:关心、理解、尊重病人,为病人提供适宜的交流环境,消除病人消极自卑的心理,鼓励病人主动参与交谈。和病人交谈时,要有耐心,可用缓慢的语速、重复简单的短句,同时还可以用目光、手势和形体语言和图片、相册等多种方法来训练指导病人。要仔细倾听,尽力理解,允许病人有充分时间组词造句、回答问题。指导家属与失语老人语言交流,鼓励病友间加强语言交流,给病人以自信,促进病人语言功能的尽快恢复。

(3)自理能力训练:①吞咽困难病人可取坐位或半坐位,头稍前倾,给予糊状流质或半流质食物,喂食时慢慢少量地将食物置于口腔健侧,吞咽后检查是否有食物遗留口内,以防误吸,必要时给予鼻饲。以后可带鼻饲管训练从口进食,呛咳不明显时可去掉鼻饲管,从流质过渡到正常饮食。②洗漱时可先用健手,逐渐锻炼患手或以健手协助。③衣服宜宽松柔软,穿着时先穿患侧,再穿健侧,脱衣时相反。④洗澡或去厕所,应有人陪护协助,防止直立性低血压、跌倒或用力过猛而导致疾病复发。

(二)社区护理

1. 积极采用多种多样的形式和方法,加强社区健康人群的健康教育和健康管理,降低社区人群整体危险水平。

2. 建立完整的个人、家庭健康档案,定期体检和筛检,努力做到早期发现脑血管疾病的高危人群,并及早进行健康监测和预防性干预,以减少脑血管疾病的发生。一旦发现突发病人应及时心理疏导,稳定情绪,让病人尽快平卧制动,避免体位突然改变,清除口鼻分泌物、呕吐物,保持呼吸道通畅,昏迷病人头偏向一侧,避免呕吐物逆流窒息。观察生命体征,有条件的情况下吸氧,建立静脉通路,待病情稳定后,及时转诊。

3. 家庭护理　脑血管病病程长,治疗效果差,恢复慢,并发症多,出院后大多数病人都遗留不同程度的治疗和康复的健康问题。因此,护士不仅要了解病人家庭环境,以确保病人的安全和便利,而且更应对病人和家属进行健康教育,包括治疗方案、康复训练的方法、生活自理的技巧和预防复发的知识技能。良好的家庭护理可使病人在生理、心理和社会适应上获得所需的支持和帮助,从而达到促进康复的目的。

(1)心理护理:老年脑血管病病人,他们生活自理能力较差,再加上常患有遗尿、失语、瘫痪等后遗症,心理问题比较严重,多数病人可表现为忧虑、悲观、失望、焦虑淡漠,甚至有自杀的企图,所以护理人员及家属在对病人进行护理时,要充分体现呵护关爱,耐心细致,体贴入微,多与病人交谈,随时了解病人的心理需求,做好病人的思想工作,使其增强战胜疾病的信心。

(2)饮食护理:脑血管病患者的饮食要低脂肪、低胆固醇、高蛋白、高维生素。肥肉、蛋类、动物内脏等含胆固醇较多,要尽量少吃或不吃,并适量吃一些蔬菜、水果、瘦肉、豆制品等。鼓励病人用健侧手进食,必要时协助进食,家属喂饭时要慢,以防食物掉到气管里。

(3)保持大便通畅:病人应多吃粗纤维食物和蔬菜水果,养成每日定时排便的习惯。一般每次排便相隔不应超过三天。早餐前半小时喝一杯温开水,可刺激排便,有便秘的患者,每日按摩神阙穴和腹部,必要时家属要定时协助患者排便或遵医嘱选择药物通便。

(4)预防意外发生:由于老年患者的感官、认知和自理能力降低,家庭护理中预防发生生活意外就显得格外重要。①预防跌伤。可将病人使用的用物放在易取的地方,以方便病人随时取用,活动时要熟悉环境,穿合脚布鞋,外出活动时应有人陪护。②预防坠床。老年患者因平衡功能减退,动作不敏捷,可能发生坠床,应注意陪护,必要时加上床档。③预防误吸或误食。采取坐位或半坐位,防止病人呛咳噎食,年老视力减弱有误食的危险,需多加留意。④预防错误用药。内服、外用药应逐个分开,标记鲜明。注意药物可能出现的毒副作用,一旦发现异常应及时就医。⑤预防压疮和烫伤。压疮多发生在昏迷瘫痪、重症衰弱、大小便失禁及营养缺乏、消瘦、长期卧床的老年病人,要保持皮肤清洁,经常给病人翻身,用温水擦澡擦背。病床要松软,平整无皱褶,被褥经常日晒,保持清洁干燥。大小便失禁的病人更要保持皮肤和被褥的干燥,及时更换尿垫,使用便盆时应协助病人抬高臀部,防止皮肤擦伤。肩胛骨、骶尾骨、内外踝及脚跟等骨突出的地方易发生压疮,可用热水擦拭,或蘸50％乙醇用手掌自下而上或由里向外做环形按摩,并敷以扑粉或滑石粉,促进血液循环,增强皮肤抵抗力。另外,病人温度觉差,使用热水袋时,要特别注意别烫伤皮肤。

(三)健康教育

1. 积极治疗原发疾病,如高血压、高血脂、糖尿病等。
2. 以低脂、低胆固醇、高维生素饮食为宜,忌烟酒,避免情绪激动和重体力劳动。
3. 鼓励病人适当参加力所能及的体育活动。
4. 对于需要康复的病人,不仅要向病人和家属介绍基本知识、生活护理的方法、康复训练的措施及训练中的注意事项等,还要指导社区家庭环境的改造,以满足康复病人和残疾人的日常生活活动的需要。

第三节 帕金森病

一、疾病概要

帕金森病又称"震颤麻痹",是一种中枢神经系统变性疾病,主要病变部位在黑质和纹状体。多发于50～60岁以上人群,发病率随年龄的增加而上升,90％的病人是老年人,男性略多于女性。临床主要特征是全身静止性震颤、肌肉强直、运动减少和姿势反射障碍。目前尚无根治方法,老年病人至疾病晚期,由于全身僵硬而致卧床不起,最后常死于各种感染、骨折、全身衰竭等并发症。

(一)发病机制

帕金森病是1817年由英国学者詹姆斯·帕金森发现的,因而得名。帕金森病是由于中脑黑质和纹状体的神经递质——多巴胺减少而发病。迄今为止,病因仍不清楚,可能与年龄老化、遗传易感性和环境毒素的接触等综合因素有关。

(二)诊断要点

1. 老年人缓慢起病,逐渐进展,症状常自一侧上肢开始,逐渐波及同侧下肢和对侧上下肢。双侧肢体症状不对称是本病的临床特点。

2. **静止性震颤** 这是本病的特征,常是病人的首发症状。手部震颤出现最早也最典型,呈有节律的"搓丸样"或"点钱样"动作,多在安静和休息时出现或明显,随意运动时震颤减轻,紧张时加剧,入睡后消失。但有时70岁以上的老年病人表现不典型,可无静止性震颤。

3. **肌强直** 病人表现为在做被动运动时,增高的肌张力始终保持一致,而感到有均匀的阻力,称为"铅管样强直";如病人在被动运动时感到在均匀的阻力上出现断续的停顿,如同齿轮在转动一样,称为"齿轮样强直"。由于四肢、躯干、颈部的肌强直,病人可出现特殊的前倾姿势步态:头部前倾,躯干俯屈,前臂内收,肘关节屈曲,腕关节伸直,髋、膝关节稍弯曲,形体状如"弯弓";行走时手臂摆动消失,步态变小而前冲,不能及时转弯止步,容易跌倒,呈"慌张步态"。老年肌肉的强直可伴有关节的疼痛。

4. 运动减少　患者始动困难和动作缓慢;做重复动作时,幅度和速度均逐渐减小;书写时困难,字越写越小,称为"写字过小症";面容呆板、无表情、不眨眼、双目凝视,呈"面具脸";因口、舌、鄂及咽部肌肉的运动障碍,病人不能自然咽下唾液,导致大量流涎;言语减少,语音也低沉、单调;严重时可导致进食、饮水呛咳。病情晚期,发展成生活不能自理,坐下后不能站立,躺倒时不能翻身,穿、脱衣服鞋袜和洗脸刷牙均感困难。

5. 其他症状　病人常伴有植物神经功能紊乱,出现顽固性便秘、吞咽困难、大量出汗、尿急尿频和排尿不畅、性功能障碍等;面部脂腺分泌亢进引起"脂颜";高龄病人也可出现精神活动障碍,表现为抑郁和(或)痴呆的症状:表情淡漠,情绪低落,反应迟钝,自制力差,无自信心,悲观厌世;注意力不集中,记忆减退,运用学会的知识的能力降低,行动的愿望减少,思维迟钝,视觉空间觉障碍,智力下降等。

6. 辅助检查　对本病的诊断缺乏特异性。

(三)治疗原则

1. 药物治疗　迄今尚无阻止该病发展的有效药物,治疗主要目的是减慢病程,减轻症状,减少并发症,维持一定的生活质量。由于药物治疗的长期性,且都存在药物的不良反应,因此药物的选择必须坚持个性化原则,及时调整药物剂量。一般先从单药、小剂量开始,不主张为使症状全部消失而增加药物剂量或联合用药。目前,常用的药物有以下几类:抗胆碱能药如安坦;抗组织胺药物如苯海拉明、金刚烷胺;左旋多巴类如美多巴、息宁;多巴胺受体激动剂如溴隐停、泰舒达;单胺氧化酶Ⅱ抑制药如司兰吉林等。

2. 手术治疗　如药物治疗效果不佳、不能耐受或出现异动症时,可选择手术治疗。微电极导向立体定向术是目前治疗帕金森病效果最好、且创伤小的一种非直视手术。虽然该手术痛苦少、安全性大,但术后仍有一些并发症。

3. 康复治疗　康复治疗可作为辅助治疗手段,对改善病情、恢复功能有一定疗效。

二、护理评估

(一)健康史评估

1. 详细了解起病情况,询问起病时间和起病形式,有无发病诱因。

2. 了解主要症状特征,如震颤是否为首发,是否有静止性发作的特点,是否呈"搓丸样"动作,明显的震颤是否影响穿衣、进食等日常生活等。

3. 了解既往是否有脑炎、中毒、脑血管病、颅外伤、药物所致的继发性帕金森病和神经变性病所致的症状性帕金森病病史。

4. 询问病人是否服药,用什么药,用药情况如何,有无毒副作用。

5. 了解病人的职业和工作环境,了解是否有长期毒物接触史。

6. 了解病人家族近亲中有无类似发病史。

7. 了解病人日常生活情况,询问病人的饮食、衣着、排便、睡眠、语言交流等有无困难。

(二)身体评估

1. 观察神志、瞳孔及生命体征的情况。

2. 检查有无肌力、肌张力变化,病人有无出现"铅管样强直"和"齿轮样强直";有无出现特殊的前倾姿势;有无出现"慌张步态";有无出现"写字过小症"等。

3. 检查病人有无多汗、流涎、"脂颜"以及直立性低血压等植物神经失调的表现。

4. 观察病人有无精神、情感异常,检查病人是否有自卑、悲愤、抑郁、失望、绝望等不良心理反应。

(三) 辅助检查评估

帕金森病人的血、脑脊液、脑电图及 CT、MRI 影像学检查可无特异性变化。

三、护理技术

帕金森病为慢性进行性疾病,发病年龄及病程在不同的人身上有所不同。在疾病早期,病人具有独立生活的能力,其护理主要在于指导和帮助解决生活中的困难;对晚期卧床的病人,护理任务则越来越重。

(一) 护理措施

1. 一般护理

(1) 本病早期,病人运动功能无障碍,应指导病人尽量参与各种形式的活动,坚持四肢各关节的功能锻炼。

(2) 随着病情的发展,病人运动功能发生一定程度的障碍,生活自理能力显著降低,但应鼓励病人进行床边、室内和户外活动,此时宜注意病人活动中的安全问题,走路时可持拐杖助行。若病人入厕下蹲及起立困难时,可置高凳坐位排便。无法进食和穿脱衣服、扣纽扣、系腰带鞋带有困难者,均需给予帮助。

(3) 对于完全卧床的病人,应抬高床头(一般 15°~30°),进食时尽可能取坐位,勤翻身,维持躯体和四肢的功能体位,在床上做被动运动和按摩,以减少并发症的发生,延缓病情恶化。

2. 饮食护理

(1) 首先可根据病人的年龄、活动量给予低盐、低脂、低胆固醇、适量优质蛋白的清淡饮食,多吃新鲜蔬菜、水果和粗纤维食物,以提供多种维生素,并促进肠蠕动,防治大便秘结。避免刺激性食物,限酒、戒烟、戒槟榔,因为槟榔为拟胆碱能食物,可降低抗胆碱能药物的疗效。

(2) 患者出汗多,应注意补充水分。

(3) 对于吞咽困难者,宜给予软食和糊状半流质饮食,嘱其取坐位,头稍前倾,以防在进食或饮水呛咳后导致吸入性肺炎,必要时应给予鼻饲流质,注意准确评估患者的实际进食量,保持水、电解质、酸碱平衡,每周测一次体重,记录好出入量。

3. 对症护理

(1) 震颤、肌强直护理:应防止坠床、擦伤、烫伤等意外。教病人步行时抬高脚趾,以脚跟先着地,手臂自然摆动,以较宽的步伐行走,这样能较好地维持躯体平衡。条件容许时,可行温水浴 1~2 次/天,30 分钟/次,以缓解肌张力过高。

(2) 语言沟通障碍护理:指导病人进行面部、舌、软腭等与说话有关的肌肉运动训练和放松肌肉训练,如鼓腮、撅嘴、龇牙、伸舌、吹吸等;说话时要注意保持语速缓慢、语句清晰,句与句之间稍作停顿,可做深呼吸。在与病人交流时应仔细倾听,不可嘲笑病人,也不可随意中断和病人的谈话。教会病人用手势、字、画等肢体语言或文字与人交流,以表达自己的需求。

(3)顽固性便秘护理:应指导病人多进食粗纤维食物和新鲜水果。顺时针按摩腹部2次/天,15分钟/次。每晚入睡前服食蜂蜜或麻油10~20 ml/天,以助软化大便,每日晨起时进温开水200 ml以促进肠蠕动,必要时遵医嘱给予液体石蜡30 ml口服,3次/天,或给予番泻叶等缓泻药,开塞露塞肛等以助排便,还可以给予灌肠、人工协助排便等。便后注意保持肛周清洁,做好皮肤护理。

(4)排尿困难护理:及时了解排尿困难的原因,可热敷、按摩膀胱区或用温水冲洗外阴,让病人听流水声,以刺激排尿。必要时可进行导尿和留置导尿,并做好导管护理,防止泌尿系统感染。

4. 心理护理 护理人员应针对病人不同的心理反应给予心理疏导和心理支持,帮助病人树立信心,正确对待病情变化和形象改变。同情、关心、体贴病人,鼓励他们倾诉自己的感受,做好解释、说明工作,解除病人心理负担,使其保持心情愉快,积极配合治疗。

5. 用药护理 帕金森病药物治疗均存在长期服药后疗效减退、不良反应明显等特点,护理人员应仔细观察、发现药物的副作用,及时报告医生,作好相应处理。

(1)抗胆碱药物:常见副作用有口渴、瞳孔扩大、面红、便秘、排尿困难、幻觉、妄想等,青光眼及前列腺肥大病人禁用。

(2)金刚烷胺:常见不良反应有下肢网状青斑、足踝水肿、失眠、头昏、口干心悸、视力模糊,严重者有抑郁、幻觉等,剂量过大可引起抽搐,有癫痫、肝肾功能不全、严重胃溃疡者慎用。

(3)左旋多巴和复方左旋多巴制剂:这是治疗帕金森病最有效的药物,长期服用可出现下列副作用:①恶心、呕吐、厌食、便秘、尿潴留、尿失禁、异动症(舞蹈症、手足徐动症等)、精神异常(抑郁、幻觉、错觉)。②"开-关"现象:指病人的症状在突然多动("开")与不动("关")之间波动,此与服药剂量无关,临床表现为病人可由原来的不动状态突然变为多动,或由多动状态突然变为不动,如患者突然出现肌僵直、震颤、运动不能,持续数分钟至1小时后缓解,此时病人可活动如平常或出现多动。一日中,可反复迅速交替出现多次。这种变化速度可以非常快,并且是不可预测的,所以临床上形象地称这种现象为"开-关现象"。③剂末现象:指药效维持时间越来越短,每次用药后期出现帕金森病的症状恶化。此与服药剂量不足致血药浓度降低有关,临床可出现"晨僵"或者称为"清晨运动不能"现象。患者表现为早晨起床时症状加重、活动困难,要在服药后一段时间症状才消失。

(4)多巴胺能受体激动药:应注意观察直立性低血压和精神症状等药物副作用。

(二)社区护理

1. 建立、健全社区帕金森病的防治网络,加强帕金森病的防治知识宣传。

2. 通过健康检查和筛检,及早发现帕金森病人,及时登记,建立个案,加强与病人的联系。

3. 家庭护理 帕金森病的患者由于肌肉僵硬、运动障碍,在日常生活中存在诸多不便,需要家人给予更多的关怀和照顾。

(1)指导家属进行有效的生活护理:

①衣服应尽量选择容易穿脱的拉链衣服及开襟在前、不必套头的衣服。拉链与纽扣可

用尼龙粘链代替。尽量穿不用系鞋带的鞋子,以穿平底布鞋为宜。

②洗浴时注意防滑跌倒,可在浴室内铺上橡胶垫,并在浴盆内放置一把矮凳,以便让患者坐着淋浴。长握把的海绵、洗浴用的手套等有助于患者洗浴。

③因为患者肌肉不协调,进餐时不要催患者快吃快喝,喝冷饮可选用有弹性的塑料吸管,喝热饮用有宽把手且质轻的杯子。

④为预防便秘应鼓励患者增加身体活动,饮足够的水,在每天饮食中增加纤维性物质如蔬菜等,必要时或迫不得已时再用通便药物。

⑤预防中暑。震颤增加了身体活动和产热,使患者对热特别敏感,所以老年人尤其应注意预防中暑,天气炎热时应停留在室内,户外活动要尽量选择在清晨或傍晚。

(2)指导家属帮助病人进行康复训练:肌强直致使肌肉关节僵硬,肢体挛缩、畸形。药物和手术治疗虽然可以缓解症状,但肢体功能的恢复还需长期、持之以恒的功能锻炼。本病早期应坚持一定的体力活动,主动进行肢体功能锻炼,四肢各关节做最大范围的屈伸、旋转等活动,以预防肢体挛缩、关节僵直的发生。晚期病人做被动肢体活动和肌肉、关节的按摩,以促进肢体的血液循环。病人肢体的功能锻炼应注意运动的强度与幅度,循序渐进。可先在床上锻炼3~5次/日,15~20分钟/次,以恢复肢体功能。①按摩各关节肌肉;②从小关节到大关节逐渐做被动活动;③随意活动四肢,鼓励患者自己翻身;④可在床上做轮换抬腿或蹬自行车的动作,上肢配合做相应的运动。经过以上四步训练,下床后开始可搀扶行走,逐渐独立行走。运动训练时要注意安全,预防碰伤、摔伤等伤害事故的发生。

(3)指导合理用药:帕金森病病人仍需长期服药,嘱病人坚持服药,并交代服药时间、剂量、药物副作用等,同时认真摸索病人服药规律,根据病情调整药量,即以最小剂量达到最好效果。

(4)预防并发症:积极预防感冒、跌倒、坠床等并发症的诱因,对晚期的卧床病人要按时翻身,做好皮肤护理,防止尿便浸渍和压疮的发生。结合口腔护理,翻身、叩背,以预防吸入性肺炎和坠积性肺炎。一旦发现病人在服用左旋多巴过程中出现"开-关现象"和"剂末现象"时应及时就诊,切忌自行盲目更换药物及调整剂量。

(三)健康教育

1. 调整心态,平衡饮食,适当加强运动锻炼和脑力活动,预防脑动脉硬化,延缓脑神经细胞衰老、变性、坏死。

2. 避免接触环境中的危险因素,如杀虫剂、农药、一氧化碳、锰、汞、氰化物等,尤其是家族中有帕金森病病人的人要更加注意。

3. 避免应用诱发本病的药物,如奋乃静、氟哌啶、利血平、氯丙嗪。

4. 早发现、早诊断、早治疗。当老年人出现震颤、动作迟缓、表情呆滞时,应及时就医,早期诊治。

第四节 老年性痴呆

一、疾病概要

老年性痴呆也称阿尔茨海默病,是发生在老年人的原因不明的以进行性痴呆为特征的大脑变性疾病,是老年人痴呆中最常见的一种类型。临床特点有记忆力、抽象思维、定向力障碍,社会活动能力的减退,同时伴有精神症状和行为异常。老年性痴呆的发病率为 2.1‰~3.3‰。随着人们生活水平的不断改善,老年人口的数量和所占比例的不断提高,老年性痴呆的发病率日趋增高。女性患病率比男性高,男女比例约为 1∶2。老年性痴呆病人的平均生存期为 5.5 年。该病已成为现代社会老年人的主要致残、致死和降低生活质量疾病之一。

(一)发病机制

老年性痴呆的发病因素目前尚不清楚,但随着研究的不断深入,对疾病的危险因素提出了不少假说,其中遗传因素和社会心理因素可能为两大主要因素,而前者最为突出。

1. 遗传因素　研究发现,在某些家族中本病有着明显的遗传倾向,为常染色体显性遗传。父母或兄弟中有老年性痴呆患者,本人患老年性痴呆的可能性要比无家族史者高出 4 倍。

2. 社会心理因素　研究揭示了社会心理因素对老年性痴呆的影响,在 100 多种社会心理因素中,文化教育程度被列为第一位,接受过正规教育的人其发病年龄比未受过教育者可推迟 7~10 年。此外,低职业、低认知功能、丧偶且不再婚、不参加社交活动等社会心理因素也易致老年性痴呆。

3. 其他可能的发病因素　包括甲状腺病、关节炎等躯体疾病,脑外伤,自身抗脑抗体引起的免疫损伤及金属的毒性作用等。

另外,本病发病与大脑皮层神经元减少、老年性神经斑和神经纤维缠结的出现密切相关。

(二)诊断要点

本病呈进行性加重,最终多死于骨折、肺炎、尿路感染、压疮或全身衰竭。

1. 老年性痴呆起病非常隐匿,难以确定病期,呈持续进行性智能衰退,病程一般是 5~12 年。

2. 老年性痴呆表现符合痴呆诊断标准,即因脑损害所致多种高级皮质功能障碍至少存在 6 个月。

3. 老年性痴呆临床症状有特殊演变过程:早期(1~3 年)出现记忆减退、构图差和空间定位差及语言障碍,人格和社交活动相对完整;中期(2~10 年)出现失语、失认、失用、认知功能明显减退,人格和行为障碍;晚期(5~12 年)出现运动障碍,锥体系和锥体外系体征。

4. 老年性痴呆的诊断还需排除脑血管性痴呆及其他躯体疾病。老年性痴呆与脑血管性痴呆的鉴别见表 9-1。

表 9-1　老年性痴呆与脑血管性痴呆鉴别

	老年性痴呆	脑血管性痴呆鉴别
发病	隐匿	急
病程	进行性加重	波动或阶梯型恶化
脑卒中史	无	有
神经系统局灶症状与体征	常无	常有
高血压、动脉硬化	常无	常有
脑电图	正常或双侧慢波	正常或局灶慢波
头颅 CT	正常或脑萎缩	局灶病灶

5. 本病缺乏特征性生化检查指标,脑电图检查早期仅出现节律减慢,晚期为弥漫波。CT检查可显示皮质萎缩和第三脑室扩大。

（三）治疗原则

目前尚缺乏特殊的病因治疗,应做到早发现、早诊断、早治疗,其中早治疗是关键。药物治疗首先是对症处理,如抑郁、兴奋或睡眠障碍等。一般生活上的照顾和护理极为重要。

二、护理评估

（一）健康史评估

1. 询问发病情况　询问病人或家属发病的时间,是否逐渐起病。了解病人发病有无明显的病因和诱因。

2. 询问有无智能减退　①有无认知障碍：记忆逐渐减退是最早最主要的症状,特征是远期记忆保留和近期记忆不能,如刚做的事情不能回忆起来,刚放置的物品也记不清放何处了。随着病情加重,出现定向力障碍,在自家附近迷路,不识家门；计算力减退,购物时算账困难；思维迟缓、贫乏,反应迟钝。②有无行为障碍：早期出现轻度人格改变,孤僻、自私；行为与原来的身份、素质和修养不相符合,幼稚笨拙,不知羞耻,不修边幅,甚至行为怪癖,凭空怀疑老伴有外遇,或者怀疑子女偷他的钱物,有时出现贪食偷食行为；以后动作日渐减少,晚期不能行走,卧床不起,大小便失禁,生活完全不能自理。还有语言逐渐退化,言语减少、刻板、言语单调、重复,不主动与人交流,严重时出现失语。③有无情感障碍：起初情感幼稚,易发脾气、固执、小气、多疑,随后情绪低落,消极悲观,或表情呆板,情感迟钝。

3. 了解既往史　询问病人既往健康状态,了解有无脑外伤史、既往服药史。长期大量服用巴比妥、溴化物、副醛及其他镇静药有引起痴呆的可能。

4. 了解病人有无重金属接触史,有无酗酒吸烟嗜好,及了解病人的爱好、价值观、信仰和兴趣对发病有无影响。

5. 了解病人是否存在内外环境的心理压力,了解病人家庭和社会的支持系统情况。

6. 了解家族中有无痴呆病人。

（二）身体评估

1. 观察患者的仪表和行为　了解个人卫生、衣着、活动方式等。

2. 观察智能状态　有无瞬间回忆、近期记忆和远期记忆力变化；了解时间、地点、人物的定向力变化和言语变化；有无理解与判断力变化；有无失语、失用、失认症等。

3. 观察情感变化　有无情感淡漠、低落、欣喜、兴奋、稚气等。

4. 观察思维有无异常　是否出现过错觉、幻觉、妄想等。

5. 观察病人外貌　是否显得老态龙钟,有无满头白发、牙齿脱落、身体弯曲、肌肉萎缩、行走不稳、步态蹒跚、手指震颤及书写困难等。

6. 神经系统检查　无明显体征,晚期可出现震颤、痉挛、偏瘫和肌强直等。

（三）辅助检查评估

1. 脑电图检查、CT扫描和MRI检查　可提示本病电生理和病理变化的特征。

2. 神经心理学检测　常用韦氏成人智力表、简易精神状态检查量表、临床痴呆评定表等量表对病人的精神状态、情感、行为、认知等方面进行测评,有助于痴呆的诊断。

三、护理技术

老年痴呆病人无特异性治疗,重在护理。对轻、中度痴呆病人,主要是指导其生活;对重度痴呆病人需要全面护理,主要有基础护理、功能康复、心理康复。功能康复包括:肢体功能恢复、按摩和被动活动肢体,防止畸形和肌肉萎缩。智能及心理的康复措施,主要让病人和外界接触,提高生活及活动的兴趣,进行心理安慰,有意识地让病人记忆、判断、认识一些常见的事情,起促进作用。所以,康复护理是治疗痴呆过程中的一个重要组成部分。

(一)护理措施

1. 心理护理

(1)保持病房环境优美、整洁、舒适、安静、安全,使病人感到安心和有安全感。

(2)由于痴呆病人各方面功能均下降,使病人易产生不安和抑郁,因此护理痴呆老人的态度应特别注意亲切、耐心。

(3)护士要学会接触痴呆病人和家属,增加亲和力,对患者不正当的语言和动作,不能大声训斥,应给予耐心指导和教育。

2. 饮食护理

(1)给予清淡、易消化、低脂饮食,适当补充维生素 B_1、维生素 C 和锌、硒等。

(2)进食时应注意:①就餐环境要安静,避免让病人分心。②进食定时而有规律,最好是与其他人一起进食。③食物要简单,最好切成小块,喂饭时速度不宜太快,给予病人足够咀嚼的时间。④不用陶制餐具,用一些不易破损的塑料制品,不用尖锐的叉、刀。⑤当病人拒绝吃饭时,不要强迫,应转移其注意力,适量活动后再进餐。⑥病人忘了已进餐而不断要求再吃东西时,可以把用过的餐具放在洗涤盆中,以提醒患者在不久前才进餐完毕。⑦每天安排数次喝水时间,并要注意水不可过热。

(3)防止病人进食哽噎:为避免患者把食物吞下而不加以慢慢咀嚼可能因此引致哽噎,最好避免患者同食固体及液体食物。一旦发现病人不能讲话、表情痛苦、惊乱,提示哽噎发生,须及时报告医师妥善救治。

3. 生活护理

(1)衣着:衣服宽松合适,特别是内衣;衣着简单,减少装饰品(如腰带、领带、珠宝等);不穿有纽扣、拉链之类的衣着;把要穿着的衣服按顺序排列,便于病人穿取。

(2)入厕:厕所道路及门上有明显标记;经常强化病人记忆,认识标记;安排固定时间引导病人按时去厕所。

(3)个人卫生:①照顾痴呆老人洗脸时,最好从后面或旁边进行帮助,面对面为病人洗脸,常使病人感到强迫而拒绝或不合作。②老年痴呆病人洗澡时,要有人陪伴,不能独自一人,以防止滑倒;当病人拒绝洗澡或不能洗澡时,可在床上擦浴;洗澡或床上擦身时观察病人是否有压疮的发生。③病人常常不肯刷牙或不会刷牙时,可改用棉棒或手指沾一点盐在牙床上搓,达到清洁的效果;如带假牙,每天三餐后要摘下清洗干净,并应每日检查假牙和牙槽是否吻合得好,如果吻合不好会损伤病人口腔,影响进食。

4. 安全护理

(1)专人看护。

(2)加用床档。

(3)不要长期约束病人以免挣扎摔伤。

(4)掌握病人的生活规律,定时安排病人饮水、入厕等日常生活。

5. 并发症护理 预防肺炎、泌尿系统感染;指导患者有效咳嗽,有痰时及时体位引流吸痰;进行大小便控制训练,保持外阴清洁卫生。

(二)社区护理

1. 积极参与社区防治老年性痴呆的宣教活动,指导人们学会防治老年性痴呆的方法,积极评估社区人群和个案的健康状况与生活方式,鼓励高危人群定期体检和筛检,以期病人能够得到早发现、早诊断、早治疗。

2. 积极进行家庭访视或社区护理服务,发现病人并建立个人档案,加强病人与家庭和社区之间的沟通与协调。

3. 积极开展家庭护理。老年性痴呆不仅威胁老年人晚年的健康与幸福,也给家庭带来极大的烦恼和困难。病人大多数需要在家疗养,由亲人照顾。在护理上应注意:

(1)指导家属以乐观、积极向上的态度对待面临的一切,与家人共商对策,保持同老人的言语和亲情交流,减少老人的孤独、寂寞和无助感。病人可能做出令人尴尬的事情,只要不危及他人和社会,就不要刻意纠正或训斥,最好的方法是转移病人的注意力。

(2)安排好起居环境:居室要宽敞,室内设施要保持简单,光线要充足。居室内无障碍物,东西要少,以免绊倒病人。

(3)注意生活安全:睡床应尽量离厕所、浴室近些,厕所要有标记;居室内地面不能太湿,以防滑倒,最好装有扶手;床边应有栏杆,以防摔倒、坠床;刀、剪等锐利的东西及药品、杀虫剂等都要收藏起来,不使病人拿到后伤己伤人;煤气、电炉、电源开关都应有安全装置,使病人不能随意打开。

(4)预防外出丢失:病人外出应陪同,或佩戴写有自己姓名、地址和电话的卡片,以免迷路、丢失或发生意外。

(5)防止暴力行为:悉心观察老人的言行举止和心理,防止潜在的危险性行为。如一旦有暴力行为时,千万不要以暴制暴,应该保持镇定,尝试引开患者的注意,要找出导致暴力行为的原因,针对原因采取措施,防止类似事件再发生。如果暴力表现变频繁,就要及时就诊,给予药物控制。

(6)长期卧床者要定期翻身、拍背,预防压疮。肢体瘫痪者,置患肢于功能位置,定期按摩,活动关节,以防关节僵硬、变形或肌肉萎缩。

(7)指导病人功能训练,每天运动量的增加要循序渐进,让训练成为其生活中必不可少的一部分,这样才能达到真正的效果;要鼓励老年患者参加娱乐性活动,如听音乐、看电视、读报纸、打扑克、跳舞、打太极拳、扭秧歌等,让患者的生活充满快乐。

(三)健康教育

1. 饮食合理,重视营养,均衡膳食,多食谷物豆类、鱼类瘦肉、蔬菜水果等,补充有益矿物质和维生素,戒烟酒,避免使用铝制品餐具。

2. 树立衰老难免、痴呆可防的观念,心情舒畅,乐观开朗,培养兴趣,保持好奇心,看书学习,下棋绘画,活跃脑细胞,延缓脑细胞衰退。积极参加社会活动,保持一定的人际交往。

3. 规律生活,家庭和睦,经常进行散步、游戏、气功、按摩保健等锻炼。

4. 防止脑外伤及煤气中毒。
5. 定期体检,早期发现,早期治疗。

第五节 老年抑郁症

一、疾病概要

抑郁症是指以持续的情绪低落为突出表现的一种情感性的精神障碍,是老年人常见的精神疾病之一,在75岁以上老人中抑郁症更加普遍。其主要临床表现为情绪低落,思维迟钝,言语动作减少,有强烈的自杀意向,常伴有便秘、厌食、消瘦、失眠、性功能减退等植物神经和躯体症状。

(一)发病机制

老年抑郁症发病原因错综复杂,多数病人发病与其生理、心理或社会因素密切相关。

1. 生理与心理因素 老年人存在着明显的生理和心理功能的退化,认知功能、自尊评价降低,生活不能自理,加上老年人的各种身体疾病,如高血压病、冠心病、糖尿病及癌症等,都可能继发抑郁症。

2. 社会因素 老年期间,老年人遭受各种各样社会心理应激事件的机会增加,而老年人承受这些压力的能力越来越低,往往就会成为发病的重要因素。

(1)离退休:老年人对于退休后角色的转变在心理上常常出现不适应,如职业生涯的结束、生活节奏放慢、经济收入减少等,巨大的落差会产生失落感,导致情绪低落。

(2)人际交往、社会支持的缺乏:老年人交往圈子变窄,人际互动减少,缺乏情感支持,也是导致抑郁的常见病因。

(3)家庭和家庭关系变化:老年人的主要生活范围是家庭,家庭的结构、亲属间关系、在家庭中地位的变化都对老年人的心态有着明显的影响。亲友的离世,特别是配偶的去世往往对老年人形成较大的精神创伤,容易诱发抑郁症。

3. 其他因素

(1)药物因素:许多患慢性病的老年人,由于久病不愈,长期服用某些药物,可诱发老年抑郁症。如降压药利血平,在持久使用后可出现情绪抑郁,甚至导致抑郁自杀;其他降压药如胍乙啶、肼苯哒嗪、心得宁、普萘洛尔、美加明、甲基多巴等亦可引起抑郁。还有许多其他药物可引起不同程度的抑郁,如抗厌氧菌药甲硝唑;抗结核药异烟肼;抗心律失常药双异丙吡胺、普罗帕酮、利多卡因、普萘洛尔等;强心药洋地黄;抗癫痫药卡马西平、苯妥英钠;抗帕金森病药左旋多巴、金刚烷胺;解热镇痛药布洛芬、吲哚美辛;胃肠功能调节药甲氰咪胍、胃复安;抗精神失常药氯丙嗪;催眠药地西泮以及口服避孕药等。

(2)遗传因素:抑郁症患者家庭成员的患病率远远高于一般人群,其子女的发病率也高,说明此病与遗传因素有一定关系。

(3)人格因素:老年抑郁的发生与个人的人格因素也有关系。一般来说,素来性格比较开朗、直爽、热情的人,患病率较低;而性格过于内向,或平时过于好强的人易患抑郁症。

(二)诊断要点

1. 老年人以心情抑郁为主要特征,持续相对较久,且在一日内有晨轻暮重的节奏变化。

2. 老年人具有持续两周以上的抑郁、悲观、焦虑情绪,伴有下述症状中的任何四项以上者,则可能是老年抑郁症:

(1)对日常生活丧失兴趣,无愉快感;

(2)精力明显减退,无原因的持续疲乏感;

(3)动作明显缓慢,焦虑不安,易发脾气;

(4)自我评价过低,自责或有内疚感,严重者感到自己犯下了不可饶恕的罪行;

(5)思维迟缓或自觉思维能力明显下降;

(6)反复出现自杀思想或行为;

(7)失眠或睡眠过多;

(8)食欲不振或体重减轻。

(三)治疗原则

老年抑郁症越早治疗效果越好,在治疗方面,通常采用精神治疗和药物治疗相结合的方法。

1. 精神治疗 在本病治疗中的地位十分重要,通过倾听、理解、疏导、鼓励、承诺等方式,使病人产生安全感,树立自信,帮助其扩大活动能力,增强适应社会、应付环境的能力。

2. 药物治疗 药物治疗抑郁症的有效率可达70%～80%。对老年抑郁症的药物治疗,应以新一代抗抑郁药(麦普替林、氯苯咪嗪等)和5-羟色胺再摄取抑制药(氟西汀、帕罗西汀、舍曲林)为首选,效果佳且较为安全。一般来说,抗抑郁药物对抑郁症状的改善需要2～3周才可见效,如6周后无明显好转,方考虑更换药物或加用碳酸锂(有肾功能不全者不宜)联合治疗。

3. 其他治疗 对有自杀倾向的患者,可首选改良电休克治疗(即无抽搐电休克治疗)。

二、护理评估

1. 护士应全面收集资料,了解病前有无抑郁发作的诱发性生活事件。

2. 了解有无下列"三低"精神表现,是否且有晨轻暮重的特点:

(1)情绪低落:兴趣丧失,无愉快感;自我评价下降,自责自罪,有内疚感;对前途悲观失望,有厌世心理,反复出现想死的念头或有自杀倾向。

(2)思维活力低下:精力减退、精神不振、疲乏无力。

(3)言行活力低下:好独处,不愿与人交往,少动、少食、少言。

3. 了解有无下列躯体症状

(1)睡眠障碍,失眠、早醒最常见;

(2)厌食、便秘、消瘦;

(3)全身部位不固定的疼痛,耳鸣、感觉异常、记忆力明显下降;

(4)阵发性发热,心跳、气喘。

4. 要特别注意老年人抑郁症表现的不典型性,应了解有无下列症状:

(1)焦虑症状:有强烈的烦躁不安,常表现为坐立不安、易受激惹、好发脾气。

(2)妄想表现:有疑病妄想,常怀疑自己身体不健康,甚至有的人怀疑自己患上了不可救药的疾病;罪恶妄想,常存自罪自责,善把微乎其微的小错误当成不可饶恕的罪恶。

(3)意志和行为障碍:患者的积极性和主动性下降,依赖性增强,遇事犹豫不决;有些患者活动减少,回避社会交往,卧床时间增加;严重的患者可以出现日常生活不能自理,完全处于无欲的状态;最危险的病理意向活动是自杀的企图和行动,老年患者一旦决定自杀,往往比年轻患者更坚决、行为也更隐蔽,自杀成功率也就更高。

(4)认知功能减退:思维迟钝,记忆减退,学习与工作效率下降,或者存在意识障碍等,这些也是老年人抑郁症的基本特征。

(5)躯体症状:患者往往有情绪症状转化为躯体症状的特点,常有食欲不稳定,性欲减退,疲乏无力,头疼身痛,体重减轻等症状。值得注意的是有些老年抑郁症,躯体症状常常掩盖了精神症状,病人不愿承认自己的抑郁病情,而拒绝就诊和护理。

5. 了解病人生活自理程度、病人对患病的态度、对疾病的了解程度、心理情绪反应。

6. 了解家庭经济条件、社会支持系统等。

三、护理技术

(一)护理措施

1. 心理护理　由于离退休和社会职能、社会角色的转变,社会地位和经济条件的转变,以及家庭关系等各种因素的变化,使老年人的心理随之产生较大的变化,引起心理上的不平衡,容易产生孤独感、无用感,甚至产生负罪感或被遗弃感等,这就需要对老年人进行情绪、心理护理。

(1)要与病人建立良好的信任关系,这不仅是进行有效沟通的基础,也是减轻或消除老年病人抑郁情绪的重要措施之一。要尊重老年人的宗教信仰、生活习惯及个性,耐心地与老年人交谈,进行思想、语言交流,让他把心中的积郁都倾吐出来,这样心情自然会感到舒畅。

(2)要充分了解老人心理疾苦,有的放矢地解除其情绪问题。在临床工作中,医护人员应尽可能地考虑到病人的经济承受能力,选择适宜的诊疗方案,以避免因经济负担过重而促使病人产生抑郁等不良情绪反应,影响病人的康复及生活质量。

(3)多给病人以劝慰和鼓励,帮助他们更新观念,增强信心,重树自尊,正确对待"角色"转变,并为他们创造条件,重新安排生活,特别是文娱、体育、劳动等社会活动,可使老人活动范围扩大、重新回到社会的怀抱。

(4)要帮助病人学会松弛紧张状态的技巧。

2. 生活护理　护士不仅要对老年人的生活起居进行生活护理,照顾老人的生活起居、吃饭穿衣及其适当的户外活动和休闲娱乐活动,解除老人的生活困难和后顾之忧,而且要提高病人的日常生活自理能力,帮助病人充分认识自理的重要性,积极主动地参与并执行各种治疗、护理及康复活动。

3. 药物护理

(1)为了让病人安心、放心吃药,护士要多解释,让患者知晓药物是治疗抑郁症最好的办法,必须坚持每日服药,而病情改善要等到开始治疗后2~3周才能逐渐出现,并且可能出现轻微的副作用,但通常会在7~10天后消失。在情况改善后应至少继续抗抑郁药治疗3个月。

(2)护士应密切观察抗抑郁药的副作用,如体位性低血压、心跳加快、便秘、口干、排尿困难、血管神经性水肿、四肢颤动、心电图改变等等。一旦发现严重药物毒副作用,应及时报告,并在医生指导下妥善处理,酌情减量、停药或换药,病人千万不要自行停药。

(二)社区护理

1. 通过多种形式的健康教育使老年人及家属认识到抑郁症防治的重要性,了解抑郁症产生的原因和发展规律,掌握自身健康的有效方法,建立健康的生活方式,预防抑郁症的发生。

2. 通过体检和筛检的方式,早期发现病人或需要进一步检查、确诊的保健对象。

3. 积极开展以病人及家庭为中心的家庭护理。老年抑郁症是一种严重的疾病,相当多的病人需要家庭护理,他们经住院治疗好转返回家庭后,由于未得到跟踪随访和康复治疗,使一些病人抑郁症很快复发,导致反复住院。因此,家庭护理是老年抑郁症者护理的重要部分。

(1)护士应指导家属学习有关的卫生知识,了解病人的情况,掌握相应的护理技能,做到24小时有专人护理。护士要指导家属建立家庭病案,主要记录病人主诉及家庭情况、在社区中遇到的各种问题,以及护士检查和处理的情况。它能反映出不同病人的病情特点、个体差异、生活习性,以利于有针对性地拟定家庭护理计划。

(2)照顾好老人生活起居,生活要有规律,早睡早起。在条件许可的情况下,每天都应安排一段时间的户外活动。注意气候变化,积极预防躯体并发症发生。

(3)注意精神心理卫生。强调了解病人的心理特点,对其患病诱因、疾病性质、治疗前途及要求配合方面可能遇到的问题,有针对性地做心理说服、解释、劝慰、鼓励工作,使病人在心理上产生安全感和树立起战胜疾病的信心,同时使病人能够面对现实,树立社会参与意识。有条件的可参加一些老年社会活动,如结交朋友。

(4)坚持服药,注意观察可能出现的副作用。严格遵照医嘱服药,不可随意增、减药物,有情况可向医生反映,更不可因药物有副作用而中途停服,以免造成治疗的前功尽弃。

(5)防止发生意外。因这种病人往往有自杀倾向,故不可疏忽大意。凡能成为病人自杀和自伤的工具都应管理起来。妥善保管好药物,以免病人一次大量吞服,造成急性药物中毒。

(三)健康教育

指导老年病人保持心理健康和生活满意,能够妥善处理面临的问题,应付复杂的人际关系,经受住外界紧张压力和社会变动的困扰,消除各种诱因。

1. 妥善对待衰老,积极治疗已有疾病 帮助病人减轻其痛苦,减轻心理压力,及早发现抑郁症的表现。

2. 加大对生活事件的认知力和耐受力 要调理好离退休后的心理状态,克服自身的性格缺陷,保持一种积极向上的精神生活,培养兴趣和爱好,扩大人际交往,多参加一些社会活动。

3. 改善家庭环境,保持家庭和睦 丧偶的老人如条件允许的可以考虑再婚,再婚对缓解老年人的抑郁心理有较大的帮助,当然,子女家属对老年人也应给予充分的关心和照顾。

4. 积极参加适量的体育运动 体育运动是最好的情绪调节剂,运动是治疗抑郁症最好的方法,运动可以代替药物,但药物却不能代替运动。体育运动既可促进机体新陈代谢,增强体质;又可增加生活乐趣,消除低落情绪和孤独情绪,有助于心理健康。对于老年人来说,比较合适的运动是散步、钓鱼、养花、绘画等。

复习思考题

1. 分析老年人精神神经系统生理病理变化特点。
2. 说出老年人急性脑血管病常见病因和临床分型。
3. 讨论如何评估急性脑血管病病人。分析老年人急性脑血管疾病临床表现有何特点。
4. 男性患者,65岁,患高血压病史20年,因夜间看足球赛时,突然倒地,一侧肢体运动障碍,口角歪斜,神志不清1小时,家人急呼"120"送入医院,拟诊"急性脑出血"收住入病房。经抢救三周,病人已清醒,但语言不清,左侧偏瘫,生活不能自理,病人心情时有焦急、郁闷。

讨论:
(1)病人急性期如何拟定急救护理计划?
(2)如何指导病人进行康复训练?
(3)病人出院后如何进行家庭护理?如何预防生活意外发生?
(4)作为社区护士,如何做好老年人急性脑血管疾病社区护理工作?

5. 说出老年人帕金森病的临床特征,讨论如何对老年人帕金森病病人进行护理评估?
6. 拟定老年人帕金森病的护理措施。
7. 讨论长期服用抗帕金森病的药物可能会出现哪些药物的毒副作用?如何预防?
8. 老年帕金森病病人常有震颤、肌强直,生活不能自理,护士如何做好家庭护理,指导病人和家属进行生活护理及康复训练?
9. 如何评估老年痴呆病病人的认知、情感和行为的变化?
10. 如何做好老年痴呆病病人的饮食和生活护理?
11. 如何积极开展老年痴呆病病人的家庭护理?
12. 分析老年抑郁症的发病因素,讨论老年抑郁症护理评估的特点。
13. 女性患者,68岁,退休干部,近2年来,常出现焦虑不安,失眠,对外界事物兴趣丧失,好独处,亲情逐渐淡漠,不愿和儿女交往,常常自责自己记不住事情,认为自己变傻了,对问题常回答"不知道",始终怀疑自己患有不可救药的疾病,四处求医,对生活悲观失望,自杀观念强烈。曾多次就诊,未发现异常病变,临床诊断为老年抑郁症。

讨论:
(1)如病人住院治疗,请讨论该病人病史特点,制订护理计划。
(2)如病人拒绝住院,如何进行有效的家庭护理?
(3)如病人刚刚退休,为预防发病,应如何对其进行健康教育?

(贺 强)

第十章 老年代谢和内分泌系统疾病病人的护理技术

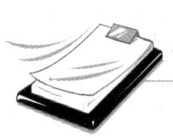

第一节 老年人内分泌系统生理变化及病理变化特点

机体进入老年阶段,内分泌系统的组织器官之形态和功能亦可发生不同程度的变化。其主要特点为:腺器官萎缩、激素分泌减少,这些变化与疾病的发生、发展有一定的关联。因此延缓衰老和防治内分泌系统疾病具有重要意义。

一、生理变化特点

(一)下丘脑和垂体

下丘脑和垂体是重要的神经-内分泌器官。随着年龄增加,下丘脑的重量减轻,血液供应减少,结缔组织增加,细胞形态发生改变;垂体明显纤维化和嗜碱性细胞减少和消失。由于这些结构上的退化,老年人中枢神经递质调节降低,去甲肾上腺素(NE)及多巴胺(DA)的转换率也随之降低,使单胺类神经递质的含量和代谢发生紊乱,引起中枢控制失调。老年期垂体合成的多种激素及分泌量均下降,尤其明显的是神经垂体分泌的抗利尿激素(ADH)减少,以致肾小管对尿的再吸收减少,出现利尿和多尿的表现。因此老年人在使用利尿药或腹泻、呕吐、高热等情况下,比年轻人更易发生电解质紊乱。

(二)甲状腺

老年人甲状腺发生纤维化和萎缩,导致腺体体积缩小,重量减轻。甲状腺素的合成和分泌减少。血清中 T_3 水平降低时,机体代谢率下降,因此老年人会表现为怕冷、皮肤无光泽、脱发、心跳减慢、忧郁等。

(三)甲状旁腺

老年阶段甲状旁腺腺体萎缩、功能减低,分泌的调节钙代谢的激素量也减少,影响肠道对钙的吸收,使血钙降低,骨钙溶解。女性绝经期后雌激素水平降低,可能提高机体对甲状旁腺激素的敏感性,促进老年骨质疏松症的发生。

(四)肾上腺

老年期肾上腺皮质醇的分泌减少,在安静状态下,功能活力与反应性无明显差别。在有外加刺激时,老年人的调节反应能力低,应激能力减弱,如对外伤、感染、手术等有害刺激反应能力下降。此外雄激素水平随年龄增加呈直线下降,血浆醛固酮值降低。

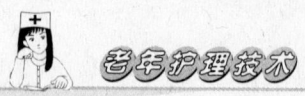

（五）性腺

随着年龄的增加，男性的睾丸、女性的卵巢萎缩，性激素分泌减少。男性血浆中睾酮平均浓度开始降低，生殖功能下降；女性血浆雌激素水平下降，可引发更年期综合征，生殖功能逐渐终止。进入老年期后生殖器官萎缩，骨质疏松，冠心病的发病率升高。

二、病理改变特点

1. 随着年龄增加，下丘脑重量减轻，结缔组织增加，细胞形态发生改变。老年人垂体表现为较明显的弥漫性纤维化和嗜碱性粒细胞减少和消失，并可发生腺瘤，且随着年龄增加而增多。电镜显示老年垂体嫌色细胞不存在，仅有不同数目的颗粒。

2. 老年人甲状腺纤维化和萎缩，甲状腺滤泡的数目减少，滤泡变小和胶质减少，而滤泡间胶原组织增多，镜下常可见到结节。甲状旁腺重量减轻，其间质的脂肪组织增多。

3. 老年期肾上腺重量减轻，70岁以上更为明显。皮质中可出现萎缩性的改变，皮质细胞出现脂褐素颗粒沉积与细胞微结构变化，还可见皮质结节形成，髓质收缩及受到皮质细胞散在的舌状浸润。

4. 在老年期男性睾丸组织的部分精曲小管内仍可见到精子细胞与精子形成，但精曲小管的精原细胞数目减少，仅含有支持细胞，精曲小管周围结缔组织增生。女性50岁前后卵巢体积逐渐缩小，重量减轻，最后缩小为一小片结缔组织。老年妇女卵巢表面的膨隆消失，其表面无卵泡存在，皮层仅有少数闭锁的卵泡或囊性卵泡和结缔组织。

第二节 糖尿病

一、疾病概要

糖尿病（DM）是一组以慢性血糖水平增高为特征的代谢性疾病。高血糖是由于胰岛素分泌缺陷和（或）胰岛素作用缺陷而引起。除碳水化合物代谢异常外，还伴有蛋白质、脂肪代谢异常。长期患病可引起多系统受损，如导致肾脏、神经、心脏、血管、眼等损害。老年人糖尿病是指60岁以后发病或60岁以前发病而延续到60岁以后的糖尿病。据估计，目前全世界约有糖尿病病人1.2亿，中国约有3 000万，其中65岁以上病人占一半以上。老年人糖尿病的增加，可能与生活水平的提高、寿命延长、糖尿病治疗进步等有关，使早年发病经治疗而延续到老年阶段的增多。

（一）发病机制

糖尿病病因目前尚未完全阐明，一般认为是多种因素相互作用的结果。

1. **遗传因素** 不少老年病人有阳性家族史，国内报道有10%～20%，且女性多于男性，国外报道有25%～50%。遗传因素不论是1型或2型糖尿病，均较肯定。

2. **肥胖** 老年人基础代谢率下降，活动减少，对脂肪的代谢能力降低常出现肥胖，脂肪组织增多（脂肪细胞膜上胰岛素受体数量减少），对糖的利用下降。

3. **胰岛素分泌减少** 随着年龄增加，胰岛B细胞老化，单个细胞的功能降低，同时胰岛的B细胞数量亦减少，使胰岛素分泌减少，糖耐量减低。

4. **胰岛素抵抗** 在老年糖尿病的发病中占有重要地位,表现为外周组织(肌肉组织、脂肪、肝脏等)对胰岛素不敏感和反应性降低,糖利用减少,致使血糖升高。

(二)诊断要点

老年糖尿病多以 2 型糖尿病多见,起病缓慢,症状轻微,病情相对较稳定。典型的"三多一少"症状少见。大多数症状轻微或仅在体检中常规测血糖或尿糖时才被发现,或因其出现并发症而到医院就诊被检出。久病者常伴发心脑血管、肾、眼及神经病变。还常因机体抵抗力低下并发化脓性感染、尿路感染、肺结核等。严重病例或应激时可能发生酮症酸中毒、高渗性昏迷、乳酸性酸中毒而危及生命。

目前我国已经采用 1997 年美国糖尿病协会推荐的新糖尿病诊断标准,同样适用于老年人。

1. 有糖尿病症状并且一天当中任意时候血浆葡萄糖浓度≥11.1 mmol/L(200 mg/dl)。
2. 空腹至少 8 小时后,血浆葡萄糖浓度≥6.7 mmol/L(120 mg/dl)。
3. OGTT 2 小时的血浆葡萄糖浓度≥11.1 mmol/L(200 mg/dl)。

符合上述标准之一的患者,在另一天重复上述检查后,若符合三条标准之一者即可诊断为糖尿病。

多数老年糖尿病病人以餐后高血糖为主,空腹血糖往往正常或正常高限,所以体检只作空腹血糖检测,会使很多糖尿病病人漏诊而失去及时诊断、治疗的机会。

(三)治疗原则

老年糖尿病治疗的目的是控制症状,防治或延缓并发症,提高生活质量,延长寿命,降低病死率。治疗原则以适当的运动锻炼、饮食治疗为基础,根据病情配合药物治疗。

1. **口服降糖药物治疗**

(1)磺脲类:主要作用于胰岛 B 细胞,促进胰岛素分泌。该类药物有甲苯磺丁脲(D 860)、格列苯脲(优降糖)、格列齐特(达美康)、格列吡嗪(美吡哒)、格列喹酮(糖适平)和格列波脲(克糖脲)。其中比较适合老年糖尿病病人的有格列吡嗪和格列喹酮,药效作用时间长达 24 小时,每日服药 1 次即可,吸收迅速,作用发挥快,控制早晨高血糖效果较好。其代谢主要经肝脏代谢,仅有 5% 从肾脏排泄,尤其适合老年糖尿病伴肾功能减退者。

(2)双胍类:主要是促进外周组织无氧酵解,使肌肉等组织利用葡萄糖的作用加强。临床常用有苯乙双胍和二甲双胍,特别适用于老年肥胖患者,与磺脲类联用可增强降糖效果。老年病人在合并肝、肾功能不全时,使用苯乙双胍易发生乳酸性酸中毒,二甲双胍则较少见。

(3)α 葡萄糖苷酶抑制剂:临床常用的药物是阿卡波糖(拜糖平)。该药能竞争性抑制小肠上皮细胞内的 α 葡萄糖苷酶,延缓糖类的消化和葡萄糖的吸收,延迟并减低餐后血糖升高,长期应用可降低空腹血糖。本药对肝肾功能无影响,尤其适用于老年糖尿病病人。

2. **胰岛素治疗** 老年糖尿病病人在有下列情况时需加用胰岛素:①病程较长的病人,其胰岛 B 细胞功能减退时,加用胰岛素往往会取得良好效果;②全身营养状况差,明显消瘦的老年人可小剂量使用胰岛素;③已有糖尿病的并发症,特别是合并有糖尿病肾病、糖尿病性视网膜病变、糖尿病足等情况时;④老年病人在合并严重细菌感染时应短时间加用胰岛素。

老年病人在使用胰岛素时,应从小剂量开始,根据空腹血糖、餐前尿糖来调整剂量,用药宜个体化。

二、护理评估

(一)健康史评估

1. 询问患病的有关原因,有无家族遗传病史、病毒感染及诱发因素等。
2. 患病的起始时间,有无多尿、口渴、消瘦等症状,有无出现并发症表现。
3. 病人患病后的检查情况,血糖、尿糖的水平,目前用药的情况。
4. 评估老年病人患病后对日常生活的影响,对活动量、活动耐力以及生活自理能力的影响;睡眠、饮食、排便有无异常以及有无焦虑、恐惧、忧郁等心理变化。
5. 对长期患病者,要了解病人及家属成员对疾病的了解程度、家庭经济状况、社区卫生保健设施等。

(二)身体评估

1. 营养状况　观察病人的面容、体型(消瘦或肥胖)、皮肤弹性等。
2. 眼睛　观察瞳孔大小及对光反射,有无白内障、青光眼、视力减退、失明等,眼底检查有无糖尿病的眼底改变。
3. 心血管系统　血压的高低,心率、节律有无异常,心脏的大小有无变化。
4. 四肢及运动系统　四肢末梢有无感觉异常,肌肉有无萎缩,腱反射有无异常,下肢是否有溃疡、坏疽等。

(三)辅助检查评估

1. 血糖测定　定期查血糖以了解疾病的控制情况,既可到医院检查血糖,亦可在家庭使用便携式血糖监测仪,方法较简便。
2. 尿糖测定　可选用尿糖试纸,每日4次监测尿糖情况(三餐前和晚上9~10时),适时调整降糖药的剂量。
3. 血脂检查　了解三酰甘油、胆固醇、血脂蛋白的情况,调整饮食。
4. 尿液及肾功能检查　尿液中β_2微球蛋白测定及内生肌酐清除率的测定对了解早期肾功能的损害较有意义;了解后期尿液中有无出现蛋白尿、血尿,血液中有无尿素氮、肌酐升高。

三、护理技术

(一)护理措施

1. 定期教育　让老年病人对疾病有充分的了解,树立长期治疗的信心。
2. 合理运动　老年糖尿病病人通过运动可以增进心肺功能,降低血脂和胆固醇以及提升高密度脂蛋白,减轻体重,提高胰岛素的敏感性,对控制糖尿病有益。此外运动锻炼能改善神经系统功能,提高脑细胞的供氧能力,并可延缓骨、关节、肌肉老化引起的并发症。

老年人应提倡合理的有氧运动,可选择步行、慢跑、骑车、健身操、跳舞、太极拳等运动。运动应采取循序渐进的原则,适量运动,坚持有规律、安全的运动。晚期老年糖尿病伴有并发症的病人,运动宜在疾病的恢复期,且在医护人员的指导下进行。运动中的注意事项如下:

(1) 运动前需对身体状况作全面评估（包括足部评估），了解糖尿病及并发症的情况，以便选择合适的运动方式、时间和强度。

(2) 体育锻炼宜在餐后进行，运动量不宜过大，持续时间不宜过长。

(3) 避免剧烈运动、强烈对抗性运动、起床后即运动，以免发生血压增高、脑血管意外。

(4) 老年糖尿病病人易发生骨质疏松症，运动时要提防骨、关节损伤。

3. 饮食疗法　是糖尿病的基础治疗方法之一，轻型的糖尿病可单靠饮食控制达到控制病情的目的。老年糖尿病病人每日所需的总热量可根据活动情况、营养状态和生理状态来确定（表10-1）。

表10-1　老年糖尿病病人每日所需热量与体重、体力活动的关系

体型	每日所需热量（千卡/千克体重）			
	重体力活动	中等体力活动	轻体力活动	卧床休息
消瘦	45～50	40	35	20～25
正常体重	40	35	30	15～20
肥胖	35	30	25～20	15

(1) 蛋白质：占总热量的15%～20%，按理想体重摄入量为1.0～1.5 g/(kg·d)，合并有营养不良及其他消耗性疾病时酌情增加至1.5～2.0 g/(kg·d)，但有肾功能不全时应加以限制。

(2) 糖：占总热量的50%～65%，摄入量为200～350 g/d。

(3) 脂肪：占总热量的20%～30%，摄入量为40～60 g/d。按理想体重摄入量为0.6～1.0 g/(kg·d)，其中饱和脂肪酸不超过1/3。如病人血脂过高、肥胖、患冠心病，脂肪摄入量宜限制在总热量的25%以下。

(4) 食物纤维：每日摄入量应在35 g以上，含食物纤维较高的食品有粗粮、麦麸、豆类和蔬菜等。

老年人饮食治疗应考虑病人原来的饮食习惯，制订饮食计划。

4. 口服降糖药病人的护理　观察药物不良反应，警惕低血糖反应。老年人肾功能减退，药物排泄减慢，特别是服用作用时间长的降糖药，如格列苯脲类药物，致低血糖而昏迷的老年人屡见不鲜。使用双胍类降糖药的病人还会有胃肠道反应，如恶心、口腔金属样异味、食欲下降。严重不良反应有乳酸性酸中毒，在老年病人中死亡率极高，一旦发现应立即报告医生，做好抢救配合。

5. 使用胰岛素病人的护理　主要不良反应是低血糖反应，与剂量过大或饮食失调有关，病人和家属应熟知此反应，及早发现和处理。胰岛素应用初期因钠水潴留引起轻度水肿，可自行缓解，无需停药。胰岛素过敏反应通常表现为注射局部瘙痒，继而出现荨麻疹样皮疹，罕见过敏性休克、血清病等严重过敏反应，护理措施包括更换胰岛素剂型，使用抗组胺药和糖皮质激素。长期肌注胰岛素的病人，在注射部位可发生皮下脂肪萎缩或增生，应经常更换注射部位，或换用高纯度人型胰岛素。

6. 老年糖尿病常见并发症的护理

(1) 糖尿病肾病是老年糖尿病病人主要的死亡原因，常见于病史超过10年的病人。严格的代谢控制可防止或延缓临床肾病的发生、发展，减少蛋白质的摄入量对早期肾病和肾功

能不全的处理都有益。抗高血压治疗可延缓肾小球滤过率下降速度,早期肾病病人应用血管紧张素转化酶抑制药(ACEI)或血管紧张素Ⅱ受体阻滞药(ARB)除可降低血压外,还可减轻微量蛋白尿。

(2)糖尿病性视网膜病变是老年病人失明的主要原因之一,严格控制血糖,使空腹血糖和餐后血糖接近正常水平是防治视网膜病变的基本措施。应用口服降血糖药的病人,若视网膜病变迅速进展,应改用胰岛素治疗。对视网膜血管渗漏及视乳头新生血管应及早应用激光治疗,争取保存视力。

(3)防治糖尿病神经病变与防治所有的糖尿病其他慢性并发症一样,控制血糖、血脂在正常范围和戒烟酒很重要。当病人的感觉功能减退或丧失时,护理要特别注意防止烫伤,为病人洗澡、洗脚时要先试一下水温,确定温度适宜后再给病人洗浴。生活在寒冷地区或在冬天要注意保暖,尤其是双手、双脚,因对冷和痛的感觉减退,会导致四肢冻伤而并无察觉。每日要检查病人的皮肤,尤其是四肢,若有损伤或感染应及时处理,不要延误。病人有明显的疼痛症状时,可根据医嘱适当使用镇痛药,在疼痛部位涂抹辣椒素也可缓解疼痛。补充多种维生素、肌醇等神经营养物质对糖尿病神经病变的防治有一定作用。醛糖还原酶抑制药对糖尿病神经病变有治疗作用。

(4)对糖尿病足的护理,强调防止外伤、感染,积极治疗末梢神经病变。给予患肢足够的休息,避免负重和受压。注意鞋袜合适,避免机械损伤。溃疡处每日用液体消毒液淋洗,禁用油膏。清除坏死组织,局部抗真菌治疗。

(二)社区护理

1. 监测具有糖尿病危险因素人群,如40岁以上肥胖者、反复发生化脓性感染者、过早患有动脉硬化者、视力减退者或有糖尿病症状而未就诊者,均应进行定期检查血糖。

2. 教会糖尿病病人自己和家属检测血糖、尿糖。血糖自我监测技术(皮肤消毒、穿刺部位取血样、看血糖读数及监测次数),为临床提供血糖动态数据,作为调整药物剂量的依据。

3. 每年对糖尿病人进行1~2次全面复查,了解血脂水平,心、肾、神经功能,眼底情况,以便尽早发现血管、神经系统并发症,及早采取相应的措施。

(三)健康指导

1. 对病人及家属耐心宣教,使其认识到糖尿病是终身疾病,需终身接受治疗和护理,应在医护人员的指导下坚持长期合理治疗。

2. 随身携带少量糖果或糕点,以备发生低血糖时服用,尤其在户外运动时可边活动边加餐。

3. 单独外出时在衣袋里携带身份卡片,注明姓名、住址、联系电话及患病情况,以备急用。

4. 生活应有规律,戒烟酒,讲究个人卫生,预防各种感染。

第三节 血脂代谢异常

一、疾病概要

血脂代谢异常是由于人体内脂肪代谢或转运异常,使血浆中脂质成分高于正常,又称为高脂血症,可表现为高胆固醇血症、高三酰甘油血症或两项均增高的混合型高脂血症。血浆中的脂质通常与蛋白质结合的形式存在,因此,高脂血症也常为高脂蛋白血症。

血清脂质和脂蛋白水平随年龄增加而增高,在60~70岁时达最高峰,80岁以后开始下降。老年人由于体内脂质转运和代谢过程的改变,加之老年人常伴有的胰岛素抵抗,使脂质和脂蛋白易于在富脂组织及血液循环中积蓄,造成血脂代谢异常。血脂代谢异常是构成动脉硬化、冠心病以及脑血管疾病的危险因素。

(一)发病机制

病因可分为原发性和继发性两类。原发性是由于先天性遗传基因缺陷或后天的饮食习惯、生活方式或其他自然因素所引起的脂质代谢异常。继发性以老年人较多见,如见于老年人2型糖尿病、甲状腺功能减退症、肾病综合征、痛风、酒精中毒、肥胖和营养过剩、女性绝经期后的雌激素减少等疾病;此外,药物中的β受体阻滞药、噻嗪类利尿药、糖皮质激素对血脂的代谢亦有影响。

(二)诊断要点

老年人血脂质代谢异常的早期通常无自觉症状,仅在体检或有相关并发症时发现。原发性脂质代谢异常常有早发冠心病表现,继发性有糖尿病、痛风、甲状腺功能减退及反复发作的急性胰腺炎等原发病的表现。血脂异常通常是通过血液生化检查发现的,国际专家推荐的诊断标准见表10-2:

表10-2 血脂诊断标准

血脂理想水平	临界水平	血脂过高
血TC<5.2 mmol/L	5.2~6.2 mmol/L	>6.24 mmol/L过高
血TG<1.7 mmol/L	1.7~2.3 mmol/L	>2.3 mmol/L过高
血LDL-C<3.38 mmol/L	3.38~4.13 mmol/L	>4.16 mmol/L过高

血HDL-C>1.04 mmol/L为合适范围,<0.91 mmol/L为减低。

(三)治疗原则

1. 强调以改善饮食结构和运动锻炼为基础治疗。

2. 降脂药物治疗 经调整饮食及改变生活方式3~6个月仍不能使血脂水平降至理想范围,应开始药物治疗,尤其是老年病人合并冠心病时应选择降脂药物。降脂药大致可分为三类:①主降胆固醇药,常用考来烯胺(消胆胺)、考来替泊(降胆宁)等;②降胆固醇兼降三酰甘油药,以他汀类为主,包括洛伐他汀、辛伐他汀及血脂康;③主降三酰甘油兼降胆固醇药,常用有烟酸、氯贝丁酯、苯扎贝特、吉非贝齐等。其他降低血脂的辅助药物还有鱼油制剂,是从海洋鱼类提炼出来的多价不饱和脂肪酸,可以降低三酰甘油,升高高密度脂蛋白,防治动脉硬化与血栓形成。

老年人在选择降脂药物时,可首选毒副作用较弱的药物,如弹性酶、血脂康、烟酸等。最好选择长效制剂,便于服药。

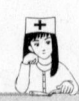

二、护理评估

(一)健康史评估

1. 询问家族史　原发性高脂血症与遗传基因缺陷有关,常有早发冠心病家族史。
2. 询问生活方式及饮食习惯　现代的生活方式如运动量小、高热量、高脂肪食物的摄入与发病关系较密切。
3. 继发性高脂血症病人可有肥胖、糖尿病、糖耐量异常、甲减、痛风及反复发作的急性胰腺炎等病史。

(二)身体评估

1. 全身一般状况检查　多数发育、营养较好,体型肥胖,可伴有血压升高。
2. 皮肤黄色瘤　可见:①扁平黄色瘤:米粒至蚕豆大小,略高于皮肤的扁平斑块,好发于眼睑、掌纹,也可发生于全身其他部位;②结节黄色瘤:黄豆至核桃大小,好发于肘、膝、指关节的伸面以及肌腱等部位;③发疹性黄色瘤:针头至火柴头大小,呈丘疹状,周围红晕,常突然成批发生于躯干上部、臀部和肢体伸面,可累及口腔黏膜,迅速消退。
3. 早发角膜环和跟腱增粗　见于高胆固醇血症。
4. 眼底检查　可发现早期动脉硬化表现,严重的三酰甘油增高可出现脂性视网膜改变。
5. 相关并发症　如心脏、血管异常的表现。

(三)辅助检查评估

1. 血脂检查　主要测定血胆固醇和三酰甘油,必要时做血浆脂蛋白检查。
2. 其他检查　血糖、肝肾功能测定,甲状腺功能测定及心电图检查等。

三、护理技术

(一)护理措施

1. 饮食护理　合理的膳食结构是维持脂质代谢平衡的主要措施,其原则是"四低一高",即低热量、低脂肪、低胆固醇、低糖、高纤维素饮食。饮食的总热量不应过高,应避免进食过多的动物性脂肪和富含胆固醇的食物,如肥肉、奶油、动物肝、脑、肾等内脏和骨髓、鱼子、蛋黄、椰子油等。超重者应减少总热量,并限制糖类食物。饮食宜清淡,多进富含维生素的蔬菜、水果和富含蛋白质的食物,如瘦肉、豆类及其制品等,并尽可能以豆油、菜油、麻油或玉米油作为食用油。
2. 坚持适量的体力活动。
3. 合理安排生活　养成良好的生活方式,注意劳逸结合,生活规律,保持心情愉快,提倡不吸烟、少量饮酒。
4. 定期检查血脂及调整药物　一般来说,调整血脂药需要长期服用,至少1~3年以上,有的甚至要终身服药。服药数月后应复查血脂、肝肾功能、血尿酸水平,一般情况下每3个月复查1次。

(二)社区护理

对高危人群如肥胖、糖尿病、冠心病、甲状腺功能低下病人进行宣传教育,使他们对高脂血症的危害性有初步认识,并加以重视;讲明定期检查的必要性。

(三)健康教育

提倡科学膳食、均衡膳食,有规律的体育锻炼,防止肥胖,戒烟、酒,加强糖尿病、肥胖症及心血管病的宣教,使血脂保持在适当的水平,定期健康检查,及早查出血脂异常者,及时治疗。

第四节 痛 风

一、疾病概要

痛风是长期嘌呤代谢紊乱及尿酸排泄减少,血尿酸增高所引起的异质性疾病。近年来随着我国人民生活水平提高,痛风的发病率也在上升。40～50岁是痛风的高发年龄,多见于中老年男性及绝经期后的女性,男女发病率之比为 20∶1。国外报道,有痛风家族史的病人占 1/5,脑力劳动及经济富裕人群发病率较高。

(一)发病机制

痛风根据病因可分为原发性和继发性两大类。

1. 原发性痛风是因嘌呤代谢紊乱及(或)尿酸排泄减少而引发,多由于嘌呤代谢先天缺陷所致,也有是遗传性肾小管排泄尿酸盐障碍引起。常伴有高血压病、糖尿病、高脂血症、肥胖、动脉硬化和冠心病。97% 见于成人男性,女性仅占 3%～7%。发病率随年龄增加而增高。

2. 继发性痛风占痛风的 5%～7%,见于核酸分解代谢增加或肾脏排泄尿酸盐获得性缺陷的疾病,可由某些肿瘤、肾脏病、血液病及药物等多种原因引起。

(二)诊断要点

痛风多见于中老年男性,在暴饮暴食、酗酒以及精神紧张、过度疲劳、局部感染、关节损伤等情况下诱发。临床特点为反复发作性关节疼痛和肾绞痛发作。出现下列情况可明确诊断:

1. 40 岁以上男性出现非对称性关节红肿痛,特别是第一足趾关节红肿,起病急骤,疼痛剧烈且能自行缓解,即便血尿酸不高,也应考虑痛风。

2. 痛风结节或关节液中找到尿酸盐结晶。

3. 血尿酸值升高,男性血尿酸值大于 420 $\mu mol/L$(7 mg/dl),女性血尿酸值大于 350 $\mu mol/L$(6 mg/dl)。

4. 受累关节 X 线检查、关节腔镜检查可协助诊断。

(三)治疗原则

1. 急性发作期的治疗 绝对卧床休息,抬高患肢,迅速给予秋水仙碱。秋水仙碱是治疗急性痛风性关节炎的特效药物,越早应用,疗效越好。也可用非甾体类消炎镇痛药,如布洛芬缓释片(芬必得)、双氯芬酸(扶他林)、吲哚美辛(消炎痛)等亦可缓解急性期疼痛。

当上述药物常规治疗无效或严重不良反应时,可短时口服或静脉用糖皮质激素,此类药物的特点是起效快、缓解率高,但容易出现症状的"反跳"现象。

2. 间歇期用药　预防痛风再发作,常用促进肾脏排泄尿酸药,如苯溴马隆、丙磺舒、磺吡酮等和抑制尿酸合成的药物别嘌醇。

二、护理评估

(一)健康史评估

1. 询问病人的首发症状、关节痛的特点　起病时病人多以关节痛为首发症状,起病急骤,典型的症状是半夜突然出现关节剧烈疼痛而惊醒,以第一足趾关节受累最多见,数小时症状达最高峰,关节及周围软组织出现明显红肿,可伴有头痛、发热等全身症状。有些病人可发生在一侧的踝关节、膝关节、肘关节等处,呈非对称性,疼痛数小时内发展到高峰,服一般止痛药难以奏效。急性关节痛的症状可持续数天至数周自行缓解,此后经数月或数年可再度发作或多次发作。

2. 询问病人的生活方式和饮食习惯　高尿酸血症也属生活方式病,营养过剩、大量饮酒、紧张的脑力劳动、体力活动少与发病密切相关。平时经常吃含嘌呤多的食品如肉类、动物内脏、海鲜,嗜酒,运动少,生活不规律,人体超重者易患病。痛风有明显的家族发病倾向,且有家族史者往往病情较重。

3. 了解病人有无伴随疾病　最常伴有肾脏病变,临床早期表现为间歇性蛋白尿,随着病情加重,蛋白尿转为持续性;当肾脏浓缩功能受损,可出现夜尿增多,尿比重降低,最终发展为尿毒症。可伴随高血压病、糖尿病、肥胖、冠心病、血脂异常等。部分痛风病人伴随尿酸性尿路结石,结石可造成输尿管阻塞,引起肾绞痛和血尿。

(二)身体评估

1. 全身一般状况检查　注意血压、体型、皮肤黏膜的检查。
2. 关节变形　见于慢性反复发作的病人,表现为关节僵硬、畸形。
3. 痛风石　又称痛风结节,好发于耳郭,其次是尺骨鹰嘴、指、腕部,少数出现于鼻软骨、舌、声带、眼睑等部位,是痛风的特征性损害。除中枢神经系统外可累及任何部位,以关节附近多见,呈黄白色大小不等的隆起,从芝麻到鸡蛋大小,初起柔软,随着纤维增多质地变硬。后期痛风石经皮破溃,排出白色尿酸盐结晶,瘘管不易愈合。

(三)辅助检查评估

1. 血尿酸检查　对诊断有价值。
2. 血糖、血脂、肾功能检测　了解病人可能伴随的代谢紊乱改变。
3. X线检查　早期可无异常发现,典型改变是在受累关节处软骨缘临近的骨质,有不整齐或圆形之穿凿样透亮缺损区,系为尿酸盐侵蚀骨质所致。

三、护理技术

(一)护理措施

1. 调整饮食　尽量少吃含嘌呤多的各种食物,如肉类、动物内脏(心、肝、肾、脑)、鱼虾、海产品、豆制品、酵母等。不饮酒,尤其是不饮啤酒(含大量嘌呤)。牛奶、蛋类、一般蔬菜、水果和精粮,可视为无嘌呤食物,在痛风急性发作期必须吃无嘌呤饮食,缓解期可适当放宽。

含嘌呤食物可分为以下四级:

一级:含极大量嘌呤(150～1 000 mg/100 g)食物,如动物胰脏、心脏、鲱鱼卵、浓缩肉汁、肉脯、沙丁鱼等。

二级:含大量嘌呤(75～150 mg/100 g)食物,如凤尾鱼、咸猪肉、鹅肉、鳕鱼、马哈鱼、鲑鱼、陕北肉、鸽肉、松鸡、野鸡、火鸡、鹿肉、羊腿肉、动物肝、肾等。

三级:含中等量嘌呤食物,如鲈鱼、牛肉、鸭肉、鸡肉、比目鱼、羊排、火腿、牡蛎肉、鱼卵、虾、动物脑、舌、兔肉、花生、豆类、芦笋等。

四级:含嘌呤极低的食物,如果汁、汽水、巧克力、乳类、蛋类、黄油、脂肪、海参、鱼翅、谷类、各种坚果、蔬菜类。

病人饮食应遵循的一般原则是:避免进食一、二级高嘌呤食物,以三、四级食物为主,以防急性发作。

2. 控制体重 血尿酸水平与体重指数呈正相关,适当运动和控制总热量的摄入可以达到减轻体重的目的。

3. 多饮水 保持每日尿量超过 2 000 ml,以增加尿酸的排泄。不要使用可抑制尿酸排泄的药物如噻嗪类利尿药,如肾功能正常可加服小苏打,以碱化尿液,利于尿酸的排泄。

4. 观察药物的不良反应 口服秋水仙碱可引起恶心、呕吐、水样腹泻,应注意采取相应的护理措施。静脉注射时避免药液外漏,否则可引起局部剧烈疼痛和组织坏死。此类药物还可引起骨髓抑制、肾衰竭、脱发等反应,需密切观察。

5. 关节症状的护理 关节炎急性发作时要绝对卧床休息,抬高患肢,避免关节负重,可在病床上安放支架支托盖被,减少对关节的压迫。若手、腕或肘关节受侵犯时,以夹板固定制动,可减轻疼痛,也可在受累关节给予冰敷或25%的硫酸镁湿敷,消除关节的肿胀和疼痛。

6. 皮肤护理 痛风石严重时可能导致皮肤溃疡的出现,故要注意维持患处皮肤清洁,避免感染发生。

(二)社区护理

1. 早期发现高危人群,定期进行体检和血尿酸检测。
2. 一旦发现血尿酸增高至 480 μmol/L,应及时指导病人的饮食及治疗。
3. 为有慢性关节损害及功能障碍的病人提供家庭护理和康复治疗。

(三)健康教育

1. 养成良好的生活习惯,注意合理饮食,劳逸结合。
2. 心态调节,如避免强烈的精神刺激、孤独、情绪激动。
3. 适当运动,以中等量为宜,早晚各 30 分钟,注意剧烈运动会使新陈代谢增加而产生更多的尿酸和乳酸。
4. 安全用药,慎用影响尿酸排泄的药物,如噻嗪类利尿药、青霉素、胰岛素及 B 族维生素。

第五节 甲状腺功能亢进症

一、疾病概要

甲状腺功能亢进症(甲亢)是由于甲状腺激素过多,引起机体以代谢亢进为特征,以神经、循环及消化等系统功能改变为主要表现的疾病。老年人甲亢症状不典型的较多见，其代谢亢进的特征往往不突出，容易漏诊和误诊。

（一）发病机制

在老年人中最常见的是自身免疫性甲状腺病，Graves病和桥本甲状腺炎伴甲亢是其中的代表。本病患者体内存在多种抗甲状腺抗体，主要有TSH受体抗体（TRAb）、甲状腺球蛋白抗体（TGAb）等。毒性结节性甲状腺肿引起甲亢，主要是由于结节自主分泌甲状腺激素（热结节），其确切病因尚不清楚。甲状腺癌引起甲亢十分少见。

（二）诊断要点

老年甲亢不典型的较多，国内文献报道60岁以上老年甲亢临床表现不典型的约占50%，所以临床误诊病例相当多。典型甲亢特征性表现为兴奋、多动、怕热、多汗、心悸、静息时心率增快、多食而消瘦、大便次数增多、手足震颤等。体检可有突眼和甲状腺肿大，甲状腺动脉有连续血管杂音。在老年甲亢病人中，甲状腺肿大Ⅲ度以上者少见，而结节性肿大远比年轻人多见；突眼比中青年少见，其中浸润性突眼更少见。在不典型甲亢病人中缺乏特异性表现，往往以某一系统症状表现突出而容易误诊。除以上表现外，还有部分病人表现为精神障碍，四肢以至全身肌肉萎缩，部分有周期性麻痹及重症肌无力。

典型甲亢病人的诊断并不困难；对不典型的老年甲亢病人，关键是提高对该病的认识：①仔细询问病史和进行体格检查可获得甲亢的常见症状，如消瘦、多汗、心率加快、甲状腺肿大及血管杂音等线索；②及时进行甲状腺功能检查，主要通过血清甲状腺激素测定，大部分病人可明确诊断。

（三）治疗原则

甲亢目前主要有三种治疗方法：内科药物治疗、^{131}I放射治疗及外科手术治疗。在老年病人中内科药物治疗是最基本的方法，^{131}I放射治疗也比较常用，但由于身体条件等因素而较少采用手术治疗。

1. 药物治疗　治疗甲亢的药物主要还是硫脲类药物，包括硫氧嘧啶类和咪唑类。国内常用的有甲巯咪唑、卡比马唑、丙基硫氧嘧啶（PTU）、甲基硫氧嘧啶（MTU）。这类药物的作用机理主要是抑制甲状腺激素的合成，但不影响已合成的甲状腺激素的释放，因此服药后不能立即生效，一般需服药2～4周后才能出现临床症状减轻。

硫脲类药物的主要副作用是白细胞减少，甚至粒细胞缺乏，多在用药后1～2个月发生，其他反应还有肝功能损害、过敏反应、药疹及药热等。

2. ^{131}I放射治疗　是一种方便、安全、有效的治疗方法，对老年人甲亢尤其合适。

少数人碘治疗后2～3天出现胸闷、甲状腺疼痛，偶有并发甲亢危象，所以在治疗第一周应密切观察病情变化。

二、护理评估

（一）健康史评估

1. 询问发病的有关诱因，如有无病毒感染、精神刺激、创伤等诱发因素。

2. 了解病人患病的起始时间，主要症状的特点，如有无多食、消瘦、怕热、多汗、急躁易怒及排便次数增加。

3. 老年人临床症状不典型,加上原有动脉硬化、心脏病等基础疾病,更应细致询问。

4. 了解患病后的检查、治疗经过,用药情况。

5. 了解患病后对日常生活的影响,如睡眠、饮食、精神情绪及活动的耐受情况。

(二) 身体评估

1. 精神状态及营养状况　观察病人有无焦躁不安、激动、多言多动或表情淡漠、抑郁、迟钝等老年甲亢的特点,注意病人的体重及全身营养情况。

2. 皮肤和黏膜　观察病人皮肤湿度、出汗情况。

3. 甲亢眼征及甲状腺肿大　老年甲亢突眼征较轻,同时甲状腺也仅为轻、中度肿大,可触及震颤和闻及血管杂音。

4. 心血管检查　可有脉压差增大,老年人尤为明显。心率增快,心尖部杂音,如合并甲亢性心脏病可有心脏扩大,严重的有心律失常等表现。

5. 骨骼和肌肉　注意有无肌肉萎缩、肌无力、骨质疏松等情况。

(三) 辅助检查评估

1. 血清甲状腺素测定　典型甲亢病人血清 TT_3、TT_4、FT_3 和 FT_4 升高,TSH 显著降低。

2. 甲状腺摄^{131}I率测定　由于受饮食、药物和其他多种因素的影响,其结果准确性和特异性不高,特别是广泛推广加碘食盐后,使甲状腺摄^{131}I率普遍降低,对甲亢的诊断应用价值下降,在临床上,尤其是在老年人中已少采用。

3. 血甲状腺刺激抗体测定　TSAb 和 TSBAb 的测定,对诊断 Graves 病和预后的评价有价值。

4. 心电图及超声心动图检查　评估病人的心脏情况,心率的快慢,有无心律失常,心脏的大小等情况。

三、护理技术

(一) 护理措施

1. 安静休息　甲亢病人因基础代谢率高,应尽量减少病人的活动量,协助老年病人的生活护理。病情较重、有心功能不全或其他并发症的病人,应严格卧床休息,病情较轻者可下床活动,但以不感到疲劳为度。护士应经常巡视病房,协助病人入厕、进食、洗漱等日常活动。病人基础体温高,怕热多汗,应安排通风好、室温适宜的环境。

2. 饮食护理　病人机体处于高代谢状态,能量消耗大,应给予足够的营养。进食高热量、高蛋白、高维生素及矿物质饮食,并补足水分,多摄入蔬菜和水果。禁止摄入刺激性食物和饮料,如浓茶或咖啡、辛辣的食物等。病人大便次数增多时,可适当减少纤维素的摄入。

3. 调节病人的情绪　甲亢病人易激惹,应取得病人家属的配合,尽量减少精神上的刺激,保证充足的睡眠,对于过于烦躁不安、睡眠障碍的病人,除心理上疏导外可使用镇静药。

4. 用药护理　老年病人使用抗甲状腺药物应指导病人按时服药,不可自行减量或停药。监测药物的毒副作用,主要有粒细胞减少。当白细胞低于 $3\times10^9/L$ 或中性粒细胞低于 $1.5\times10^9/L$,则应考虑停药。此外药疹较常见,可用抗组胺药控制,不必停药。如发生黄疸等中毒性肝炎的症状应立即停药。

5. 预防并发症　病人可有甲亢性心脏病,老年人容易发生各种严重的心律失常和心力衰竭。在有感染、严重的精神刺激、创伤时,也可能诱发甲亢危象。

(二)社区护理

1. 定期测量清晨安静状态下的血压、脉搏,计算病人的基础代谢率。
2. 监测病人的基础体温,怕热、多汗的症状及体重的变化,了解疾病的控制情况。
3. 观察老年病人心脏情况及警惕甲亢危象等并发症的表现,及时采取措施。
4. 建立良好的人际关系,提供良好的社会支持系统。

(三)健康指导

1. 指导病人注意休息,减少体力活动。
2. 调节情绪,注意保证睡眠。
3. 戒烟酒,避免饮用咖啡、浓茶等刺激性饮料。
4. 向病人解释服药的重要性,指导病人按时服药,定期到医院检查。服药期间每周做一次血常规检查,每隔1~2个月做甲状腺功能测定。

第六节　更年期综合征

一、疾病概要

更年期是人从中年步入老年过程中的一个转折点,女性多在45~55岁,男性一般在55~65岁。由于更年期性功能减退,对下丘脑和垂体的负反馈作用减弱,垂体功能一过性亢进,引起一系列以自主神经功能失调为主的症候群,统称为更年期综合征。

(一)发病机制

卵巢功能逐渐衰退是女性发生本病的重要原因。当卵巢功能衰退,卵泡渐渐萎缩,逐渐停止分泌雌性激素,体内雌激素水平降落。

男性更年期则由睾丸功能退化所引起的,睾丸出现了退化萎缩,性激素分泌减少。

(二)诊断要点

更年期综合征并不是都有临床症状的,一般而言女性较男性表现明显。但不论女性或男性,临床表现都有一个特点:症状多,体征少。

1. 女性更年期以月经紊乱和绝经为主要特征。此期由于雌激素水平的明显下降,通常出现潮热、多汗、烦躁、记忆力减退、皮肤生殖器萎缩、阴道干燥、性欲减退等症状。随着雌激素水平的进一步下降,会导致骨量丢失、骨质疏松、心血管疾病、情感障碍甚至出现老年性痴呆。

2. 男性更年期多不被认识。随着年龄的不断增加,男性由中年向老年过渡,睾丸及内分泌器官发生退行性改变,机体的代谢与雄激素分泌机能减退,内分泌失衡,引起精神障碍、躯体神经和植物神经功能紊乱、性功能障碍等一系列改变。常见症状为抑郁、全身乏力、动作迟缓、记忆力减退、情绪不稳定、失眠多梦、孤独、多疑多虑、头痛头晕、性功能下降、阳痿、早泄和血压波动较大。

3. 出现下列表现可考虑更年期综合征的诊断。

(1)女性40岁以上,停经超过12个月,出现植物神经功能紊乱及性功能减退等一系列症状,查FSH、LH升高,雌二醇(E_2)下降者,排除其他疾病均可诊断。

(2)男性45~60岁,表现为精神和植物神经功能紊乱,性功能减退,睾丸缩小,精液稀少,血睾丸酮等性激素水平低于正常,基本可做出诊断。

(三)治疗原则

应根据病情轻重和个人特点采取相应的措施。症状较轻者除给予心理护理外,可选用一些镇静药、中医中药等;症状比较严重者,可选用性激素替代治疗。

二、护理评估

(一)健康史评估

仔细询问月经史、婚育史、绝经年龄。女性最突出的是月经变化,如月经量减少,经期延长或不规则,时多时少或突然停经。询问有无出现自主神经功能紊乱的表现,主要表现在心血管、神经精神和代谢三方面:心血管方面主要是有无面色潮红、头晕、心悸、血压增高、耳鸣眼花,亦有冠状血管痉挛出现心绞痛;神经精神方面是有无记忆力减退、失眠、忧郁、焦虑、易激动等;代谢方面是有无多汗、畏寒、肥胖、关节肌肉疼痛、骨质疏松等。

(二)身体评估

1. 一般状况检查 脉搏、血压不稳定,皮肤干燥、脱皮、易损伤。

2. 性器官改变 女性外阴部脂肪组织减少,阴毛稀疏,大阴唇萎缩,阴道口向内回缩使尿道口向内牵拉,易发生尿道炎、尿道口内阜及膀胱炎。男性可有睾丸缩小,阴毛稀疏等改变。

(三)辅助检查评估

1. 血中FSH及LH升高,雌二醇明显减低,男性血睾丸酮降低。

2. 血糖及血脂的检测及动态观察,了解脂代谢及糖代谢紊乱情况。

3. 宫颈刮片,B超检测子宫、卵巢及附件了解生殖器官萎缩情况及有无肿瘤发生。

4. 骨矿物质测定,了解矿物质丢失情况以便早期防治骨质疏松症。

三、护理技术

(一)护理措施

1. 精神护理和心理调节 关心体贴老人,给予安慰和鼓励,以消除不良的心理因素;向老年人讲授一些保健常识,使他们能以科学的态度和平和的心态来对待自己这一生理过程;要引导病人参加一些他们喜欢的娱乐活动,帮助和解决心理的矛盾和冲突,同时也要取得他们亲属的配合,疏导病人的紧张症状。

2. 饮食 更年期病人要注意饮食调节,以清淡饮食为主,注意营养均衡。适当多摄取钙质和维生素D,可减轻因雌激素降低所致的骨质疏松症。不要吃刺激性食物,多食蔬菜水果,保持大便通畅。每日适当补充蛋白质,以鱼类、豆浆、牛奶为主。忌暴饮暴食,饮食有节,使营养达到平衡,才能强身健骨,老而不衰。

3. **维持正常的生活规律** 按时起居,劳逸结合。值得指出的是,在更年期阶段,不少人发生性功能障碍,表现为性欲减退、阳痿、早泄等。医学研究证明,男女 60 岁以上仍能保持性功能,应有适当的性生活。夫妻间性生活和谐对防止性衰老、延年益寿是很重要的。

4. **用药指导** 适当补充雌激素有助于缓解更年期症状,提高生活质量。应向病人介绍性激素补充疗法的有关知识,帮助病人了解用药目的、药物剂量、适应证和用药反应。对长期服用雌激素的病人定期随访,预防不良反应的发生。

(二)社区护理

1. **加强卫生宣教工作** 普及更年期正常生理常识,消除更年期顾虑和精神负担。
2. **定期体检** 尤其是防癌及内分泌普查。

(三)健康教育

1. 保持心情愉快,稳定情绪,减少和避免精神创伤和强烈刺激。
2. 积极参加社会活动,提高多方面兴趣,改善生活质量。
3. 加强体育锻炼,根据体质状况选择适合的运动。
4. 注意饮食,少吃刺激性食物和饮料,选择易消化、清淡、营养丰富的食物。

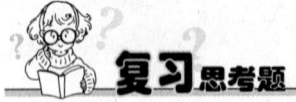
复习思考题

1. 简述老年人内分泌代谢系统生理及病理变化特点,有哪些常见的健康问题?
2. 如何评价老年人血脂代谢紊乱,应采取哪些措施协助病人预防?
3. 老年糖尿病病人健康教育包括哪些内容,如何进行糖尿病饮食指导?
4. 叙述痛风病人关节症状的特点,如何与其他关节疾病鉴别?
5. 老年人甲亢会有哪些不典型的临床表现?
6. 男性,65 岁,有糖尿病史 10 年,近日出现反应迟钝、神志模糊、烦渴、多饮、多尿症状加重,渐进入昏迷状态,急诊入院。

讨论:

(1)患者可能出现哪些并发症?
(2)护理评估应重点做哪些方面的检查?

(张元元)

第十一章 老年人用药及输液技术

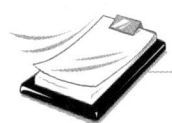

药物治疗是老年人维持健康、治疗疾病、缓解症状、减少死亡的重要措施之一,为了保证老年病人的准确、安全、有效用药,护士除了需要熟练掌握正确的给药技术外,同时应了解老年人用药的特点及老年人常用药物的性质。因老年人的心肺功能及静脉管壁的变化,在给老年人静脉输液时,应特别谨慎,以防止并发症及输液不良反应的发生。

第一节 老年人用药

随着年龄不断增长,老年人各系统、器官、组织的结构和功能日渐退化,机体对药物的吸收、分布、合成、代谢与排泄均发生改变,其中某些改变对药物的作用及不良反应有重要影响。护士在执行老年人用药护理活动中,要善于观察药物的治疗作用,不断评估药物的疗效,及时发现药物的不良反应,并正确地进行预防和处理,使药物达到最佳治疗效果,并尽量避免药物不良反应的发生。

一、老年人药效学与药动学特点

(一)老年人药效学特点

老年人因生理学的改变而引起药效学方面发生变化。引起这些变化的原因涉及到药物作用的靶系统(靶器官、靶组织)的功能变化、受体数目和亲和力、信息传递机制与内环境稳定机制等。老年人对药物的敏感性较之青壮年人,有的表现为敏感性增强,有的则表现为敏感性降低。老年人对药物的耐受性则普遍下降。

1. 对中枢神经系统药物敏感性、耐受性改变 随着年龄增加,老年人大脑重量减轻,大脑神经细胞萎缩,神经纤维退变,脑合成神经递质的能力下降,脑血流量减少,以致高级神经功能减退。因此,老年人对中枢性抑制药特别敏感,如对镇静催眠药苯二氮䓬类、巴比妥类药物等敏感性增强,老年人应用易出现精神错乱和共济失调,静脉注射可出现呼吸暂停、低血压、心动过缓甚至心跳停止。老年人对抗胆碱药的耐受性甚差,易发生抗毒蕈碱样副作用,如排尿困难、便秘、口干甚至神志不清、抽搐、谵妄等。老年人普遍对吩噻嗪类药物耐受性降低,易产生直立性低血压、过度镇静以及迟发性运动障碍等并发症。少数老年人应用氯丙嗪可引起自杀,应用利血平可能引起精神抑郁和自杀倾向。氟喹诺酮类药在常用剂量下易引起惊厥。老年人对具有耳毒性的药物如氨基糖苷类抗生素、依他尼酸等更敏感,易致听力损害。

2. 对心血管系统药物的敏感性、耐受性的改变 老年人心血管系统功能减退,表现为心肌收缩力与顺应性减退,心排出量减少;交感和副交感神经逐渐变性,乙酰胆碱、去甲肾上腺素及 5-HT 等神经递质均减少,致使自主神经功能紊乱;压力感受器的敏感性降低,血压调节功能降低;对洋地黄、强心苷的正性肌力作用敏感性降低,而对其毒性反应的敏感性增高;当应用吩噻嗪类药、三环类抗抑郁药、β受体阻断药、利尿药、抗高血压药时容易发生直立性低血压。因此,老年人应用敏感性增强的药物时应注意掌握剂量,在使用升压药时,应考虑到老年人动脉硬化的潜在危险。在使用抗心律失常药时注意可能引起的窦性停搏,甚至阿-斯综合征。另外,老年人对某些药物敏感性降低,如老年人应用阿托品时加快心率的作用不及年轻人,对异丙肾上腺素加快心率的作用亦比年轻人弱,普萘洛尔减慢心率的作用也减弱。以上改变皆源于老年人自主神经系统功能改变或腺苷酸环化酶活性降低或有关受体数目减少。

3. 对内分泌系统药物敏感性、耐受性的改变 老年人体内各种激素的分泌量及受体数量亦发生相应改变,从而导致反应性的差别。如老年人细胞内糖皮质激素受体数目减少、反应性降低,对葡萄糖转运和代谢的抑制作用比年轻人低 3~5 倍,老年人性激素分泌与性激素受体数目减少,生物学反应也相应发生变化。更年期适当补充性激素可缓解机体的不适症状,但不宜长期大量应用,因雌激素过量可引起女性子宫内膜和乳腺的癌变,雄激素过量可造成男性前列腺肥大或癌变。老年人糖代谢调节功能减退,对胰岛素的耐受性下降,用药时易引起低血糖和低血糖性昏迷。同时,老年人大脑耐受低血糖能力也差,如不及时纠正低血糖可引起严重或永久性脑损害,如同时口服降糖药和普萘洛尔易发生致死性低血糖。因此,老年人在选用降糖药物时,应以短效降糖药为宜。

4. 对凝血药物敏感性的改变 由于老年人体内Ⅰ、Ⅵ、Ⅸ、Ⅹ活性凝血因子合成功能低下和血管发生退行性病变,可致止血反应减弱,故老年人对肝素和香豆素抗凝血作用敏感,一般治疗量即可引起凝血障碍,且有自发性内出血的危险。

(二)老年人药动学特点

1. 药物的吸收 老年人胃肠道肌肉纤维萎缩,张力降低,胃排空延缓,胃黏膜表面积减少,胃液分泌减少,胃液 pH 值升高,一些酸性药物解离部分增多,吸收减少。心输出量降低和胃肠动脉硬化而致胃肠道血流量减少;肠黏膜上层细胞数目减少,有效吸收面积减少。以上胃肠道功能的变化对于口服药,如维生素 B_1、维生素 B_{12}、维生素 C、铁剂、钙剂等需要载体参与、按主动运转方式吸收的药物,则吸收减少。

2. 药物的分布 影响老年人药物分布的主要因素有:

(1)血浆蛋白降低:老年人因营养不良或肝、肾功能减退等,很容易造成血浆蛋白的浓度下降,因此会使血中结合型药物量减少,非结合型药物增多。由于只有非结合型的药物才能进入细胞产生药物效应,所以,同样的血药浓度下,老年人的药物效应有所增强,毒副作用增大。

(2)药物分布不匀:老年人肌组织减少,脂肪比例增加,体内水分不足,致使一些水溶性较强的药物(如安替比林、对乙酰氨基酚、地高辛、哌替啶等)在体内组织的分布减少,血药浓度较高,因此副作用或毒性反应出现机会增加。相反,脂溶性较大的药物(如地西泮、苯巴比妥、利多卡因等)因组织中分布较多,消除慢,作用时间延长,容易引起蓄积中毒。

(3)心输出量降低:老年人心输出量减少,血流灌注不足,影响药物达到组织器官的浓度。

3. 药物的代谢　肝脏是药物代谢和解毒的主要场所,老年人的肝脏比年轻人减少15%,代谢分解及解毒能力明显降低,容易受到药物的损害,同时机体自身调节和免疫功能也低下,也会影响药物的代谢。另外,肝血流量下降,肝酶的合成减少,酶的活性降低,药物转化速度减慢,半衰期延长。由于老年人肝功能低下,对于一些药物如利多卡因、苯巴妥、氯丙嗪、普萘洛尔分解的首过效应能力减低。因肝细胞合成清蛋白的能力降低,血浆蛋白与药物结合能力也较低,游离型药物浓度增高,药物效力增强。如普萘洛尔造成的肝性脑病,就是因为血液中游离普萘洛尔多,造成心输出量减少,脑供血不足,出现头晕、昏迷等症状。老年人在应用主要经肝脏代谢的药物时,应减少剂量,一般为青年人剂量的3/4,用药间隔时间也应延长。特别是已有肝病存在的老年病人,用药时更应注意用药剂量和给药时间的间隔。

4. 药物的排泄　肾脏是药物排泄的主要器官,老年人的肾脏组织、肾血流量、肾小球滤过率、肾小管分泌功能等变化均会影响药物的排泄,从而影响药物在体内的浓度和机体消除药物的时间。故药物代谢动力学在对老年人用药的影响方面,排泄是较重要的因素之一。老年人因肾小球硬化、肾小球数量减少、肾血流量减少、肾小球滤过率下降、肾小管分泌功能下降以及血浆肾素浓度及活性下降等诸多因素,极大地影响药物自肾脏的排泄,使药物的血浆浓度增高或延缓药物自机体的消除,半衰期延长,使得主要从肾脏排泄的药物易在体内蓄积而造成中毒,特别是使用地高辛、氨基苷类抗生素药物时应注意调整剂量和给药的间隔时间。解热镇痛药中的非那西丁、中药朱砂(含汞)以及关木通中的马兜铃酸对肾损害很大,老年人应避免使用。

二、老年人用药特点

老年人常患有多种慢性疾病,病程长,又不易治愈,需反复用药,故耐药性增强。大多数老年人患病时常采取联合用药,用药多时可达4~6种,甚至更多,且常常倾向使用特异性高和强效的药物。老年人由于机体各组织器官的生理功能随着年龄的增长逐渐发生退行性改变,致药物不良反应发生率随年龄的增长而上升。因此老年人用药须注意以下特点:

（一）药物剂量与个体差异

老年人由于机体各种功能的降低,药物代谢与排泄均受到一定影响,所以老年人的用药剂量约为成年人剂量的3/4,个别特殊的药物如洋地黄类药物为成人用量的1/3~1/2。同时因衰老受损程度及药物耐受性的不同,老年人用药的剂量也有明显的个体差异,所以老年人用药时,应从小剂量开始,逐渐加大,直至产生满意效果而无明显不良反应时为止,对个体差异较大的药物,如普萘洛尔、哌替啶、吩噻嗪类药物的应用更是如此。有些病人如仅靠调整剂量不能达到满意的要求,则可考虑调整给药的次数或给药的方式。

（二）老年人服药要严守用药原则

老年人依从性差,不遵医嘱用药的情况较多,原因是老年人较固执,视力、听力、记忆力和理解力减退,往往不能正确理解和记住医嘱,造成漏服、误服、擅自加药和停药等。有的老年人,上次漏服的药,下次全补上;有的老年人以为"是药就可防病治病",好多吃;也有的老年人盲目相信广告和偏方,随意买药服用。医护人员要耐心向病人及家属说明按时按量服药的重要性及所用药物的注意事项,必要时用书面形式为病人及家属写明药物的名称、用量、用法、疗程及注意事项，便于随时对照，以免漏服、误服等。

（三）用药种类宜少

老年人因多病在身，病程长，并发症多，但决不可急于求成，不分主次，多药齐下，而应按轻重缓急，有主有次地选择用药，一般合用的药物应控制在3~4种。有报道显示，用药6~10种者，不良反应的发生率为9%，而用药16种以上者，不良反应发生率上升至40%。必须使用数种药物时，还应避免作用类型相同或副作用相似的药物合用，要有针对性地选用药物，特别是在老年人肝、肾功能衰退的情况下，过多用药只会加重脏器负担，不利于康复。

（四）加强用药后的监测

老年人的各系统、各脏器功能均趋向衰退，新陈代谢率降低，即使药物剂量为正常一般用量，甚至稍低于一般用量，也会引起不同程度的不良反应。因此应加强老年人用药后的监测，认真观察疗效和有无不良反应，如发现不良反应，须及时停药。既往对某些药物有过不良反应的，应做好记录，便于治疗时参考。

对于并发症多的老年人，如有青光眼、糖尿病、肝病、肾病、听力差等，均应在治疗中注意，避免药物的相互作用，导致病情变化。

注意辨别药物不良反应与年老所伴发的症状（如健忘体弱、精神错乱、焦虑、抑郁、食欲不振等）相类似时，应首先考虑到药物引起的不良反应。

老年人反应迟钝，有时对药物引起的不良反应容易忽视，如对链霉素引起的听力损害，护士要密切观察。

对于需要长期使用药物的老年人，更应密切监测不良反应的发生，如长期应用头孢菌素类抗生素、氨基苷类抗生素、噻嗪类利尿药等药物时，应定期监测肝功能、肾功能、血电解质等。对长期应用强心苷、氨茶碱等药物的患者，有条件时应进行血药浓度监测，以便医生及时调整药物剂量或给药间隔时间，从而防止药物不良反应的发生。

（五）合理应用抗生素

老年人长期广泛使用抗生素，不仅导致不良反应，而且会增加微生物的耐药性，加之老年人免疫功能差，二重感染的机会增加，所以应避免长期大剂量或长期广泛使用抗生素。有条件时应根据药敏试验，合理使用抗生素。

三、对老年人易发生不良反应的药物

（一）镇静催眠药

老年人对巴比妥类药敏感性增高，多数老年人应用后出现兴奋、激动、精神反常等作用，并可产生药物依赖性，故老年人应避免使用。苯二氮䓬类药较苯巴比妥类安全范围大，但老年人长期服药后，易引起神经系统抑制，表现为嗜睡、四肢无力、神志模糊及讲话不清，甚至可引起老年人出现抑郁症，使用宜减量。

（二）抗精神失常药

吩噻嗪类的氯丙嗪可阻断网状结构上行激活系统的α-肾上腺素受体，具有较强的镇静作用；并可阻断外周α-肾上腺素受体，直接扩张血管，引起血压下降。老年人对抗精神病药较敏感，故应用氯丙嗪后，易致直立性低血压。老年人使用吩噻嗪类药物引起震颤麻痹的发

生率较高,且常为永久性的,故宜在开始时应用小剂量,并严格注意震颤麻痹不良反应的发生。三环类抗抑郁药丙米嗪、阿米替林等具有中枢及外周的抗胆碱作用等,老年人对其在体内的代谢与排泄均下降,故敏感性增强,应用后易发生便秘、尿潴留、口干、青光眼恶化、精神错乱、心律失常和直立性低血压等不良反应。老年人神经系统功能减退,大多数老年人服用丙米嗪、阿米替林后还易出现失眠、健忘、激动、定向障碍、妄想等症状,发现这类症状后应立即停药。

(三)抗帕金森病药

不少老年人对左旋多巴耐受性差,易发生严重的副作用,如恶心、呕吐、晕厥、低血压等,有时产生抑郁症加重、定向障碍、妄想等,甚至引起痴呆。故宜从小剂量开始,逐渐增加剂量达维持量,并严密观察不良反应的发生。

(四)抗癫痫药

苯妥英钠的血浆蛋白结合率较高,患有低蛋白血症或肾功能低下的老年人应用后,可导致神经或血液方面的不良反应增加,可适当减少剂量。

(五)抗心绞痛药

老年人应用硝酸甘油可引起头晕、头胀痛、心跳加快,可诱发或加重青光眼;老年人应用硝苯地平(心痛定)后可出现面部潮红、心慌、头痛等反应。

(六)抗心率失常药

老年人使用胺碘酮后可出现室性心动过速,使用美西律可出现眩晕、低血压、手震颤、心动过缓和传导阻滞。

(七)抗高血压药

老年人对降压药的耐受性较低,使用降压作用较强的药物如哌唑嗪、卡托普利等,易致低血压、心脏供血不足和脑缺血晕厥,甚至引起心绞痛和脑血栓形成。老年人对可乐定、甲基多巴等中枢性降压药十分敏感,它们可使老年人极度镇静、嗜睡和眩晕等,突然停用可乐定,可出现神经紧张、失眠、激动、心悸、出汗、反跳性血压增高甚至高血压危象等停药反应。老年人对利血平亦十分敏感,应用后可出现嗜睡、记忆减退,诱发溃疡、精神抑郁症。老年人应用普萘洛尔,可因自身肝功能减退、血浆蛋白含量降低等原因,而致副作用增加,如出现头痛、眩晕、嗜睡、心动过缓、低血压、心脏传导阻滞等,还可诱发哮喘加重及心衰;对周围循环不良的老年人,应用普萘洛尔可因心排出量与周围血流量减少而致四肢冰冷、跛行加剧,故剂量宜个体化并严密观察不良反应的发生。

(八)抗胆碱药

老年人应用阿托品、苯海索(安坦),可使老年前列腺增生病人的排尿括约肌抑制而导致尿潴留,阿托品亦可诱发或加重老年性青光眼,甚至可致盲。

(九)抗过敏药

苯海拉明、氯苯拉敏(扑尔敏)用后可使老年人产生嗜睡、头晕、口干。

(十)抗凝药

60岁以上病人使用肝素后出血发生率增加,尤其是女性病人,故在用药期间应密切观察出血迹象,并避免同时应用抗血小板功能的药物。老年人使用华法林后,其作用及副作用均增强,其原因一方面是老年人对华法林的作用较敏感,另一方面是老年人血浆蛋白含量降低。在用药过程中应密切注意有无异常出血现象,如血尿、大便潜血等,定期测定凝血酶原时间。

（十一）抗贫血药

老年人应用铁制剂时可因胃酸分泌减少而致吸收量不足,疗效欠佳,故宜在使用铁制剂同时服用维生素 C、稀盐酸或增加其剂量。

（十二）抗慢性心功能不全药

老年人对强心苷大多非常敏感,容易产生中毒,常见的中毒症状是精神错乱、中毒性精神病、精神抑郁及急性腹部综合征。这是由于老年人肾功能减退、肾清除率降低[如地高辛在年轻人为 87 ml/(min · 1.73 m^2),而老年人为 53 ml/(min · 1.73 m^2)],血药浓度相对增高,半衰期延长（如地高辛在年轻人半衰期为 51 小时,而老年人为 73 小时）,再则老年人较多地使用排钾利尿药,引起的低血钾加剧了强心苷的心脏毒性,所以老年人强心苷中毒的发生率与死亡率都较高。因此,老年人使用强心苷应按其肾功能调整剂量。

（十三）抗生素

抗生素对于老年人感染性疾病的治疗原则与青壮年人一般并无多大差异,但因老年人存在机体代偿能力减弱等情况,势必影响药物的选择、剂量、给药间隔时间等诸多问题。

老年人常伴有肾功能减退,使得药物以原形从肾排泄的抗生素清除减慢,血药浓度升高,半衰期延长,而易发生蓄积性中毒。如庆大霉素主要由肾排泄,对老年人耳毒性更为突出,比年轻人大 3 倍;老年人肾脏分泌功能衰退,导致青霉素排泄缓慢,血药浓度增高,易出现中枢神经的毒性反应,如诱发癫痫及昏迷等;老年人肾小球滤过率降低,导致四环素半衰期延长,副作用增加。因此,老年人在使用氨基苷类、青霉素类、四环素类抗生素时,应根据老年人肾功能情况减少剂量或延长给药间隔时间。老年人肾功能减退可使控制尿道感染的氯霉素、呋喃妥因等在泌尿道中浓度降低,从而降低疗效。老年人因肾排泄功能减退,应用磺胺类药物易引起肾损害,故应慎用或禁用。

老年人肝功能减退可使肝中药物浓度增高或主要经肝代谢和灭活的抗生素如红霉素、氯霉素、四环素等血药浓度升高、半衰期延长,并导致毒副反应增加,故应慎用或禁用。长期大量应用广谱抗生素,可导致肠道菌群失调或真菌感染等并发症。

（十四）解热镇痛药

如阿司匹林、乙酰氨基酚等,对发热尤其是高热的老年人,可导致大汗淋漓,血压及体温下降,四肢冰冷,极度虚弱甚至发生虚脱。长期服用阿司匹林、吲哚美辛等可导致胃出血,呕吐咖啡色物或黑便。老年人应用镇痛药如哌替啶可导致恶心、低血压、呼吸抑制等不良反应增加。所以此类药物开始时宜应用小剂量,且剂量个体化。

（十五）激素类药

皮质激素药如泼尼松、地塞米松等长期应用可致水肿、高血压,易使感染扩散,可诱发消化性溃疡出血和穿孔,并容易引起骨质疏松症。

（十六）维生素及微量元素类药

老年人过量使用维生素 A 可引起中毒,表现为厌食、毛发脱落、易发怒激动等;服用维生素 E 过量会致静脉血栓形成、头痛及腹泻;微量元素锌补充过多可致高脂血症及贫血;硒补充过多,可致慢性中毒,引起恶心、呕吐、毛发脱落、指甲异常等。

对需长期应用药物的老年人,应注意监测不良反应的发生,有条件的应进行血药浓度监测,以便及时调整药物剂量或给药间隔时间,从而防止药物不良反应的发生。

四、老年人家庭用药指导

(一)家庭用药的选择指导

老年人家庭用药是指老年人出院带回自理的药物以及某些不需要医师处方,病人及家属可直接购买使用的非处方药,以后者居多。据统计,世界上约有 40% 的药物属于自我用药范围。非处方药具有应用安全、疗效确切、质量稳定、使用方便的特点,但任何药物均有副作用,只是程度不同而已,因此护士应对老年病人的家庭用药的选择给予指导:

1. **选药要有针对性** 药物有其一定的适用范围,如果用错了,不仅不能治病,还会发生危险。因此,在购药之前,应仔细阅读药品说明书,对症才能购买。如果病情复杂、严重,应到医院诊治,以免延误治疗。未经医生诊断的一般常见病,也必须仔细分析病情症状及疾病原因后再行选购药物,以减少购药和用药的盲目性。

2. **合理选用药物** 选药时,应根据老年病人病情、体质及当时当地的条件选择效果好、毒副反应小、价廉、易得的药品,要避免舍近求远或无原则地滥用补药、进口药,即只买对症药,不买价贵药。

3. **一次购买切忌过多** 购买时应看清药物的使用期限,不可一次购买过多,避免失效浪费,同时,应根据药品说明,妥善放置保存。

4. **注意配伍禁忌** 当老年病人需同时服用 2 种以上药物时,护士应予指导,并注意配伍禁忌,使老年病人的家庭用药安全、有效、合理。

5. **老年人选用抗衰老产品(保健品)的原则** 在保健品中抗衰老产品是最受关注的一类,但疗效不确切,不宜滥用,应在专家指导下酌情选用。目前市场上常见的保健品有卵磷脂、灵芝、蜂胶、鱼油等,其效果有待进一步证实。

(二)家庭用药的注意事项

1. **掌握药物的剂量与剂型** 为使老年人达到既治疗疾病又减少毒副作用的目的,在使用每一种药品时都必须掌握其适当剂量。老年人用药剂量应遵从老年人用药特点,从最小剂量开始,直至满意疗效为止。药物的名称、用法、用量要书写正规、醒目、简明扼要,不要用代号、符号、字母表示。曾有一位老人误把格列本脲每片 5 毫克、每次 1 片理解为 5 片,造成严重的低血糖。护士应告诉老年人及其家属,在用药过程中,不可自行加大剂量或随便增加用药次数。

老年人吞服片剂、胶囊有困难时可选用冲剂、口服液等,必要时改注射给药。因老年人胃肠蠕动减弱,使用缓释剂时药物释放增多,不良反应增加,应予重视。

药物包装开启方便,遇有铝盖口服液等需指导开启,避免划伤手指。内、外用药严格区分,切勿混淆。

2. **掌握用药的最佳时间** 人体的生物功能活动表现为昼夜节律性变化,机体在昼夜 24 小时的不同时间内,对某些药物的敏感性不同。按照人体的昼夜节律变化选用药物,能更好地发挥药物的疗效,减少不良反应。凡是要求充分、快速吸收而无刺激性的药物,均应在饭前服,如健胃制酸药、止泻收敛药、利胆药等。除必须在饭前服下和必须在睡前服下的药物,其余都可在饭后口服,特别是对胃有刺激的药物,如阿司匹林、黄连素、硫酸亚铁等。

3. 注意药物之间的相互作用　因老年人用药种类较多,应注意各药物之间的相互作用,避免药物之间的协同作用或拮抗作用对疗效的干扰及对机体造成的损伤。中西药同用时,在不了解药物之间相互作用的情况下,中西药之间应间隔 4 小时为宜。另外老年人在服用抗衰老中药时,也应在专家指导下酌情使用,同时应注意其对正在服用的其他药物作用的影响。

4. 用药期间要防止发生意外　建议做个"用药简介卡片"随身携带,卡片内容包括:姓名、年龄、家庭住址、联系电话、患有何病、服用何药、发生意外时的救助方法、身上携带有何药物、如何使用等,在关键时刻可帮助老年人尽快与家人或医院联系以便及时得到救助。

(三)家庭用药的保存

1. 避免影响药物稳定性的因素　影响药物稳定性的因素主要有光线、空气、温度、湿度和时间,应指导老年人及家属按药品不同性质妥善保存。

(1)如老年人常用的氨茶碱、维生素 C 等易氧化和遇光变质,口服药应装在有色药瓶中盖紧,放在阴凉、干燥、光线不宜直接照射到的地方。

(2)容易挥发、潮解或风化的药物须装瓶盖紧,例如糖衣片、干酵母片及外用药乙醇、过氧乙酸等。

(3)容易被热破坏的药物须放冰箱内冷藏,如各种疫苗、人体清蛋白、胎盘球蛋白、抗毒血清及某些抗癌药物等。

(4)中草药在贮存时要防止霉菌、害虫的生长繁殖,严格控制温、湿度。

(5)定时对药品清理,发现变质、过期的药物禁止使用。

2. 常用药品分类保管存放　内服药与外用药应分开保管存放,并将外用药在醒目处涂上红色标记,以免老年人因视力不好错拿、误服,发生危险。

3. 所有药品应保存原始外包装　对外包装或内备的说明书字体较小的,还应重新用老人能看见的字体标明药品名称、规格、作用、用法、用量及注意事项、有效期等内容。

4. 对生活不能自理的老年人或有记忆力、理解力障碍的老年人,药物的使用应由家属来照料,药品应放在老人、小孩不易拿到的地方。

第二节　老年人静脉输液技术

　　静脉输液是临床抢救和治疗病人的重要措施,常用于纠正人体水、电解质及酸碱平衡失调,恢复内环境稳定状态和治疗疾病。护士应在熟练掌握及准确地运用一般人静脉输液的有关知识和技能的基础上,根据老年人的特点,正确评估老年病人的身心状况,及时发现和处理输液过程中的反应和并发症,使老年病人获得安全、合理、有效的治疗,以促进早日康复。

一、护理评估

(一)老年人的一般情况

了解老年人的病情、诊断、输液的目的、出入液量、心肺功能、营养状况;观察穿刺部位皮肤是否完整,有无破损、皮疹、感染,以及穿刺静脉的解剖位置、充盈程度、弹性及滑动度等。

(二)病人的认知反应

掌握老年人的情绪状态及对输液有关知识的知晓程度,了解老年人的心理反应及合作程度等。

(三)输注药物

熟悉包括药物的名称、有效期,药物的质量、作用、副作用,有无药物配伍禁忌、过敏反应,以及输液的总量、不同药物输入的次序安排、速度等。

二、护理计划

(一)护士准备

衣帽整洁,洗手、戴口罩。

(二)病人准备

使老年病人及家属明确输液的目的、当日输液的总量、所需时间,输液前提示病人入厕,为老年人安置舒适体位,冬季注意保暖。

(三)用物准备

除按一般病人输液准备用物外,对神志不清或生活自理缺陷的老年人,另备输液部位肢体固定的绷带、夹板,冬季备热水袋,对过冷的液体预先加温。

(四)环境准备

保持环境安静、整洁,调整室内光线,便于观察,根据季节调节室温。

三、实施

(一)操作步骤

老年人静脉输液的操作方法同一般成年人静脉输液疗法基本相同,有密闭式静脉输液法和开放式静脉输液两种。老年人静脉输液更应注意以下几点:

1. 操作前解释 因老年人的听力、理解力不及成年人,因而护士应更仔细核对,更耐心向老年人及家属解释输液的目的及操作中的配合方法。

2. 选定穿刺静脉 在穿刺点上方 6 cm 处扎止血带后,消毒皮肤,再次核对,进针动作应敏捷,防止因时间过长,老年人血管的过度充盈、压力过大引起的血管破裂。

3. 进针角度 老年人的静脉易滑动、较硬,故进针角度应小于 20°,最好在血管上方直刺,见回血后将针头角度稍降低,顺血管方向潜行再刺入少许。

4. 固定针头 胶布固定针头时,注意针梗与皮肤角度过大时候,针柄与皮肤之间应用小棉片垫妥,防止因针尖上翘、刺破血管壁或针尖斜面紧贴血管壁,阻碍液体滴入。

5. **固定输液侧肢体** 输液的肢体最好略加固定,以免老人无意中活动使针头脱出或针头移位刺破血管壁。

6. **调节滴速** 根据老年人病情、心肺功能及药物性质调节恰当的输液速度,并密切观察有无输液反应,耐心听取老年人及家属的主诉。如有故障及时处理,特别警惕因输液过多过快引起的肺水肿、心衰等,遇有输液反应及时报告医生并积极配合医生处理。

7. **记录与交班** 准确、及时记录老年人输液情况并仔细交班,确保老年人输液的安全、通畅。

(二)注意事项

1. 严格遵守无菌操作原则和查对制度,杜绝差错事故发生。
2. 严格执行医嘱,根据病情、用药原则、药物的性质及配伍禁忌,合理安排输液顺序。
3. 需长期输液的老年病人,要注意保护和合理选用静脉。一般从远端小静脉开始,避开静脉瓣及关节。需 24 小时持续输液者应每日更换输液器,必要时选用静脉留置针。
4. 输液前应排尽输液管及针头内空气,输液过程中要按时更换输液瓶,输液结束时应及时拔针,严防造成空气栓塞。
5. 输液全过程要加强巡视,严防针头脱出静脉,及时处理输液故障,掌握输入药液的速度,耐心解答病人的询问。配合医生处理各种输液反应,保证输液顺利进行。
6. 如发现留置管有回血,须立即用稀释肝素液冲注,以免管腔被堵塞。静脉留置针一般可以保留 3~5 天,最好不要超过 7 天。
7. 开放式静脉输液过程中如需添加溶液,溶液瓶勿触及输液瓶口,以免污染输液瓶;如需在输液瓶中加药,应用注射器抽吸药液,取下针头,避免针头脱落至输液瓶内污染药液,在距输液瓶口约 1 cm 处注入,并轻轻摇匀药液。

四、评价

1. 病人明确输液目的,穿刺局部无肿胀、疼痛,未出现输液反应,达到治疗目的。
2. 护士操作规范,严格执行无菌技术操作和查对制度。
3. 护士对自身操作感到满意,与病人沟通有效,评估全面,问题处理及时,静脉穿刺一次成功。

复习思考题

1. 结合所学药理学知识,谈谈老年人用药的特点。
2. 如何指导老年人家庭用药?
3. 为老年人实施静脉输液时应注意哪些问题?

(陈素琴)

第十二章 老年人健康促进与保健的护理技术

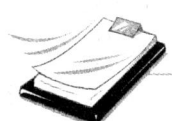

老年人健康促进与保健是以维持和促进老年人健康为目的,增强老年人改进和处理自身健康问题的能力,养成健康行为,避免危害健康的行为,同时促进老年保健和老年福利事业的发展,使老年人得到基本的医疗、康复、保健、护理等服务。在老年人健康促进与保健工作中,护士已在发挥越来越大的作用。

第一节 老年人健康促进

一、老年人健康促进的概念

健康促进是指个人与其家庭、社区和国家一起采取措施,鼓励健康的行为,增强人们改进和处理自身健康问题的能力。健康行为是指个体和群体表现出的在客观上有利于自身和他人健康的行为。

老年人健康促进是通过对老年人进行健康教育和帮助,促进老年人的健康行为,避免危害健康的行为,以达到健康老龄化的目标。

二、老年人健康促进的目标

老年人健康促进的目标是帮助老年人树立自我保健意识,养成良好的健康行为,避免危害健康的行为,以实现健康长寿的目标。

三、老年人健康促进的护理技术

(一)使老年人树立自我保健意识

1. 自我保健的概念　自我保健是指个人、家庭、邻居、亲友和同事、社区、社会自发的保持或维持健康的卫生活动。其内容包括维持健康、预防疾病、自我诊断、自我治疗以及在医疗机构诊治后的继续自我保养等。

2. 自我保健的意识　自我保健是人们健康意识、健康需要及健康质量观念不断升华的具体表现,是社会文明和进步的象征,是解决卫生资源供需矛盾的重要途径,是对整个医学发展和人类健康的极大促进,是提高人类生活质量和健康水平的有效保障。

3. 自我保健的基本内容

(1)自我观察:老年人应了解自己的身体健康状况,及时发现异常或危险信号,早期发现并及时治疗疾病。自我观察的主要内容包括:①定期检测体温、脉搏、呼吸、血压等。②观察疼痛的部位、性质和特征。③注意体重、视力、听力、嗅觉、触觉的变化。④将观察内容认真记录,并妥善保存,发现异常及时寻求相应的医疗保健服务。

(2)自我治疗:自我治疗是指轻微伤症和慢性病人的自我治疗。自我治疗的内容包括:①吸氧:患有心肺疾患的老年人可在家中准备氧气袋或小型氧气瓶,在护理人员的指导下使用。②用药:按老年人服药原则服用所需药物,并注意所用药物的性质、有效期,观察可能出现的副作用。有眼病的老年人,学会正确使用滴眼药水;使用皮肤外用药时注意浓度、可用部位,并与内服药分开保存;患糖尿病的老年人学会为自己皮下注射胰岛素。③解除便秘:好发便秘的老年人学会开塞露、甘油栓等简易通便剂的使用方法。④换药:有创伤者,学会创面的处理及换药方法。⑤饮食调养:对患有需要用饮食调整来配合治疗疾病的老年人,掌握饮食、营养的相关知识,调整饮食内各营养成分含量,以利于疾病康复,防止加重病情。

(3)自我护理:自我护理是指老年人运用基本的护理常识,做到自我照料、自我调节、自我保护,积极参与日常生活的各项事宜。(详细内容见第一章第五节)

(4)自我预防:自我预防是指老年人定期进行体格检查,一旦病变,能早发现、早预防、早诊断、早治疗。同时,老年人还应养成自我预防意识,做到:①养成良好的卫生习惯;②保持最佳心态;③营养均衡;④适度锻炼。

(5)自我急救:内容包括:①熟知急救电话号码。②随身携带相关资料,如自己的姓名、地址、与家人联系的电话号码、所患疾病的诊断及急救措施。③随身携带急救药盒,如患有心绞痛的老年人应备硝酸甘油等扩血管药。④行动不便的老人应使用助步器具。⑤家中应备氧气枕、常用皮肤消毒剂、创可贴及止痛、抗过敏、抗生素等急救药品(详细内容见第十一章第一节)。

(二)帮助老年人建立良好的生活方式和饮食习惯

WHO指出:"不良的生活方式和饮食习惯是增多慢性疾病的罪魁祸首。"与健康有关的不良行为有吸烟、酗酒、赌博、不良用药行为、缺乏体育锻炼、紧张的行为类型和不良饮食习惯等。这些因素的长期累积,是老年人罹患肿瘤、糖尿病、心脑血管疾病的重要原因。因此,要帮助老年人树立良好的生活方式和饮食习惯,以达到健康长寿的目的。合理膳食、适量运动、戒烟限酒、心理平衡,被称为健康的四大基石。

1. 合理膳食 健康的第一基石是合理膳食。合理膳食可以归纳为两句话、十个字,即:"一、二、三、四、五,红、黄、绿、白、黑"。

"一":每日一袋鲜牛奶。按生理需要,我国成年人每日需要摄取钙800 mg,但我国膳食普遍缺钙,一般在每日500 mg左右,尤其是老年人缺钙所致的骨质疏松、骨折在我国十分普遍。防治的关键是从膳食中补充。

"二":每日250 g左右碳水化合物。可依个人情况而稍作增减。

"三":每日3~4份高蛋白食品。一份高蛋白食品相当于:50 g瘦肉或100 g豆腐,或一个大鸡蛋,或25 g黄豆,或100 g鸡、鸭、鹅肉,或100 g鱼虾。其中以鱼虾、豆类为理想。

"四":四句话:"有粗有细,不甜不咸,三四五顿,七八分饱"。

粗细粮应搭配食用,太咸太甜的食物对健康的诸多不利已众所周知。2 400年前的《黄帝内经》已有"故咸者,脉弦也"的记载,意指嗜咸的人脉弦,即血压高。我国膳食按咸淡区分大致可分四型:广东型,每日摄盐6~7 g;上海型,每日摄盐8~9 g;北京型,每日摄盐14~15 g;东北型,每日摄盐18~19 g。世界卫生组织推荐的是每日摄盐5~6 g,所以广东型最理想,上海型次之。

"三四五顿"指在食物总量控制下,少食多餐。仅仅少食多餐这一饮食习惯本身,就可以相当有效地预防糖尿病、高血脂、肥胖。在每日摄取量不变的情况下,早、中餐比例大,有利于降血脂、减体重,晚餐所占比例大则相反。

"七八分饱"指不可进食过饱,否则不仅可致腹胀、肥胖,还可增加消化道、心脏负担。如晚餐过饱,可诱发心绞痛等病发作。

"五":每日500 g蔬菜及水果。我国营养学会建议每日进食400 g蔬菜及100 g水果,是预防多种癌症的有效措施。

"红":红葡萄酒。每日饮50～100 ml红葡萄酒能升高高密度脂蛋白,降低胆固醇,减轻中老年人动脉粥样硬化。

"黄":黄色蔬菜及食品。黄色蔬菜及食品营养多,如胡萝卜、红薯、番茄、南瓜、玉米等。这类蔬菜及食品含有丰富的类胡萝卜素,能在体内转化成维生素A,提高机体免疫力,降低肿瘤发病率。

"绿":绿茶及绿叶蔬菜。茶叶中除了有很多维生素、微量元素、咖啡因外,最主要的是含有茶多酚,具有较强的抗氧自由基作用及抗动脉粥样硬化作用和防癌作用。据调查,茶区人群肿瘤发生率普遍较低。绿茶对降血脂、降血黏度、改善心血管供血都有明显的益处,老年人饮茶也能调适身心,陶冶性情。

"白":燕麦粉和燕麦片。每日服用50 g优质燕麦(煮粥做早饭)能使血胆固醇平均下降1.01 mmol/L(39 mg/dl),三酰甘油下降1.97 mmol/L(76 mg/dl)。老年人服燕麦粥时,水宜多放,煮开后宜文火再煮约10分钟,此时若再加入牛奶,稍即可食用,降血脂又补钙,一举两得。

"黑":黑木耳。研究证实,每日摄食5～15 g黑木耳有明显的抗血小板凝集、抗凝、降胆固醇作用,其抗血小板聚集作用与小剂量阿司匹林相当,有助于预防血栓形成。

2. 适量运动　运动是健康的第二基石。医学之父、古希腊名医希波克拉底指出:"阳光、空气、水和体育运动,这是生命和健康的源泉"。适量运动的要诀是"三、五、七",通常掌握"三、五、七"的运动是很安全的。"三"指每次步行约3 km(公里),时间在30分钟以上;"五"指每周运动5次以上,只有规律性运动才能有效;"七"指运动后心率加年龄约为170次/分钟,这样的运动量属中等。运动还有减肥功能和调整神经系统功能的作用。除跑步或步行外,打太极拳也是很好的运动。中老年人一般不提倡举重、角力、百米赛这种无氧代谢运动,而提倡以大肌群运动为特征的有氧代谢运动,如步行、慢跑、游泳、骑车、登山、球类、健身操等。最重要的是量力而行,循序渐进,持之以恒。

3. 戒烟限酒　烟的危害已举世公认,越早戒越好;酒是一把双刃剑,少量是健康之友,多量是罪魁祸首。世界卫生组织的口号是:酒,越少越好。

4. 心理平衡　健康四大基石,心理平衡最重要,又最难做到。心理平衡的保健作用超过一切保健措施,是一切保健品的总和。谁掌握了心理平衡,谁就掌握了健康的钥匙。保持心理平衡要做到3个"三":第一个"三"是三个快乐:"一心助人为乐,事事知足常乐,常常自得其乐"。这需要三个正确:"正确对待自己、正确对待他人、正确对待社会"。最后还要有三颗心:"即事业上有颗进取心、生活中有颗平常心、奉献社会有颗爱心"。这样人的心境和情绪、认知和感觉就能有深度和广度,才能"不以物喜,不以己悲",健康、快乐地生活。

(三)促进老年人的健康行为,避免危害健康的行为

危害健康行为是指个体或群体偏离了个人、他人、社会期望所表现出的一组行为。危害健康的行为可见于下列几种情况:

1. 日常危害健康行为　主要包括吸烟、酗酒、吸毒、性乱。
2. 致病性行为模式　是指导致特异性疾病发生的模式。
3. 不良生活习惯　生活无规律,饮食过多、过少、偏食等。
4. 不良疾病行为　不及时就医或听信偏方等。
5. 不良用药行为　拒绝用药或滥用药物等。

护理人员要在老年人家庭及所属社区的配合下,促进老年人的健康行为,避免危害健康的行为。如指导老人积极休息和适量睡眠;合理营养与平衡膳食;适量的运动锻炼;定期体格检查、预防接种;戒除吸烟、酗酒与滥用药物等不良嗜好;具备一定的预警能力,乘坐飞机、汽车时系好安全带,车祸发生时及时自救;遇事冷静,始终保持乐观的情绪。

(四)定期举办健康教育

护理人员定期访视老年人家庭,评估老年人的自我保健意识、健康行为模式以及对自我保健意义的认知态度等,及时进行指导性健康教育,帮助老年人建立良好的生活方式和饮食习惯,促进老年人的健康行为,避免危害老年人健康的行为发生,以实现健康长寿的目标。

(五)指导社区的老年人健康促进工作

护理人员应定期深入社区,指导社区开展形式多样的老年人健康促进工作。利用社区的医疗、保健、护理资源,开设老年人健康促进宣传橱窗,倡导老年人自我保健,引领人们建立良好的生活方式和饮食习惯,帮助社区为辖区内的老年人定时体检,积极预防、杜绝各种危害健康的行为,增强老年人改进和处理自身健康问题的能力,促进我国老年人福利事业的发展。

第二节　老年人保健

一、老年人保健的概念

世界卫生组织老年卫生规划项目认为,老年人保健是指在平等享用卫生资源的基础上,充分利用现有人力、物力,以维持和促进老年人的健康为目的,发展老年人保健事业,使老年人得到基本的医疗、康复、保健、护理等服务。其内容包括对老年人的生活起居、休息睡眠、娱乐活动、饮食营养、体格锻炼、卫生习惯、精神修养等提出积极、有效的建议和指导,积极开展老年健康教育,不断提高老年人生活质量,使老年人能够心身愉快地度过晚年,以实现健康长寿的目标。

二、老年人保健的目标

老年人保健的目标是最大限度地延长老年期的健康时段,即延长老年人独立自理生活的时间,缩短老年期丧失功能、生活上依赖他人的时段,从而延长健康预期寿命,达到健康老龄化。

健康老龄化是在1987年5月召开的世界卫生组织大会上提出的,是当今国际社会关注的热点。我国学者何慧德教授指出,健康老龄化有两个涵义:①个体的健康老龄化:体现为老年期健康时期延长,伤残或功能丧失只出现于生命的晚期,且持续时间很短,老年人生存质量提高,晚年生活更有意义。②群体的健康老龄化:老年人群中健康者的比例越来越大,老年人口的健康预期寿命延长。健康预期寿命是指以日常自理能力的丧失为终点的生命时段。

三、老年人保健的护理技术

(一)老年人保健的重点人群

1. **高龄老年人** 高龄老年人是指80岁以上的老年人。此阶段的老人体质虚弱,会同时患有多种疾病,易出现系统功能衰退,住院时间也较长,是服务的重点。

2. **独居老年人** 独居老年人外出看病困难,因此有必要定期上门开展家庭保健护理活动。若为丧偶老年人,除了躯体系统功能衰老变化外,还有孤独感、悲观消极等诸多心理问题,更应视为保健服务的重点。

3. **患有慢性病或新近出院的老年人** 此类老年人常因需继续治疗和及时调整治疗方法,如遇到缺乏医药知识、家人无力照顾及经济困难等不利因素时,极易导致疾病复发或病情恶化,甚至危及生命。因此,应依具体情况定期予以保健服务。

4. **老年精神障碍者** 老年人中的精神障碍主要是老年性痴呆,近年来我国老年性痴呆人数有逐年增加的趋势。重度痴呆的老年人,完全丧失生活自理能力,对保健服务的需要明显高于其他人群。

(二)老年人保健的原则

1. **预防为主的原则** 针对致死、致残疾病的共同危险因素,进行广泛、深入的健康教育,从青少年起就培养人们科学的生活方式和卫生习惯。预防重于治疗,需融健康教育-预防-治疗-康复-保健于一体,充分发挥老年人的主观能动性,做到自我保健、家庭保健、社区保健相结合,重视和发展老年医学教育和科研,加强对老年多发病的预防研究,制定和实施有效的防治对策。

2. **全面性原则** 老年人的健康包括身体、心理和社会三方面的健康,因此,老年保健也应当是多维度、多层次的。全面性原则包括三个方面的含义:一是指老年保健不仅应从身体疾病着手,还应当重视老年人的心理卫生和精神健康,以及老年人在社会适应和生活质量方面的问题;二是指老年保健是多阶段的,不仅包括疾病或障碍的治疗,还应包括预防和康复,以及健康促进;三是指老年保健任务的完成需要一个全面完整的老年医疗保健福利体系,不仅需要在医院内实施老年保健,还需要在家庭、社区以及其他形式的老年服务机构为老年人提供保健咨询、诊疗服务、心理指导、家庭巡视及监护等多种内容的保健服务。

3. **个体化原则** 应采取多学科的不同方法,在对老年人的躯体、心理、社会适应各方面存在的问题进行全面评估的基础上,提出不同的个体化的保健服务计划,以使得老年保健服务更具针对性、实用性以及科学性。

(三)老年人保健的护理措施

开展老年保健工作的目的不是简单地延长人类的寿命,而是要运用老年医学知识,开展老年病防治工作,指导老年人的日常生活和健身锻炼,延长老年人的健康预期寿命,提高老年人的生活质量。这一任务的完成,则需要在医院、家庭、社区内广泛开展老年保健护理。

1. 医院内的老年保健护理　医院内老年保健护理对象主要指来门诊就诊、住院的老年病人。护理人员应根据老年人所患疾病的特点进行保健护理。老年疾病的临床特点主要体现在采集病史困难,症状和体征不典型,多种疾病并存,易发生意识障碍及易出现并发症。因此,在为医院内老年病人提出保健护理时不仅要按照护理程序,对所患疾病给予相应的护理(见本书各系统疾病护理相关章节),还应对住院老年人提供保健护理服务。其保健护理内容应根据所患疾病,突出老年保健护理原则,使得住院老年病人在得到精心的疾病护理的同时,也享受到保健护理。当然保健护理工作应有机融合在疾病护理中。例如,在为病人测量血压时,把老年人血压的特点、引起血压值变化的因素、血压过高或过低对机体的危害及如何控制高血压等相关保健常识告知病人。因此,每一位护理人员在护理住院老年病人时,都应该运用老年医学知识,指导、帮助老年人树立自我保健意识,建立良好的生活方式和饮食习惯,坚持健身锻炼,提高老年期的生活质量,保持心身愉快,从而达到健康长寿的目的。

2. 家庭内的老年保健护理　家庭内的老年保健护理是指由老年保健护理服务机构派遣护士到老年人家里,对老年人进行保健护理。保健护理的内容是根据老年人具体情况及其家属的要求制订护理计划,提供治疗、护理、康复、保健服务,并定期与医院、社区联系,安排会诊及社区内的老年保健护理。

3. 社区内的老年保健护理　老年人的主要生活场所在社区,因而社区是老年保健护理实施的主要场所。社区内可为老年人提供的保健内容是:

(1)定期体检及健康教育:为维护和促进老年人健康,延缓老化,保持良好的生活自理能力,提高生活质量,应定期为老年人体检并建立健康手册,为老年人提供医疗、咨询、访问指导、健康检诊、功能训练和健康教育,消除各种对老年人有害的因素,提高老年人自我保健意识的能力。

(2)定期家庭随访:做出适合每个老年人的个体化保健护理计划,建立家庭护理支持中心,预防老年期感染、药物不良反应、精神心理障碍,为慢性病病人提供持续性诊治。

(3)提供各种护理服务:社区专业卫生保健人员执行并指导老年人及家庭成员学会在力所能及的范围内可实施的护理技术,使得老年人得到一般护理和防治疾病所需的特殊护理服务,如氧气吸入、皮下注射胰岛素、一般换药技术等。

(4)康复护理:为保持健康老人正常的机体功能,延缓衰退,促进病残机体功能的恢复和代偿功能的发挥,专业医疗机构直接或通过社区卫生人员,向老年人及其家属推广适合老年人康复的有效的康复服务和康复指导,并定期为老年人进行康复功能的评估,及时调整复训练计划,免费提供或租借康复训练器械,并负责各种用具使用方法的咨询、指导、训练等。

(5)心理保健:为保持老年人最佳的心理健康状态,减少不良因素对心理健康的损害,应向老年人及家属开展心理咨询业务,配合社区进行心理健康教育,使老年人及家属认识心理健康和身体健康的关系,正确理解所患疾病对机体带来的影响,尽量减少对心理情绪的影响。

4. 中医保健　祖国医学中关于老年人保健的论述很多,护士应根据老年人的具体需要向老年人及其家人作指导性推荐,并帮助老年人及其家人酌情选用适宜的保健方法和保健食品,社区也应因地制宜地开展多种形式的中医保健咨询和中医保健活动。

我国是世界上老年人口最多的国家,经济欠发达,老年人健康促进及老年人保健的服务机构种类较少,尚未与家庭、社区形成良好的连带支持关系,且老年护理教育起步较晚,老年护理专门人才匮乏。因此,在开展社区卫生服务中,将老年人的保健、护理、照料作为一项重点工作,并逐步完善老年保健制度,开展多元化的家庭及社区养老,加快发展多层次的老年护理教育,满足老年保健人才不足的需求,是中国老年工作的基本对策,也是护理教育的发展方向之一。

复习思考题

1. 简述利于老年人健康的生活方式和饮食习惯。
2. 说出老年人保健的目标是什么。应遵循哪些原则?
3. 说出社区老年人保健的护理内容有哪些。
4. 说出老年人自我保健的内容包括哪些。

(陈素琴)

实习指导

实习一 老年病人健康史的采集

【见习内容】

1. 老年病区的设置、护理管理及社区老年健康档案的建立。
2. 老年病人健康史的采集。

【见习要求】

1. 了解老年病区的设置及护理管理。
2. 学会正确采集和书写老年病人健康史。
3. 能很好地与老年病人进行有效沟通。

【见习方法】

1. 见习地点　综合医院老年病房或社区卫生服务站。
2. 见习方法　先集中介绍老年病区或社区卫生服务站建立老年健康档案的概况,然后分组(每组8～10人),分别由带教老师带领采集老年病人健康史。课后学生完成健康史的书写。

实习二 老年骨折病人的护理技术

【见习内容】

老年骨折病人的护理评估和护理计划。

【见习要求】

1. 了解老年骨折病人的护理评估内容和护理措施。
2. 了解老年骨折病人健康教育的内容和方法。

【见习方法】

1. 见习地点　医院老年病房、骨科病房或社区卫生服务站。
2. 见习方法　带教老师先集中介绍老年骨折病人的特点,示教小夹板、石膏绷带、牵引术的技术操作与配合。然后分组(每组 8~10 人),分别由带教老师带领深入病房或社区,制订护理计划及健康教育宣教计划。

实习三　老年大肠癌病人的护理技术

【见习内容】

1. 大肠癌病人的护理评估和护理措施。
2. 人工肛门的护理操作方法。

【见习要求】

1. 了解老年大肠癌病人的护理评估方法和护理措施。
2. 了解人工肛门的护理操作。
3. 在护理实践中关爱和尊重老年病人。

【见习方法】

1. 临床病房见习或观看电教录像,进行病例讨论。
2. 教师示教和学生练习人工肛门的护理技术操作。

实习四　老年冠心病病人的护理技术

【见习内容】

老年冠心病病人的护理技术。

【见习要求】

1. 了解老年冠心病病人护理评估的方法。
2. 学会对收集的资料进行分析、整理,提出护理诊断,制订合理计划。
3. 学会关爱老年病人,表现出认真、细致、严谨的工作作风。

【见习方法】

1. 见习地点　医院内科病房或 CCU 病房。
2. 见习方法

(1)学生分组(每组 8~10 人),分别由带教老师带领对病人进行护理评估,向病人及知情者询问健康史,进行护理体检,阅读实验室及其他检查报告单。

(2)分小组讨论病人的病情、护理诊断和护理措施要点。

(3)每位学生对采集的评估资料进行分析整理,撰写 1 份护理病历。

(4)由教师归纳总结。

实习五　老年急性脑血管病病人的护理技术

【见习内容】

老年急性脑血管病病人的护理技术。

【见习要求】

1. 学会对老年急性脑血管病病人进行护理评估的方法。
2. 学会对收集的资料进行分析、整理,提出护理诊断,制定合理的护理措施。
3. 学会关爱老年病人,体现出良好的医德和团结协助精神。

【见习方法】

1. 见习地点　医院神经内科病房或社区卫生服务站。
2. 见习方法

(1)学生分组(每组 8~10 人),分别由带教老师带领对病人进行护理评估,向病人及知情者询问健康史,进行护理体检,阅读实验室及其他检查报告单。

(2)分小组讨论病人的病情、护理诊断和护理措施的要点。

(3)每位学生对采集的评估资料进行分析整理,撰写 1 份护理病历。

(4)课堂交流、讨论,或由教师归纳总结。

实习六　老年糖尿病病人的护理技术

【见习内容】

老年糖尿病病人的护理评估和护理计划。

【见习要求】

1. 熟悉对老年糖尿病病人进行护理评估的方法。
2. 对资料进行分析,制订护理计划。
3. 了解健康教育的内容和方法。

【见习方法】

1. 见习地点　医院内科或老年病房、社区卫生服务站。
2. 见习方法

(1) 学生分组(每组 8～10 人),分别由带教老师带领对老年糖尿病病人进行护理评估,与病人或家属交谈,采集健康史,进行身体评估,阅读实验室及其他检查报告单,收集病人的入院评估资料及病情变化情况。

(2) 每位学生对收集的资料进行分析,制订护理计划及健康教育宣教计划,交老师批阅。

主要参考文献

1. 耿德章主编.中国老年医学.北京:人民卫生出版社,2002
2. 李晓松主编.老年护理学.北京:人民卫生出版社,2000
3. 殷磊主编.老年护理学.北京:人民卫生出版社,2000
4. 曾熙媛主编.老年护理学.北京:中国医药科技出版社,1995
5. 夏晓萍主编.老年护理学.北京:人民卫生出版社,2004
6. 王志红,曾尔亢主编.老年病学.北京:科学出版社,2004
7. 叶任高,陆再英主编.内科学.北京:科学出版社,2004
8. 吴在德,吴肇汉主编.外科学.北京:人民卫生出版社,2003
9. 乐杰主编.妇产科学.北京:人民卫生出版社,2004